Jennifer Louden

Wir tun uns gut!

Das Wohlfühlbuch für Schwangere

Jennifer Louden

Wir tun uns gut!

Das Wohlfühlbuch für Schwangere

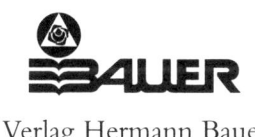

Verlag Hermann Bauer
Freiburg im Breisgau

Die Deutsche Bibliothek – CIP-Einheitsaufnahme

Louden, Jennifer:
Wir tun uns gut! : Das Wohlfühlbuch für Schwangere /
Jennifer Louden. [Übers.: Elisabeth Liebl]. –
1. Aufl. – Freiburg im Breisgau : Bauer, 1997
    Einheitssacht.: The pregnant woman's comfort book ⟨dt.⟩
    ISBN 3-7626-0562-9

Die amerikanische Originalausgabe erschien 1995 bei
HarperSanFrancisco unter dem Titel
*The Pregnant Woman's Comfort Book. A Self-Nurturing Guide
to Your Emotional Well-Being During Pregnancy and Early Motherhood*
© 1995 by Jennifer Louden

Übersetzung: Elisabeth Liebl
Lektorat: Ute Orth

1. Auflage 1997
ISBN 3-7626-0562-9
© für die deutsche Ausgabe 1997 by
Verlag Hermann Bauer KG, Freiburg im Breisgau
Das gesamte Werk ist im Rahmen des Urheberrechtsgesetzes geschützt. Jegliche vom Verlag
nicht genehmigte Verwertung ist unzulässig. Dies gilt auch für die Verbreitung durch Funk,
Fernsehen, photomechanische Wiedergabe, Tonträger jeder Art, elektronische Medien
sowie für auszugsweisen Nachdruck.
Einband: Schiller & Partner GmbH, Merzhausen
Satz: CSF · ComputerSatz GmbH, Freiburg im Breisgau
Druck und Bindung: Kösel GmbH, Kempten
Printed in Germany

Gedruckt auf chlorfrei gebleichtem Papier

Meiner Tochter Lillian

INHALT

WARUM DU DIESES BUCH LESEN SOLLTEST

Du bist schwanger und möchtest dir selbst guttun. Du möchtest dich sonnen im Glanz deiner Fähigkeit, Leben zu schenken, aber so richtig gelingt es dir noch nicht. Du fühlst dich schuldig, wenn du ein Nikkerchen machst, alles etwas langsamer angehst, andere um Hilfe bittest. Du weißt, daß du dich entspannen und die Aufmerksamkeit deines Partners genießen solltest, daß du dir nun ein wenig Zeit für dich selbst gönnen und dir einen Vorrat an Schlaf und Ausgeglichenheit zulegen solltest, aber du bist dazu einfach nicht in der Lage. Es gibt noch so viel zu tun ...

Du und dein Partner, ihr habt euch dieses Baby so lange gewünscht. Du bist überglücklich, aber manchmal fühlst du dich, als würde ein Alien in deinem Bauch heranwachsen, der dein ganzes Leben für sich vereinnahmt. Alle sagen dir immerzu, wie schwierig das Leben nach der Geburt des Kindes sein wird, wie wenig Zeit du für dich oder deine Beziehung haben wirst. Es dämmert dir schon langsam, daß dein Leben nie mehr sein wird wie früher. Du kannst dir nicht helfen, aber manchmal sind deine Gefühle dem Baby gegenüber ganz schön zwiespältig, und hin und wieder bist du sogar wütend und aufgebracht.

Du bist erschöpft, oder besser gesagt, du fühlst dich, als wäre ein Lastzug über dich hinweggedonnert, als wären alle deine Fähigkeiten, zu denken oder zu sprechen auf das Niveau eines Drittkläßlers abgesunken, und wenn du nur die Gabel in den Mund schiebst, meinst du, du hättest einen Marathonlauf gemacht. Wenn das die nächsten neun oder auch nur die nächsten drei Monate so weiter geht, wie sollst du dann deinen Job auf die Reihe kriegen, das Kinderzimmer einrichten, einen Namen für das Kind aussuchen und die tausend anderen Dinge erledigen, um die man sich kümmern muß − von den angenehmen Dingen des Lebens ganz zu schweigen.

Was tust du?

A: Du lebst im selben Trott weiter wie bisher, machst dir das Leben doppelt so unbehaglich und schwer und nimmst deine Schwangerschaft einfach nicht zur Kenntnis, bis du in den Wehen liegst.

B: Du fühlst dich unglaublich schuldig, weil du Bedenken und Zweifel wegen der Schwangerschaft hast, du verurteilst dich selbst, eine schlechte Mutter zu sein, obwohl das Baby noch gar nicht geboren ist.

C: Du verschläfst die nächsten neun Monate.

D: Du schläfst weiter, bis dein Sohn oder deine Tochter mit der Schule fertig ist.

E: Du liest *Wir tun uns gut! Das Wohlfühlbuch für Schwangere,*

freust dich an deiner Schwangerschaft und stellst erstaunt fest, daß sie dir die Möglichkeit gibt zu lernen, wie wichtig es ist, gut zu sich selbst zu sein. Du sorgst dafür, die Zuneigung zu dir selbst so tief in dir zu verwurzeln, daß du als Mutter fähig bist, aus dir selbst heraus zu leben und deinem Kind zu geben, ohne dich selbst dabei zu verlieren.

Zuneigung zu sich selbst, Schwangerschaft und Muttersein

Mich erwischte es einen Tag, nachdem ich erfahren hatte, daß ich schwanger war. Ich langte gerade im Naturkostladen nach einem Fruchtshake, und in meinem Kopf lief das übliche Geschwätz ab: »Du *solltest* das wirklich nicht kaufen. Es ist viel zu teuer. Du brauchst kein Getränk für fast fünf Mark nur für dich allein. Du kannst es genauso gut zu Hause selbst machen, da ist es viel billiger.« Manchmal streite ich mich mit dieser heimtückischen Stimme herum. Meistens verliere ich dabei. An diesem Tag hatte ich keine Zeit für einen Streit. Eine aufregende, neue Stimme dröhnte durch meinen Kopf: »Du bist schwanger, und du sollst alles haben, was du brauchst. Du wirst gut zu dir sein.« Ich sah mich um, weil ich Angst hatte, daß vielleicht jemand dieser Urteilsverkündung zugehört haben könnte. Und dann lächelte ich. Ein Lächeln voller Entzücken, denn ich fühlte mich unsagbar gut. Ja, ich verdiente es, gut zu mir selbst zu sein − nicht nur, weil ich schwanger war, sondern weil ich lebte! Dieser Eingebung im Naturkostladen verdanke ich die Erkenntnis, daß Schwangerschaft nichts ist, was erduldet werden muß − nichts, was sich in Krampfadern erschöpft oder in dem lächerlich häufigen Drang, auf die Toilette zu gehen. Ganz im Gegenteil, sie gibt uns Zeit, uns selbst und unser reicheres Innenleben zu feiern, Zeit, um zu begreifen, daß jede Frau nicht nur das Recht hat, sich um ihre eigenen Bedürfnisse zu kümmern, sondern auch die Pflicht, wenn sie ihr eigenes Leben leben und sich als Mutter entwickeln will. Die Schwangerschaft liefert uns den perfekten Vorwand, uns selbst Gutes zu tun. Und das kann zur Gewohnheit werden, ja ganz allmählich sogar zu einem liebevoll gehegten Glaubenssatz: »Ich *bin* es wert, meine eigenen Bedürfnisse zu erfüllen, nicht nur während ich ein Kind in mir trage, sondern an *jedem* Tag in meinem Leben.«

Die Schwangerschaft ist eine Zeit des Umbruchs und der Aufregung, in der wir Angst und Zwiespältigkeit ebenso erfahren wie ungezügelte Freude, Liebe ebenso wie animalische Instinkte. Es scheint, als wollten uns die Herausforderungen der Schwangerschaft auf die Anforderungen des Mutterseins vorbereiten. Es ist kein großer Unterschied, ob wir fünfmal pro Nacht aufstehen, um zu pinkeln oder um zu stillen. Aber es gibt noch eine andere Ebene der Vorbereitung. Die körperlichen, gefühlsmäßigen und geistigen Herausforderungen der Schwangerschaft helfen uns, uns selbst zu lieben und anzunehmen, und das ist die tiefer gehende Vorbereitung, die wir brauchen. Wenn wir lernen, auf unsere eigenen Bedürfnisse einzugehen, dann entdecken wir ein wohlgehütetes Geheimnis: Schwangersein ist gut für unseren Körper und unser Selbstwertgefühl. Es kann unsere Schönheit, unsere Kraft und Stärke steigern. Schwangersein ist eine wunderbare Chance, den herrlichen Geschmack der Freiheit zu kosten, an uns selbst Freude und Gefallen zu finden.

Schwangersein kann dick machen, oder es kann dir Zugang zu den Wundern deines Körpers verschaffen. Es macht dich entweder zu einer tobsüchtigen Verrückten oder führt dich durch deine heftigen Gefühle in jene Bereiche deines Lebens, die noch zurechtgestutzt werden müssen, um Überflüssiges zu entfernen. Schwangersein kann dich fürchterlich erschöpfen, oder es kann dir zeigen, daß du jetzt langsamer machen und auf deinen Körper hören solltest, damit du ihm das gibst, was ihr beide, du und das Baby, braucht. Ich weiß, daß die Schwangerschaft viele unbequeme, ja sogar lästige Nebenwirkungen mit sich bringt. Und ich meine auch nicht, daß Hämorrhoiden ein magisches Potential für inneres Wachstum bergen. Ich glaube nur, daß du jetzt beginnen solltest zu lernen, wie du deine eigenen Bedürfnisse befriedigen kannst, damit du fähig bist, du selbst zu bleiben, wenn du dich später mit den körperlichen Einschränkungen und dem kulturellen Ballast des Mutterseins auseinandersetzen mußt. Wenn du erst Mutter bist, wirst du dich kaum noch um dich selbst kümmern können, gerade dann, wenn es für deine geistige und körperliche Gesundheit um so wichtiger wäre. (Postnatale Depressionen scheinen eine Gemeinsamkeit aufzuweisen: Den absoluten Mangel an Zuwendung für die Mutter, sowohl aus dem Umfeld als auch von ihr selbst. Wenn du dich jetzt dir selbst zuwendest, dann ist das die beste Vorbeugung.) Du kannst die lebenswichtige Fähigkeit entwikkeln, die Bedürfnisse deines Kindes und deine eigenen unter einen Hut zu bringen, jetzt − während du mit dem Kopf über der Kloschüssel hängst, während du wie niemals zuvor auf Hilfe angewiesen bist, während du dir ausmalst, deinen Job hinzuwerfen und nur noch Mutter zu sein, während du heulst, weil du Angst hast vor den Veränderungen, die auf dich zukommen und dein Leben bis ins Mark hinein umkrempeln werden.

Aber wenn all das dich unbeschreiblich nervt, dann vergiß es einfach. Benutz dieses Buch, um eine angenehmere und freudvolle Schwangerschaft zu durchleben. Genau dafür ist es nämlich da.

Warum ich dieses Buch geschrieben habe

Ob du es glaubst oder nicht, ich habe dieses Buch nicht angefangen, weil ich schwanger wurde. Ganz im Gegenteil, als mein Verleger mir diesen Vorschlag machte, lehnte ich ihn zunächst ab. Ich hatte das Gefühl, meine Leser könnten glauben, daß ich versuchte, jeden Aspekt meines Lebens zu einem Buch zu machen. Der Wunsch dazu kam nicht aus mir selbst. Doch als meine Schwangerschaft fortschritt und ich anfing, mich mit allen möglichen Dingen herumzuschlagen, mit ständiger Müdigkeit, meiner Zwiespältigkeit, die mich beunruhigte, mit meiner Unfähigkeit, um Hilfe zu bitten, und dem verwirrenden Problem der richtigen Ernährung, da wuchs langsam in mir die Überzeugung, daß das Bedürfnis nach Achtung und Zuwendung sich zu Beginn der Mutterschaft eher noch verstärkt. Eine Stimme in mir sagte: »Ja! Du bist es wert, gut zu dir zu sein.« Eine andere aber meckerte: »Ach, hör doch auf. Bald bist du Mutter. Dieser Unfug mit dem Sich-selbst-Guttun ist doch einfach lächerlich.« Schließlich kam noch eine dritte dazu: »Du solltest dir guttun, ja, aber nur um des Babys willen. Nur für dich etwas zu tun ist dumm, extravagant und die reine Verschwendung.« Hinzu kam das Wissen, daß ich eine Tochter zur Welt bringen würde und daß ich wirklich wünschte, ihr eine Fundgrube an Selbstliebe und Selbstachtung zu hinterlassen. All dies brachte mich auf den Gedanken, daß ein »Wohl-fühlbuch für Schwangere« vielleicht doch nötig sein könnte.

Ich habe dieses Buch nicht nur geschrieben, weil die Schwangerschaft eine körperlich anstrengende Zeit ist, sondern weil sie emotional so aufreibend ist. Schwangersein ist eine geistige Explosion, eine Zeit, in der du mit dem Schädel gegen die Behauptung anrennst, daß es die *wahre* Bestimmung der Frau sei, für andere dazusein. Der emotionale und kulturelle Ballast der Schwangerschaft war für mich weit schwerer zu ertragen als die Krämpfe in den Beinen oder die fürchterlichen Um-standskleider. Das Gefühl der Verbundenheit mit dem Leben als Ganzes war so großartig, aber nirgendwo wurde darüber berichtet. Ich hatte schreckliche Gewissensbisse, als ich einen Monat lang mit dem Schrei-ben aufhörte (Ich hatte gar keine Wahl, ich konnte einfach nichts anderes tun), aber das war noch gar nichts gegen die Schuldgefühle, die ich empfand, als ich nach der Geburt um Hilfe bat, wenn mein Baby stundenlang schrie. Auch wenn ich traurig war, weil ein Abschnitt meines Lebens zu Ende ging, hatte ich ein schlechtes Gewissen. Ich war überzeugt, jede andere Mutter würde voll freudiger Erwartung sein.

Erstaunt stellte ich fest, daß beides, mein Unbehagen *und* mein Vergnü-gen, eng damit zusammenhing, wie ich mit mir umging: Ich hätte mich selbst akzeptieren können, auch wenn ich keine perfekte Mutter war (in der Schwangerschaft und danach). Ich hätte mir jeden Tag für mich Zeit nehmen können und meiner inneren Stimme zuhören. Ich hätte nein sagen und klare Grenzen setzen können, um keinen Raubbau an mir selbst zu treiben und meine Zeit konstruktiv zu nutzen. Ich hätte mir ausreichend Spaß und Vergnügen gönnen und mich regelmäßig in den Kreislauf des Lebens einklinken können, um das Leben selbst zu ehren. Diese Aufzählung läßt den Umgang mit der eigenen Person als ziemlich umfassende Angelegenheit erscheinen. Tatsächlich hat mir die Mutter-schaft gezeigt, daß die Sorge für sich selbst nur ein anderes Wort ist für ein *selbstbestimmtes Leben,* etwas, worum wir Frauen lange kämpfen mußten. Der Wunsch nach Perfektion, den wir als Mütter häufig emp-finden, bringt uns oft dazu, unser wahres Ich aufzugeben und ausschließ-lich für andere dazusein. Womit ich nicht sagen will, daß es zu weniger Selbstbestimmung führt, wenn man sich um seine Kinder kümmert. Was ich zum Ausdruck bringen möchte, ist, daß wir unser inneres Selbst verlieren können, wenn wir Mutterschaft gleichsetzen mit vollkomme-ner Selbstaufgabe. Mutter zu werden heißt, viel von der eigenen Persön-

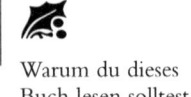
lichkeit in diese neue Beziehung einzubringen, aber es heißt nicht, die ganze Person zu opfern. Gerade während der Mutterschaft ist es außerordentlich wichtig, daß wir uns selbst Zuwendung schenken, um unserer Gesundheit und der unserer Kinder willen. Den eigenen Bedürfnissen gerecht zu werden macht Mütter vital.

Worum es in diesem Buch nicht geht

Zwischen dem Bewußtsein, daß Schwangerschaft eine Zeit verstärkten inneren Fortschritts und größerer Selbstachtung ist, und dem Gefühl, ein kompletter Versager zu sein, weil dein Schwangersein keine quasireligiöse Erfahrung ist, gibt es einen feinen Unterschied. Jeder sagt dir, daß du es locker nehmen sollst. Dich entspannen. Gut zu dir selbst sein. Es hört sich schon nach Vorschrift an, ein weiterer Grund, sich schuldig zu fühlen, weil du schon wieder nicht vollkommen bist. Wenn du nicht genügend Grünzeug ißt oder deine hundert Kegelübungen nicht jeden Tag machst oder wenn du dem Baby in deinem Bauch nicht Mozart vorspielst, fühlst du dich schon als schlechte Mutter. Mein Ziel ist es, daß du dich emotional entspannst, daß du dich wohl fühlst. Ich will deinem Leben kein weiteres »Ich soll« hinzufügen. Ich bitte dich, laß dir nicht von den kritischen Stimmen in deinem Kopf dieses Buch gerade dann entgegenhalten, wenn du sowieso total erschöpft bist: »Da, sieh! Wenn du dieses Kind wirklich haben wolltest und wenn du wirklich fähig dazu wärst, Mutter zu werden, dann würdest du heute abend alles machen, was in diesem Buch steht. Aber das kannst du natürlich nicht. Schon wieder versagt!« (Vielleicht sind deine kritischen Stimmen nicht ganz so bösartig wie meine.)

Bitte, nimm an, was dir Spaß macht und wirf den Rest mit Schwung aus dem Fenster. Weg mit dem Gedanken, daß es eine richtige Art gibt, ein Kind zu bekommen, es zur Welt zu bringen und zu erziehen.

Jede Schwangerschaft ist einzigartig

Was ich sehr ärgerlich, verwirrend und manchmal sogar erschreckend fand, war die Tatsache, daß fast jedes Buch über Schwangerschaft die unterschiedlichen Erfahrungen in Abschnitte von jeweils drei Monaten einteilt. Bis zu diesem Zeitpunkt wirst du morgendliche Übelkeit empfinden, an dem oder jenem Datum wird es dir wie durch Zauberhand besser gehen, ab diesem Monat wirst du unglaublich scharf auf Sex sein, und ganz am Ende wirst du dich fühlen, als würdest du deine Regel gleich kriegen und müßtest deine engste Jeans am schwülsten Tag des Jahres tragen. Sobald meine Erfahrung anders war als im Buch beschrieben, machte ich mir Sorgen. Ich hatte das Gefühl, »anders« zu sein. Also wird es in diesem Buch keine Dreimonatsabschnitte geben, noch werde ich genaue Angaben darüber machen, wann was auftritt, denn meine Recherchen ergaben mit überwältigender Sicherheit nur eines: *Jede Frau erfährt die Schwangerschaft völlig anders.* Wenn es ein Mantra gibt, das ihr euch zur Beruhigung immer wiederholen solltet, dann ist es dieses: Meine Schwangerschaft ist einzigartig. Ich bin einzigartig. Mein Baby ist einzigartig.

Du brauchst andere Frauen

Es wäre sehr schön, wenn ihr eure Schwangerschaft zusammen mit anderen schwangeren Frauen durchleben könntet. Mit jemanden zu sprechen, der dieselbe Erfahrung macht oder der diesen Weg erst vor wenigen Monaten gegangen ist, hilft gerade in der Schwangerschaft unheimlich. Du fühlst dich überwältigt: Die ganze Sache ist so vollständig neu für dich, endet möglicherweise sehr schmerzhaft und wird dann dein ganzes Leben verändern. Ich widme dir dieses Buch, weil ich diese Erfahrung bereits hinter mir habe und dabei auf mich geachtet habe, weil ich danach viele andere Mütter befragt und deren Ratschläge aufgeschrieben habe. Dieses Buch wird dir nicht die verschiedenen liebevollen Gruppen ersetzen, wo ihr den Umfang eurer Bäuche vergleichen könnt, aber ich hoffe, es wird dir helfen, das Leben besser anzupacken, es zu genießen und dich selbst zu achten, während du dich darauf vorbereitest, Mutter zu sein.

Wie du dieses Buch verwenden kannst

Dies ist ein Nachschlagewerk für Schwangere. Es ist nicht dazu gedacht, auf einmal oder nur ein einziges Mal während deiner Schwangerschaft gelesen zu werden. Es enthält eine Menge Übungen und Anleitungen zum inneren Wachstum, Ideen, die dir helfen sollen, dich seelisch besser zu fühlen. Es kann passieren, daß Teile dieses Buches dir blödsinnig erscheinen, absurd oder daß sie dich nicht interessieren. Zu einem anderen Zeitpunkt aber sind sie vielleicht genau das, was du in diesem Moment brauchst. Ich habe eine ziemlich breite Palette an Vorschlägen und Übungen zusammengestellt, denn du kannst dich im dritten Monat ganz anders fühlen als im sechsten.

Du nimmst teil am größten Geheimnis des Lebens, und gleichzeitig bereitest du dich auf den härtesten Job vor, den du jemals angenommen hast. Du verdienst das Allerbeste für dich – jetzt und nachdem du Mutter geworden bist. Sei gut zu dir selbst und bitte auch andere, gut zu dir zu sein.

Tu dir gut während der Schwangerschaft

Tu das:

- Wenn du zwar hundemüde bist, es dir aber nie in den Sinn kommen würde, deinen Cousin dritten Grades vom Lande wieder auszuladen oder etwa nicht zur Hochzeit eines Kollegen zu gehen oder gar mit der Arbeit vor zehn Uhr abends aufzuhören.

- Wenn deine Vorstellungen von Wohlbefinden sich nur um gezählte Steuern, kalorienarme Lebensmittel und Wiederholungen von *Lassie* drehen.

- Wenn deine Schwangerschaft dich zwar zwingt, alles etwas lockerer anzugehen, du dich aber trotzdem nicht entspannen kannst, weil alles, was du tun solltest, wie ein Schwert an einem seidenen Faden über dir hängt.

- Wenn es wie Musik in deinen Ohren klingt, daß eine Schwangerschaft auch außergewöhnlich, bereichernd und voller Freude sein kann.

Was du dazu brauchst:

Dein Tagebuch bzw. Papier und einen Stift.

Schaumbäder, schöne Musik, historische Romane, Einsamkeit – alles, womit du dich zufrieden und behaglich fühlst.

Den Mut, Grenzen zu setzen und nein zu sagen.

Worum Geht's?

Wenn du in der Schwangerschaft gut zu dir sein willst, ist das Wesentliche, der Kern des Ganzen, daß du mit dir so umgehst, als würdest du selbst in deinem Bauch sitzen. Du hast ein Recht darauf, von anderen unterstützt und versorgt zu werden. Glaub daran! Es ist aufregend und erschreckend zugleich, sich dem Wachstum eines neuen Aspekts in Dir selbst zu öffnen – du wirst Mutter. Hab Verständnis für dich.

Du steckst mitten in einer der größten Veränderungen, die dein Leben jemals erfahren wird. Wenn dieser Prozeß abgeschlossen ist, wirst du mehr und viel länger geben müssen als je zuvor. (Muttersein hat viel mit Ausdauer zu tun.) Wenn du jetzt nicht gut zu dir bist, wenn du dir jetzt nicht Zeit nimmst, aufzutanken und deine Bedürfnisse zu erfüllen, was wirst du dann tun, wenn das Baby erst da ist? Sogar für erfahrene Mütter ist es schwierig, Zeit für sich selbst zu finden. Aber es wird unendlich viel schwieriger werden, wenn das Baby zu deiner Lebensgleichung hinzukommt. Also, auch wenn du glaubst, all deine Aufmerksamkeit deinem(n) ersten Kind(ern) zuwenden zu müssen, ein bißchen Zeit für dich muß sein.

Wenn du nicht ins klassische Bild einer Mutter paßt, dann ist es sogar noch wichtiger, daß du zu dir stehst. Wenn du allein bist oder mit einem Partner verheiratet, der dich nicht unterstützt, wenn du lesbisch, behindert oder älter bist: All diese Dinge machen dich möglicherweise verletzlicher, so daß du stärker auf Hilfe angewiesen bist. Zum Beispiel, wenn Fremde dich auf deine Schwangerschaft ansprechen und es für selbstverständlich halten, daß du einen glücklichen Ehemann zu Hause sitzen hast. Wenn das nicht der Fall ist, dann meinst du vielleicht, du müßtest ihnen etwas vorlügen oder erklären, oder du fühlst dich einfach sehr schutzbedürftig. Ältere oder behinderte Frauen erleben manchmal, daß andere Menschen sie verurteilen: »Wie kannst du nur schwanger werden!« Und das ist nervtötend, auch wenn man mit der getroffenen Entscheidung glücklich ist. Frauen, die sich lange darum bemüht haben, schwanger zu werden, fühlen sich manchmal zerbrechlich und allen Blicken ausgesetzt. Wenn du mit Zwillingen schwanger bist, ist dein Bedarf an Selbst-Zuwendung ebenfalls größer. Ihr alle müßt jetzt ganz besonders auf euch aufpassen, weil ihr soviel zusätzlichen Druck ertragen müßt.

Whitney Kershaw, Mutter von Ian und Lily, hatte in der Schwangerschaft zum ersten Mal das Gefühl, daß ihr Leben nur ihr gehörte. Seit sie acht war, war sie Schauspielerin, Tänzerin und Sängerin. Man hatte ihr immer gesagt, was sie tun solle, und sie ständig gefragt, was sie als nächstes vorhabe. Ihre Gefühle während der ersten Schwangerschaft beschrieb sie so: »Endlich mußte ich mich nicht mehr beweisen. Es war so offensichtlich, was ich tat. Ich war plötzlich um meiner selbst willen wertvoll, nicht wegen der Shows, die ich gerade machte, oder der Preise, die ich gewonnen hatte.« Zu sich selbst zu stehen wurde für Whitney zur Lebensphilosophie. Sie machte sich selbst ein Geschenk: Sie erlaubte sich, während ihrer Schwangerschaft »all das zu tun, wofür ich vorher nie Zeit hatte. *Ich glaubte endlich, daß ich es wert war, zu meinen Bedürfnissen zu stehen.* Bevor ich schwanger wurde, fühlte ich mich wertlos. (Und dies von einer Frau, die am Broadway getanzt hat und der Star einer Fernsehserie war –

nur damit du siehst, daß auch schöne, begabte und erfolgreiche Frauen davon überzeugt sind, daß sie es nicht wert sind, ihre eigenen Bedürfnisse ernst zu nehmen.) Meine Schwangerschaft war einer der Höhepunkte meines Lebens, weil ich mit meinem Körper im Einklang war und tat, was ich wollte. Ich fühlte mich wunderbar, nur weil ich diese ganzen tollen Sachen für mich machte.«

Jodie, Mutter eines Sohnes namens Livingston, berichtet von einer ähnlichen Erfahrung: »Ich nahm mir die Zeit, um dreimal die Woche meinen Gymnastikkurs zu besuchen, egal wie hoch es in der Arbeit herging. Vorher hätte ich das niemals gemacht. Während der Schwangerschaft gab ich besser auf mich acht. Ich sah vielleicht zum ersten Mal in meinem Leben völlig klar. Man *kann* sich stark, gesund und in der Lage fühlen, alles zu bewältigen. Alles ist so einzigartig, diese Zeit wirst du nie wieder erleben. Das Wichtigste ist, es wirklich mitzukriegen.«

Ich hoffe, dieses Kapitel, dieses ganze Buch wird euch helfen, euch in der Schwangerschaft und hoffentlich auch in der Zeit danach ähnlich wunderbar, ausgeglichen, voller Lebensmut und ganz nah bei euch selbst zu fühlen.

Was du für dich tun kannst:

Wenn mir das doch nur jemand gesagt hätte

Ich wünschte, jemand hätte mir bei meiner ersten Schwangerschaft gesagt, ich solle die Sache etwas mehr auf die leichte Schulter nehmen. Mich ins Bett kuscheln. Drei Filme nacheinander ansehen. Kiloweise Bücher lesen. Tu, was dir Spaß macht, soweit es irgend geht. Feiere deine Freiheit. Es ist vielleicht das letzte Mal für viele Jahre (Schluck). Wiederhole die folgenden Sätze so oft wie möglich: *Nimm's leicht. Genieß die Zeit. Sie kommt vielleicht nie wieder.* Schreib dir das auf, und leg es in deine Geldbörse oder deine Handtasche. Dann denkst du immer wieder dran.

Schließ das Unbekannte in deine Arme. So viele Mütter, mit denen ich gesprochen habe, sagten dasselbe: »Wenn ich nur gewußt hätte, wie das alles abläuft, vor allem die Wehen, dann hätte ich es lockerer sehen

Siehe: *Angst*

Tu dir gut
während der
Schwangerschaft

können. Ich wäre nicht halb so aufgeregt, nervös, besorgt und ängstlich gewesen. Ich hätte dem ganzen nicht mit so gemischten Gefühlen entgegengesehen.« (Pick dir das Passende raus.) Ich habe einmal eine Gruppe von Frauen über so etwas wie eine Hängebrücke geführt (einen Steg aus Balken und Brettern, der an Tauen etwa 15 oder 16 Meter über der Erde hing; beim Drübergehen war man mit einer Art Geschirr gesichert, das mit einem über den Steg gespannten Stahlseil beweglich verbunden war). Viele der Teilnehmerinnen verspürten Angst, einige sogar Panik, bis sie schließlich einmal fielen. Dann meinten sie: »So schlimm war das gar nicht. *Wenn ich das vorher gewußt hätte . . .*« Du mußt deine Angst nicht verbannen, aber denk daran: Du hast nicht zum ersten Mal mit dem Unbekannten zu tun, du kannst damit umgehen.

Siehe: *Deine
Hilfstruppe*

Sprich *regelmäßig* mit anderen schwangeren Frauen. Das tut wirklich gut. Finde eine Schwangerschafts- (und später Mutterschafts-) Beraterin – eine Frau, die diese Erfahrung vor dir gemacht hat und die dir helfen kann, ein bißchen Abstand und vielleicht sogar deinen Sinn für Humor zu bewahren. Dies ist vor allem wichtig für alleinstehende Mütter und solche, die sich bemühen, die tägliche Sorge für das Kind und feste Arbeitszeiten unter einen Hut zu bekommen.

Siehe: *Wie man
angemessen um Hilfe
bittet und sie
auch annimmt*

Hab keine Angst, um Hilfe zu bitten. Zögere nicht, es zu tun. Tu mir den Gefallen, bitte um Hilfe.

Arbeite daran, dich als wundervolle, einzigartige und ganzheitliche Person zu sehen. Das Muttersein ist so überfrachtet mit Schuldgefühlen und Zweifeln. Dich selbst so viel als möglich aufzubauen hilft da eine ganze Menge.

Denk daran, daß dieses Buch viel mehr Vorschläge bereithält, als du wirklich praktisch umsetzen kannst. Tu nur, was dir guttut, und pfeif auf den Rest!

Sollte ich mich nicht besser dem Baby zuwenden statt mir selbst?

Es ist offensichtlich, daß das Kind, das in dir heranwächst, Zuwendung braucht. Aber in der Schwangerschaft geht es nicht nur um das Baby. Und es geht nicht nur um die Geburt, auch wenn die meisten Menschen dabei hauptsächlich an die Entbindung denken. Genauso wichtig ist es, daß du jetzt Mutter wirst, eine Tatsache, die oft einfach übersehen oder gar heruntergespielt wird. Wenn du glaubst, daß die Entbindung und das Baby deine einzige Sorge sind und daß du dabei überhaupt nicht zählst, dann bist du auf die Realität des Mutterseins emotional kaum vorbereitet. Wenn es dir ohnehin schon schwerfällt, dich deiner selbst anzunehmen (wie den meisten von uns), dann ist es um so verführerischer, nur auf die Bedürfnisse des Babys zu achten und deine eigenen erst gar nicht wahrzunehmen. Es ist so unglaublich einfach und gleichzeitig vertraut, zu glauben, daß Aufmerksamkeit nur den anderen zusteht.

Natürlich hast du in erster Linie das Wohlbefinden deines Kindes im Kopf (womit, auch wenn du zu deinen Bedürfnissen stehst, laute Discomusik bis zum Morgengrauen und K.o.-Besäufnisse ausgeschlossen sind), doch es ist trotzdem lebenswichtig für dich, daß auch deine eigenen Wünsche zum Tragen kommen.

Mach dir deine Bedürfnisse klar

In der Schwangerschaft ist man meist sehr hilfsbedürftig, sowohl auf seelischer wie auf körperlicher Ebene. Diese Hilfsbedürftigkeit erschreckt und verwirrt dich vielleicht. Wenn du dir aber klarmachst, was du brauchst, dann fällt es dir leichter, dein Handeln genau auf deine Bedürfnisse abzustimmen und dir so Erleichterung zu verschaffen. Über deine Wünsche Bescheid zu wissen hilft dir auch, dein Ich zu stärken, das in der Schwangerschaft leicht unter Druck gerät, weil sich die eigenen seelischen Grenzen verschieben, durchlässig werden, um Platz für das Wesen in deinem Bauch zu schaffen. Außerdem: Je besser du es jetzt schaffst, deinen Bedürfnissen gerecht zu werden, um so wahrscheinlicher wird es, daß du das auch nach der Geburt schaffst.

Für die folgende Übung brauchst du deinen Stift und dein Tagebuch oder einfach ein paar Blätter Papier. Vervollständige dann diesen Satz, so oft du kannst und so schnell du kannst:

Um mich während meiner Schwangerschaft geliebt und unterstützt zu fühlen, brauche ich . . .

Als nächstes lies dir bitte die folgende Liste durch, in der Frauen in verschiedenen Stadien der Schwangerschaft und des Mutterseins ihre Bedürfnisse ausdrücken:

- Ich wünsche mir, körperlich o.k. zu sein.

- Ich möchte gern, daß alles im Haus repariert und frisch gestrichen wird.

- Ich will ein Nest bauen: neue Bettwäsche kaufen; mein Partner soll mir helfen, das Haus sauberzuhalten.

- Ich wünsche mir, von schönen Dingen umgeben zu sein.

- Ich brauche jemanden, der mir hilft, mich richtig zu ernähren.

- Ich muß ohne Schuldgefühle und ohne Druck schlafen können.

- Finanziell muß vorgesorgt sein, für jetzt und später.

- Ich möchte mir um Geld keine Sorgen machen, möchte nicht übers Budget reden müssen.

- Ich brauche die Bestätigung, daß alles glatt gehen wird, egal was.

- Ich muß sicher sein, daß mein Partner während und nach der Geburt bei mir ist.

- Ich muß wissen, daß mein Mann mich liebt und mich immer noch anziehend findet.

- Ich will mich um nichts anderes kümmern müssen.

- Ich möchte meinen Job aufgeben und mich einfach entspannen.

- Ich brauche es, häufig berührt, geknuddelt und massiert zu werden.

- Ich will keinen Sex.

- Ich will viel Sex.

- Ich will viel Sex und neuen Sex, so wie wir es noch nie gemacht haben.

- Ich will mich selbst befriedigen.

- Ich möchte nicht Auto fahren.

- Ich wünsche mir, daß andere vorsichtig fahren.

- Ich brauche es, mich knackig und begehrenswert zu fühlen.

- Ich brauche es, mehrmals täglich zu duschen.

- Ich muß vor der Geburt unbedingt meine Arbeit vollständig erledigt haben.

- Ich möchte in den letzten Wochen vor der Geburt viel spielen, ich möchte zum Essen ausgehen, ins Kino und jeden Sonntag, ohne abgelenkt zu werden, einen ganzen Roman lesen.

- Ich brauche jemanden, der sich um meine Tochter kümmert, damit ich regelmäßig Zeit für mich habe.

- Ich wünsche mir, häufig alleine in der freien Natur spazierenzugehen.

- Ich muß unbedingt viel weinen, ohne daß jemand sich deshalb Sorgen und entsprechenden Wirbel macht.

- Ich muß um die Veränderungen in meinem Leben trauern können.

- Ich muß traurig sein können, weil ich mit meinem Sohn nie mehr allein sein werde.

- Ich brauche es, mit allen möglichen Leuten über das Kinderkriegen zu reden und zu erzählen, was für eine großartige Sache das ist.

- Ich muß viel mit meinem Kind zusammensein können.

Such dir alles heraus, was etwas in dir zum Schwingen bringt, und schreib es zu den Dingen, die dir selbst schon eingefallen sind. Nimm dir genügend Zeit, all deinen Bedürfnissen auf die Spur zu kommen. Es macht nichts, wenn die Liste lang wird. Verzweifle nicht, wenn du dich alleine fühlst oder wenn dir niemand einfällt, der dir helfen könnte, diese Bedürfnisse zu verwirklichen. (Du kannst später immer noch Angst haben oder verzweifelt sein.)

Als nächstes geh bitte diese Liste durch und überlege, wie du das, was du brauchst, in die Tat umsetzen kannst. Meine Liste z. B. sah so aus:

WUNSCH	WIE KANN ICH ABHILFE SCHAFFEN?	WER KANN MIR DABEI HELFEN?
Ich brauche jemanden, der mir hilft, mich richtig zu ernähren	Bücher über gesunde Ernährung lesen	
	Mit jemandem einkaufen gehen	Sara
	Freunde bitten, mir Dinge mit hohem Eiweißgehalt mitzubringen	Randi, Deb, Zahra
	Wenn es mir gutgeht, Speisepläne aufstellen und Rezepte suchen	Chris

Wenn dir die Menge all deiner Bedürfnisse zuviel wird, dann kümmere dich jetzt nur um zwei oder drei. Nimm die, welche sich am besten umsetzen lassen. Einige deiner Wünsche lassen sich vielleicht schwer verwirklichen, und wenn du alleinstehend bist oder dein Partner deine Schwangerschaft nicht unterstützt, scheint es vielleicht einfacher, deine Sehnsüchte einfach zu ignorieren. Aber schon der Versuch, dich mit deinen Bedürfnissen auseinanderzusetzen, gibt dir Kraft. Und er wird dir helfen, Menschen zu finden, die dich unterstützen.

Nach der Geburt

Denk daran, daß du diese Übung wiederholst, wenn das Baby auf der Welt ist. Vervollständige bitte diesen Satz:
Um mich während der nächsten Monate wohl und geborgen zu fühlen, brauche ich . . .

Dann geh wieder all deine Wünsche durch und überleg dir bei jedem, wie andere dir dabei helfen könnten. Das kannst du während eines Jahres etwa alle drei Monate wiederholen.

Erlaub dir, dir gutzutun

Nachdem du so herausgefunden hast, was du brauchst, geht es im nächsten Schritt darum, daß du dich traust, deine Bedürfnisse zu erfüllen, und das mit *Vergnügen*. Lynn war gerade acht Wochen schwanger, und es ging ihr fürchterlich. Trotzdem veranstaltete sie am Samstag eine Baby-Party und hatte ihre Schwiegereltern am Sonntag zum Brunch eingeladen. »Mir oder meinem Mann wäre es niemals eingefallen abzusagen. Am Sonntag saß ich am Tisch, mir war fürchterlich schlecht. Das einzige, was ich wollte, war, ins Wohnzimmer zu gehen und mich hinzulegen, aber ich habe eine halbe Ewigkeit gebraucht, bis ich endlich gefragt habe, ob es jemanden etwas ausmachen würde, doch ins Wohnzimmer zu gehen. Dann habe ich alle auf die Couch gebeten, ich selbst habe mich auf den Boden gelegt.« Schwanger zu sein garantiert dir gewisse Privilegien. Du mußt dir nur erlauben, sie auch wirklich zu nutzen, deinen Vorteil daraus zu ziehen. Wenn dies zu deiner zweiten Natur geworden ist, dann kannst du damit weitermachen.

Ruf dir immer wieder ins Gedächtnis, daß diese Zeit niemals wiederkehrt. Das gilt natürlich für jeden Tag deines Lebens, aber die Einzigartigkeit der Schwangerschaft macht dies erst so richtig wirklich. Du wirst dieses Kind nur während dieser neun Monate in dir tragen. Wenn du nicht nein sagen kannst, obwohl du das eigentlich möchtest, wenn du dich schuldig fühlst, weil du an deinem Arbeitsplatz nicht mehr so schnell wie früher bist, dann geht dir das Wunderbare dieser Zeit verloren. Nimm Stück für Stück in dich auf, daß du es nicht allen gleichermaßen recht machen kannst, und sei für dich und dein Kind da.

Wenn du dich innerlich gespalten fühlst oder dich aus einem anderen Grund nicht entspannen kannst, dann sprich mit der Stimme deiner Schwangerschaft. Es gibt eine Menge innerer Stimmen, mit denen du ständig sprichst. Am besten kennst du wahrscheinlich deinen inneren Kritiker, der dich so gerne verurteilt. Die Schwangerschaft aber läßt in dir eine einzigartige innere Stimme entstehen. Ich glaube, daß es die Energie des Lebens selbst ist, die uns beruhigt und uns an die wirklich wichtigen Dinge erinnert. (Vielleicht hört sich das in deinen Ohren blöd an, aber verlaß dich ruhig auf mich.) Du brauchst dazu nur ein wenig Zeit, in der du allein bist und dich entspannen kannst. Nimm dein Tagebuch und einen Stift. Schließ deine Augen und atme tief in deinen Bauch hinein. Spür, wie dein Atem in deinen Bauch hinunterfließt. Nach einer oder zwei Minuten nimm deinen Stift zur Hand. Schreib, was immer dir als erstes einfällt. Das kann eine Frage sein, wie »Warum kann ich mich bloß nicht entspannen?« oder auch einfach nur »Hallo«. Nimm dich dann zurück, so daß die Stimme deiner Schwangerschaft deine Frage beantworten kann. Forciere nichts, tauch einfach nur in dich ein. Sprich mit dieser Stimme. Zum Beispiel so:

Ich bin so angespannt.

Atme tief durch. Spür das Leben in dir.

Ich bin so zerstreut. Ich möchte mich ja entspannen, aber dann fällt mir immer alles ein, was ich noch erledigen muß.

Denk an das Wesen, das in dir wächst. Selbst im Schlaf bist du schöpferisch.

Ja, aber ich fühle mich auch gestreßt bei dem Gedanken, daß ich diese Zeit so super, so schön wie nur möglich hinkriegen muß.

Was möchtest du denn gerne tun? Kümmere dich nicht darum, was diese Zeit in den Augen der anderen zu etwas ganz Besonderem machen würde. Denk nur an dich selbst.

Aber ich fühle mich ja ganz besonders.

Du bist auch einzigartig und wundervoll. Genau wie das Baby in dir. Fühl, wie das Leben dich durchströmt. Fühl es.

Ich habe auch Angst.

Dann versuch's im kleinen. Immer nur ein bißchen. Atme.

Gut, ich versuch's. Das könnte ganz schön sein.

Mach diese Übung immer, wenn du dich langweilst, wenn du dich gestreßt oder unausgeglichen fühlst oder wenn du deine Schwangerschaft gerade mal satt hast. Es hilft auch, wenn du versuchst, dir vorzustellen, wie die Geburt verlaufen sollte, wenn es nach dir geht, und gleichzeitig das Gefühl hast, du verdienst das alles gar nicht.

Siehe: *Vorbereitung auf die Geburt*

Und wenn du dir gar nicht erlauben kannst, loszulassen und gut zu dir zu sein, dann erlaube dir wenigstens, gut zu dem Kind zu sein, das du bald zur Welt bringen wirst. Motiviere dich, indem du zu dir sagst: »Mein Baby braucht Entspannung« oder »Es tut meinem Baby gut, wenn ich mir selbst Zuwendung schenke«. Wenn dir das in Fleisch und Blut übergegangen ist, dann versuch, diese fürsorgliche Haltung auf dich selbst zu übertragen. Stell dir vor, wie tief verbunden du mit deinem Kind bist. Versuch zu begreifen, daß du in deinem Innersten genauso unschuldig und liebenswert bist wie dein süßes kleines Baby. Verspüre tief in dir die Gewißheit, daß ihr eins seid, so daß die Liebe und Fürsorge, die du für dein Kleines empfindest, vor dir nicht halt machen kann.

Das Wesentliche entdecken

Viele schwangere Frauen und Mütter erleben sich selbst als ausgesprochen ungeduldig, ja sogar schroff und reizbar. Dafür gibt es natürlich viele Gründe, z. B. die erhöhte Sensibilität den eigenen Gefühlen gegenüber (und bei Frauen, die zum ersten Mal Mutter werden, auch der fehlende

Schlaf). Aber manchmal steckt hinter diesem Mangel an Geduld auch nur die langsam dämmernde Einsicht in das, was in deinem Leben wirklich wichtig ist, was am meisten zählt, so daß du allem gegenüber, was »nicht mehr paßt«, ungeduldig wirst. Du willst einfach keine Zeit und Energie mehr in Dinge stecken, die nicht von Bedeutung sind.

Wenn du diese Neigung in dir spürst, nimm sie ernst. Verlaß dich auf sie. Bevor du deinem Liebsten den Kopf abreißt, versuch, ihm zu erklären, warum das für dich so wichtig ist. Oder benutz deinen Ärger als Hinweis auf die Dinge, die du nicht mehr brauchst, die dir nicht mehr soviel bedeuten. Wenn du wütend bist, frag dich: »Was könnte ich tun, damit dieses Gefühl vergeht?«

Wendy empfand während ihrer Schwangerschaft das Bedürfnis, kürzer zu treten und sich auf sich und das Baby zu konzentrieren. »Es war mir wichtig, stärker in Einklang mit meinem Lebensrhythmus zu kommen. Ich wollte zurück zu seinen Ursprüngen. Plötzlich kaufte ich lauter Naturprodukte, kochte viel selbst und rief nicht zurück, wenn jemand mich anrief. Wenn ich keine Lust zu etwas hatte, dann ließ ich es bleiben. Ich wollte mich nicht unter Druck setzen.« Viele Frauen berichten, daß sie während dieser Zeit das starke Verlangen empfinden, nach innen zu gehen. Anderen tat es leid, daß sie sich nicht mehr geschont hatten. Wenn du weitermachst wie bisher, gibt es dann Dinge, die du mit Sicherheit bedauern wirst? Was würdest du ändern? Hör dir zu.

Wenn du wieder einmal drauf und dran bist, ja zu sagen, obwohl du eigentlich »Nein!« brüllen möchtest, dann sag doch z. B.: »Ich würde dir ja gerne helfen, aber ich muß wegen der Schwangerschaft besser mit meiner Energie haushalten.« Oder: »All meine Kraft lasse ich diesem kleinen Wesen in mir zukommen, so daß ich nichts mehr übrig habe. Ich muß leider ablehnen.« Oder ganz einfach: »Ich muß leider nein sagen, denn wenn ich mich in den nächsten fünf Minuten nicht hinlege, dann klappe ich zusammen.« Nutz deine Erschöpfung, um ein wenig Zeit für dich herauszuschlagen.

Frag dich selbst so oft wie möglich: »Wenn ich das nicht tue und es nicht erledigt wird, ist das schlimm?« Oder stell eine Liste mit den Dingen auf, die du tun mußt. Dann streich alles durch, was bis morgen warten kann. Tu nur, was absolut notwendig ist. (Das ist auch ein Supertrick für die ersten Monate nach der Geburt.)

Halt nach körperlichen Hinweisen Ausschau, die dir sagen können, wo dein Leben Veränderung braucht. Susan kam z. B. dahinter, daß die Übelkeit in den ersten Monaten ihrer Schwangerschaft genausoviel mit ihrem stressigen Job zu tun hatte wie mit ihren Hormonen. »Die ganze Woche über fühlte ich mich beschissen, und am Samstag, den ich ganz entspannt mit drei guten Freunden verbrachte, lebte ich plötzlich auf. Aber schon am Sonntagabend ging es mir wieder schlecht. Da fiel mir mit einem Mal auf, daß ich die Arbeit ein bißchen lockerer nehmen sollte. Und das tat ich dann auch. Mit dem Baby in meinem Bauch fand ich es nicht mehr so wichtig, ob ein Vorgesetzter mich anmotzte. Ich liebe meine Arbeit und möchte sie auch gut machen, aber nun sah ich zum ersten Mal in meinem Leben den Job aus einem anderen Blickwinkel.« Susan förderte diese neue Sichtweise, indem sie sich häufig fragte: »Was ist mir jetzt am wichtigsten?« Und wenn sie fühlte, wie Nervosität in ihr aufstieg, dann schloß sie die Augen und konzentrierte sich auf das Leben in ihr, stellte sich vor, wie ihr Baby heranwuchs.

Untersuch einmal die ganzen »Du mußt«-Formeln, die es in deinem Leben gibt. Jedesmal wenn du dich ertappst, wie du denkst »Ich müßte dies oder jenes tun«, dann hast du vielleicht einen Bereich deines Lebens entdeckt, den du gehen lassen kannst. Setz an Stelle des »muß« ein »kann«, und finde heraus, ob dies dir hilft, neue Perspektiven und Wahlmöglichkeiten für dein Leben zu entdecken. »Ich muß ein Hochzeitsgeschenk für Jack kaufen« wird dann zu »Ich könnte ein Hochzeitsgeschenk für Jack kaufen.«

Das Wesentliche entdecken heißt vor allen Dingen, den Mut zu haben, Grenzen zu setzen und zu ihnen zu stehen. Wenn du das Gefühl hast, daß du daran noch ein wenig arbeiten könntest, dann nimm eines der vielen guten Bücher zu diesem Thema zur Hand.

Siehe: *Literatur und Tips*

Wenn ich nur könnte, . . .

Sich selbst zu lieben bedeutet, genau die Dinge zu machen, die dir guttun. Aber manchmal vergessen wir in dem Ansturm von Pflichten und Verantwortung, was gut für uns ist. Beantworte bitte die folgenden Fragen. Schreib dabei alles auf, was dir in den Sinn kommt. Vergiß für einen Moment die Wirklichkeit. Wenn dir das Schreiben zu anstrengend er-

Tu dir gut
während der
Schwangerschaft

scheint, dann betrachte diese Fragen als Ausgangspunkt für eine Runde Tagträumen:

- Was würdest du gerne tun, um deine Schwangerschaft wirklich und wahrhaftig zu genießen? (Beispiele: ein paar Tage Urlaub nehmen, ein paar hübsche Umstandskleider kaufen, Unmengen Eiskrem essen)

- Was tust du von all diesen Dingen? Wenn du nichts davon machst, warum? Gibt es irgendeine Möglichkeit, wie du heute, wenigstens für fünf Minuten, Freude an deinem Zustand empfinden kannst?

- Was kommt dir in den Sinn, wenn du darüber nachdenkst, wie du dir in der Schwangerschaft etwas Gutes tun kannst? (Beispiele: nett zu mir selbst sein, die Welt ausblenden und keine Zeitung lesen, viel Aufmerksamkeit bekommen, schlafen, schlafen, schlafen)

Mach aus diesen Antworten eine Liste mit Dingen, die dir helfen, dich während der Schwangerschaft wohl zu fühlen. Wirf immer mal wieder einen Blick auf diese Liste, um dich an diese Möglichkeiten zu erinnern. Wenn du neue Ideen hast, dann schreib sie dazu. Gib dir einen Schubs und versuch, deine selbstgesetzten Grenzen (Gedanken wie »Ich arbeite schließlich; so etwas können sich nur Frauen leisten, die nicht arbeiten müssen« oder »Das geht nicht. Ich habe Kinder«) zu überwinden. Bitte gesteh dir wenigstens ein paar Dinge zu, die dir Freude machen.

Siehe: *Was geschieht mit mir, wenn das Baby auf der Welt ist?*: *Stärke dein Selbstwertgefühl.* Dort findest du weitere Tips, wie du dir selbst guttun kannst.

Nach der Geburt

Überleg dir, was dir nach der Geburt guttun würde. Was fällt dir dazu ein? Mach dir eine Liste und leg sie dir für die Zeiten zurecht, in denen du ein bißchen ausruhst oder dem Baby beim Schlafen zusiehst und ohnehin nicht weißt, was du mit dir anfangen sollst.

Zen und die Kunst des Pinkelns

Selbst die rastloseste Zeitgenossin wird in der Schwangerschaft ganz automatisch zu Verschnaufpausen angehalten – wunderbaren Gelegenheiten, ein wenig Entspannung in ihr Leben einzuflechten, sich auf ihr inneres Selbst einzustellen und ein paar Häppchen Vergnügen zu gönnen.

Versuch, dich ein wenig zu entspannen, wenn du pinkeln gehst. Aus der Entspannung eine Gewohnheit zu machen ist eine gute Vorbereitung auf die Wehen. Es macht einen Riesenunterschied, wenn du weißt, wie du abschalten und dich entspannen kannst. Wenn du dich zum Pinkeln hinsetzt, laß ganz bewußt Schultern und Kiefer locker. Schließ deine Augen. Atme tief ein (vorausgesetzt, die Luft dort ist nicht allzu dick!), und sag dir leise ein Wort vor, das dir hilft, in deine Mitte zu gelangen. *Friede* z. B. (oder *Schokolade, Orgasmus*, was immer du willst). Dann atme durch den Mund aus. Wiederhole das, bis du dich wieder vom Thron erhebst.

Wenn du deine Vitamine für Schwangere nimmst, flüstere eine Affirmation vor dich hin, z. B.: »Ich empfinde es als Ehre, Mutter zu werden« oder »Ich bin Mutter auf meine eigene, ganz besondere Art und Weise« oder »Ich weiß, daß meine Wehen erst dann beginnen werden, wenn mein Körper und mein Baby für eine sichere Geburt bereit sind.«

Wenn du spürst, wie dein Kind sich bewegt, dann denk an etwas, was du vor kurzem getan hast und worauf du wirklich stolz bist. Gratuliere dir selbst von ganzem Herzen. Dabei zählen kleine Dinge genauso wie große. Sie müssen auch nichts mit deiner Schwangerschaft zu tun haben. Ob du nun einen längst fälligen Bericht geschrieben hast, den Schaukelstuhl restauriert, genug Eiweiß gegessen oder den Geburtstag deiner Schwägerin nicht vergessen hast: Versuch, dich dazu *ohne Einschränkungen* zu beglückwünschen.

Wenn du diese Übung machst, dann probier auch, deinen Körper zu loben, vor allem, wenn du dich dick, ungeschickt oder mies fühlst. Stell dir vor, wie dein Blut immer mehr Sauerstoff zur Plazenta bringt, wo er deinem Baby zugute kommt. Denk daran, daß dein Körper im Moment zwei Wesen gesund und am Leben erhält. Gratuliere dir, wenn du etwas getan hast, auch wenn du bei der Gymnastik nur dreimal die Beine angehoben hast und hinterher unbedingt Erdnüsse haben mußtest, um nicht vom Fleisch zu fallen. Auch das zählt!

Tu etwas ganz Besonders für dich, wenn du deine Kontrolluntersuchungen hast. Das kann etwas so Einfaches sein, wie davor oder danach im Schatten eines Baumes zu sitzen und Joghurteis zu futtern. Oder etwas so Ungewöhnliches, wie ein neues Umstandskleid zu kaufen, hinterher zur Pediküre zu gehen und dann noch zwei Stunden lang in deiner Lieblingsbuchhandlung herumzuschmökern. Wenn dir nichts einfällt, dann nutz die Zeit, in der du auf den Doktor oder die Hebamme wartest, um dich zu fragen: »Was würde mir jetzt so richtig guttun?«

Wenn sich die unangenehmen Seiten der Schwangerschaft bemerkbar machen, wenn du z. B. Verstopfung hast oder dauernd aufstoßen mußt, dann ist das eine Gelegenheit, um dich zu fragen: »Wann habe ich das letzte Mal etwas richtig Tolles für mich selbst getan?« So nimmst du die unangenehmen Dinge zum Anlaß, dir selbst gutzutun.

LITERATUR UND TIPS:

Bepko, Claudia und Jo Ann Krestan: *Das Superfrauen-Syndrom. Vom weiblichen Zwang, es allen recht zu machen*. Fischer, 1994. Eine ausgezeichnete Untersuchung zu dem Problem, wenn Frauen zuviel Verantwortung auf sich nehmen und nicht aufhören können, allen gefallen zu wollen.

Louden, Jennifer: *Tu dir gut! Das Wohlfühlbuch für Frauen*. Verlag Hermann Bauer, 1995. Vor allem das Kapitel »Steh zu dir und deinen Bedürfnissen.«

Katherine, Anne: *Boundaries. Where You End and I Begin*. Fireside, 1991. Wie man gesunde Grenzen erkennt und aufbaut.

Noble, Elisabeth: *Having Twins*. Houghton Miflin, 1991. Über Schwangerschaft und Geburt, vor allem im Hinblick auf die Mutter.

Thoele, Sue Patton: *The Courage to Be Yourself*. Conari Press, 1992. Ein Klassiker für alle, die lernen wollen, damit aufzuhören, es allen recht zu machen.

Wills-Brandon, Carla: *Learning to Say No*. Health Communications, 1990. Wie und wann man nein sagt.

DEIN SCHWANGERSCHAFTSTAGEBUCH

TU DAS:

- Wenn du sehr intensive Träume, Phantasien, Ängste oder andere Gefühle erlebst. (Und welche schwangere Frau tut das nicht?)

- Wenn du den Eindruck hast, daß du, wenn du dich mit diesen Dingen beschäftigst, an der Oberfläche bleibst und gerne tiefer in dein inneres Erleben einsteigen würdest.

- Wenn du einen richtigen Schub schöpferischer Energie hast und nicht so recht weißt, was du damit anfangen sollst.

WORUM GEHT'S?

»In ihrer reinsten Form beschreiben Wörter nicht nur die Realität oder übermitteln Ideen und Gefühle. Sie bringen das Verborgene, Unsichtbare, Dunkle zum Ausdruck«, schreibt Deena Metzger in ihrem Buch *Writing for Your Life*. Schwanger zu sein kann uns in einen Abgrund von Gefühlen, Träumen und Urängsten stürzen lassen. Die Schwangerschaft ist eine Zeit voll tiefer Einsichten, die jedoch schnell wieder verfliegen können, ohne einen Eindruck zu hinterlassen. Sie bleiben unbestimmt, wesenlos. Wenn wir ein Tagebuch führen, werden unsere innersten Gedanken plötzlich greifbar, wir haben sie schwarz auf weiß vor uns. Ein Beispiel: Ich liege im Bett, und blitzartig wird mir ein bestimmter Aspekt in der Beziehung zu meiner Mutter klar. Nun habe ich zwei Möglichkeiten: Es fällt mir auf, ich denke ein paar Minuten darüber nach und vergesse es wieder oder lerne zumindest nicht soviel daraus, wie ich eigentlich könnte. Oder ich schnappe mir mein Tagebuch und schreibe es auf. Schreiben erweitert das Blickfeld, es klärt vieles und erschließt andere Tiefen. Außerdem erlaubt es mir, eine bestimmte Phase meiner Persönlichkeitsentwicklung für späteres Lernen festzuhalten. Christina Baldwin vertritt in ihrem Werk *Das kreative Tagebuch* die Ansicht, daß das Schreiben eine Art Landkarte zeichnet, auf der die Stationen einer Reise

WAS DU DAZU BRAUCHST:

Etwas zum Schreiben. Ich hatte nur während der Schwangerschaft so ein hübsches gebundenes Buch zum Schreiben (ein Geschenk). Ein Tagebuch kann aber einfach aus ein paar Blättern Papier in einer Mappe bestehen. Es kann ein Skizzenbuch sein, ein Notenheft oder eins dieser Jungmädchentagebücher zum Verschließen – nimm, was immer du willst.

Füller, Stifte, Wasserfarben; je mehr Ausdrucksmöglichkeiten du dir schaffst, um so vergnüglicher wird es sein, Tagebuch zu führen.

Einen sicheren Ort zur Aufbewahrung.

festgehalten werden wollen. Wir sind es wert, die Stationen unseres Lebensweges aufzuzeichnen.

Aber möglicherweise hast du gerade deshalb keine Lust, ein Tagebuch zu führen, weil jeder glaubt, daß die Schwangerschaft eine Zeit ist, die man festhalten sollte. Vielleicht bist du so müde, daß du nur noch sagen kannst: »Ein Tagebuch führen? Machst du Witze?« Mir ging es ganz genauso. Christopher, mein Lebensgefährte, kaufte mir ein wunderhübsches Tagebuch, kurz nachdem wir erfahren hatten, daß ich »ein Kind in mir trug«. Bis zum fünften Monat würdigte ich es keines Blickes. Ich war in einer Phase der Schwangerschaft, wo ich einfach nur da sein wollte. Von Wachstum, Kontakt mit meiner Innenwelt oder Hinwendung zu seelischen Vorgängen wollte ich gar nichts wissen. Außerdem fühlte ich mich unfähig, meinen Kopf für längere Zeit vom Kissen zu heben. Fühl dich nicht schuldig, wenn allein die Vorstellung, ein Tagebuch zu schreiben, dich müde macht. Tagebuch muß *nicht* heißen, daß du jeden Tag schreibst. Du mußt ganz sicher nicht täglich Buch darüber führen, wieviel Grünzeug du gegessen hast. Schreib, *wann* du willst und *was* du willst.

Dieses Kapitel möchte dir ein paar Hilfsmittel anbieten, mit denen du die Veränderungen, die in dir vorgehen, besser verstehen und deine Erfahrungen genießen kannst. Sie sind nur als Vorschläge gedacht, als Ausgangspunkte für deine eigene Entdeckungsreise. Es gibt nicht den »richtigen Weg«, dein Tagebuch zu führen oder deine Schwangerschaft zu erleben.

WAS DU FÜR DICH TUN KANNST:

Deine Wirklichkeit finden

Wie oft hast du gedacht oder gesagt: »Ich kann einfach nicht fassen, daß ich schwanger bin.« Sogar eine geplante Schwangerschaft macht uns demütig angesichts der schieren Größe, der Unfaßbarkeit dieses Ereignisses. Freunde, die bereits Eltern sind, raunen dir geheimnisvoll zu: »Dein Leben wird sich für immer verändern.« Du fühlst dich vielleicht, als würdest du auf eine Klippe zugehen und jemand verfolgte dich, um dich hinunterzuschubsen. Du weißt weder, wann der Stoß erfolgt, noch wie tief du fallen wirst. Wenn du schreibend diesen Gefühlen nachgehst, wird dieses unglaubliche Abenteuer vielleicht ein wenig verständlicher.

Leg deine Schreibsachen neben dich. Leg dich hin, die Hände auf dem Bauch, und atme ein paar Minuten tief ein und aus. Laß deinen Geist um die Worte »Schwangersein« kreisen. Sobald Gedanken auftauchen, nimm dein Tagebuch und schreib alles nieder, was dir einfällt. Zensier dich nicht selbst mit Gedanken, wie »Werdende Mütter fühlen sich nicht so.« Dann versuch dasselbe mit dem Satz: »Was könnte diese Schwangerschaft für mich realer machen?« Schreib wieder auf, was dir dazu kommt.

Lies deine Liste noch mal durch. Fallen dir irgendwelche Dinge ein, die du gern tun würdest? Als ich mir die Frage stellte, was diese Schwangerschaft für mich realer machen könnte, kamen Dinge, wie: ein Umstandskleid kaufen, in einen Laden für Babykleidung gehen, ein Video von einer Geburt ansehen. Mach etwas Konkretes, um zu begreifen, daß die Zellen, die sich gerade in dir teilen und teilen eines Tages deine Tochter oder dein Sohn sein werden.

Schwangerschaft und persönliches Wachstum

Schreib auf, was dir durch den Kopf geht, wenn du folgenden Satz hörst: »Die Schwangerschaft eröffnet Frauen eine großartige Möglichkeit für persönliches Wachstum und Veränderung.« Glaubst du das? Oder kommt es dir nur wie über Selbsterfahrungsmist vor? Macht diese Vorstellung dich irgendwie neugierig? Wenn du könntest, wie würdest du dich verändern wollen? Schreib ein paar Zeilen darüber, oder mach dir eine Liste.

Oder andersrum: Wie würdest du dich nicht verändern wollen? Es ist genauso wichtig, die Dinge zu erkennen, die sich deiner Ansicht nach nicht ändern, sondern so bleiben sollen. Eine Schwangerschaft bringt so viele Veränderungen mit sich, daß es manchmal ganz guttut, wenn man sich vor Augen hält, was sich alles nicht ändern wird – wenn's nach dir geht jedenfalls. Auch wenn du weißt, daß etwas Bestimmtes auf dich zukommt, z. B. das Sparen für die Ausbildung oder die Tatsache, daß du etwas geduldiger werden mußt, dann registrier jetzt, wie du dazu stehst.

Siehe: *Zwiespältigkeit:
Wie man um den
Wandel trauert!*

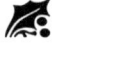

Eine Dauerliste

Du kannst auf dem ersten oder letzten Blatt deines Tagebuches eine fortlaufende Liste führen, in die du über deine Schwangerschaft alles einträgst, woran du dich später erinnern möchtest. Dies ist ein ausgezeichnetes Hilfsmittel, wenn du zu müde oder zu beschäftigt bist, um mehr zu schreiben. Zeichne alles stichwortartig auf. Später wirst du dich mit Hilfe dieser Liste wie mit einem Album emotionaler Momentaufnahmen an die für dich wichtigen Gefühle und Augenblicke erinnern. Nichts ist zu bedeutend oder zu banal, um festgehalten zu werden. Zum Beispiel:

- Erste Heißhungergefühle – Truthahnburger, Äpfel und süßsauer Eingelegtes.

- Ziemlich launisch gewesen – es tat mir leid, daß ich es an Mama und Papa ausgelassen habe.

- Das Baby bewegte sich zum ersten Mal am 18. Dezember.

- Ich hatte einen machtvollen Traum – ich sah das Gesicht meines Kindes über mir.

- Ich habe meine Mutter über meine Geburt ausgefragt – wunderbar, wie stark sie war.

- Hatte zum ersten Mal Sodbrennen.

- Chris und ich waren heute beim Kinderarzt – fühlten uns zum ersten Mal richtig als Eltern.

Deine Geschichte

Wenn du dich in der Schwangerschaft um dich selbst kümmern willst, dann fang doch einfach an, in *deiner eigenen* Geschichte herumzustöbern. Schenk dir Aufmerksamkeit, um dein Gefühl für dich selbst zu stärken.

Wie verlief z. B. deine Geburt? Sammle alle Informationen, die du bekommen kannst. Sprich mit jedem, der darüber etwas wissen könnte –

zuerst mit deiner Mutter und deinem Vater, aber auch mit den Großeltern, den Geschwistern, Tanten, Onkel usw.

Such fünf Geschichten über deine Geburt und Kindheit aus, die sozusagen in Stein gemeißelt wurden – diejenigen, die man sich an deinem
Geburtstag oder bei den Familientreffen in den Ferien immer wieder
erzählt. Notiere sie kurz. Meine Liste sah so aus:

• Als Mama Wehen hatte und meine Eltern vor einem Bahnübergang
  warten mußten, witzelte Paps, der fast verrückt vor Sorge war, es wäre
  ihm lieber, sie würde unter dem Zug durchkriechen.

• Wie ich in der Nacht, als ich geboren wurde, Paps von meinem
  Bettchen in der Klinik aus zuwinkte.

• Wie ich fast verblutete, als mir die Mandeln herausgenommen wurden.

• Wie ich von zu Hause ausreißen wollte (den ganzen Weg bis zum Ende
  des Vorgartens).

• Meine Abschlußrede nach der 6. Klasse.

Halte auch zehn Augenblicke deines Lebens fest, auf die du stolz bist, und
die du später mit deinem Kind teilen möchtest.

Die Geschichten, die wir anderen über uns selbst erzählen, bergen wertvolle Informationen darüber, wie wir uns selbst wahrnehmen. Was erzählst du jemandem, dessen Bekanntschaft du gerade gemacht hast, um
ihm oder ihr zu helfen, dich besser kennenlernen? Welche Geschichten
benutzt du, wenn du jemandem näherkommen möchtest und ausprobieren willst, ob du akzeptiert wirst? Und was erzählst du niemandem, unter
keinen Umständen? (Diese Fragen habe ich Deena Metzgers Buch *Writing for Your Life* entnommen.)

Frag Menschen, die dir wichtig sind, danach, was sie an dir besonders
schätzen, wo sie dich respektieren und ob sie sich an eine besonders
schöne Zeit mit dir erinnern. (Ja, ich weiß, das ist nicht leicht. Du wirst
dir verrückt und egoistisch vorkommen. Spring ins kalte Wasser, und tu
es trotzdem. Es ist ein Lernschritt auf dem Weg zur Selbstliebe. Danach
wirst du dein Baby um so mehr lieben können.)

Siehe: *Was geschieht
mit mir, wenn das
Baby auf der Welt ist?*

Dein Gelöbnis für dein Baby

Überleg dir, was du deinem Baby gerne schenken möchtest. Was willst du ihm geben, beibringen, anbieten, versprechen, geloben? Vielleicht möchtest du das zusammen mit deinem Partner herausfinden oder mit einem Freund, wenn du dein Baby alleine zur Welt bringst. Spür nach: Was gehört zu den Dingen, die dir heilig sind und die du ihm auf jeden Fall weitergeben möchtest. Was soll dein Kind von dir mitnehmen? Was willst du ihm hinterlassen? Welches Versprechen kannst du ihm geben und halten? Vielleicht fällt dir zuerst nur Negatives ein wie »Ich verspreche dir, daß ich niemals deine Privatsphäre übertreten werde – so wie mein Vater.« Wandle alles Negative, alle »niemals« und »sollte« in positive Aussagen um. Zum Beispiel: »Ich gelobe, deine Privatsphäre zu respektieren.«

Siehe: *Eine Reise ins Land des Segens für Mutter und Kind*

Wenn du vorhast, ein Namensritual oder eine christliche Taufzeremonie zu feiern, lies dein Gelöbnis laut vor – deinem Kind und den Menschen, die du liebst. Ich habe mein Gelöbnis während eines Segensrituals vorgelesen und später, als wir Lillian ihren Namen gaben.

Freudige Erwartung

Worauf freust du dich am meisten, wenn du überlegst, wie es sein wird, dieses Kind zu haben? Wie stellst du dir das Zusammensein, das Spielen, das gemeinsame Vergnügen vor? Ich saß eines Tages mit Chris im Auto, wir fuhren gerade vom Mittagessen nach Hause, als es mir plötzlich durch den Kopf schoß: »Eines Tages wird unser Kind den *Zauberer von Oz* zum ersten Mal sehen!« Ich mußte weinen, als ich daran dachte, welche Wunder wir zusammen mit diesem kleinen Menschenwesen erleben würden. Schreib dir auf, was du gerne tun möchtest mit dem Baby, dem Kind, dem Teenager. Mach dir über die Zeit, das Geld oder eure gemeinsamen Interessen mal keine Sorgen. Noch bewegst du dich im Reich der Phantasie, die mit der Realität nichts zu tun haben muß.

Literatur und Tips:

Baldwin, Christina: *Das kreative Tagebuch. Tagebuchschreiben als Zwiesprache mit sich selbst.* Scherz, 1992.

Kitzinger, Sheila: *Das Erlebnis der Geburt. Mütter und Väter berichten.* Kösel, 1992. Hier geht die Autorin (selbst Geburtsvorbereiterin, Stillberaterin, Mutter und Großmutter) ausführlich auf die Schwangerschaft ein. Sie bestärkt dich darin, deinen eigenen Gefühlen zu trauen.

Kitzinger, Sheila und Vicky Bailey: *Mein Schwangerschaftsbuch. Der persönliche Begleiter für alle Wochen der Schwangerschaft. Mit Informationen, praktischen Tips und Übungen.* Kösel, 1991. Dieses Buch begleitet dich chronologisch von der Empfängnis bis zur Geburt.

Peterson, Gayle: *9 Monate . . . und viele Fragen. Wie ich mich emotional auf die Geburt vorbereite.* Kösel, 1995. Hier findest du wertvolle Fragen und Anregungen für dein Schwangerschaftstagebuch.

Capacchione, Lucia und Sandra Bardsley: *Creating a Joyful Birth Experience.* Simon and Schuster, 1994. Ein kreatives Buch mit Übungen zum Tagebuchschreiben. Ein ausgezeichneter Abschnitt darüber, wie du einen Geburtsplan entwirfst.

Hagan, Kay Leigh: *Prayers to the Moon.* HarperSanFrancisco, 1991. Eine hübsche Sammlung von Übungen zum Tagebuchschreiben, die vor allem darauf abzielen, deine Selbstliebe zu stärken.

Metzger, Deena: *Writing for Your Life.* HarperSanFrancisco, 1992. Ein brillantes Buch über das Schreiben als Möglichkeit, die eigene Innenwelt zu entdecken und zu vergrößern. Nichts speziell über Schwangerschaft.

Snow, Kimberley: *Writing Yourself Home.* Conari Press, 1990. Schreibübungen für Frauen. Eine auch für Schwangerschaft und Muttersein.

Wie man angemessen um Hilfe bittet und sie auch annimmt

Was zu dazu brauchst:

Einen Stift und Papier bzw. dein Tagebuch.

Entspannende Musik.

Tu das:

- Wenn du deinem Partner gerade eine Szene gemacht hast, weil du möchtest, daß er den Abwasch erledigt, einkaufen geht oder dir anderweitig hilft.

- Wenn du deine Bedürfnisse so sehr verleugnest, daß es dir schlechtgeht, du dich ausgelaugt und völlig erschöpft fühlst.

- Wenn du bemerkst, daß du dich genauso verhältst wie vor der Schwangerschaft, so als ob gar nichts passiert wäre.

- Wenn du dazu neigst, dich endlos zu bedanken, sobald jemand dir einmal geholfen hat, und ständig zu beteuern, daß du es sobald als möglich wiedergutmachen wirst.

Worum geht's?

Mit dem emotionalen Auf und Ab der Schwangerschaft eng verbunden ist das manchmal überwältigende Gefühl, abhängig zu sein, verletzlich und schwach. Schwangersein bedeutet häufig auch, erkennen zu müssen, daß wir es alleine nicht schaffen, daß wir nicht mehr in der Lage sind, alle Dinge wie vorher zu erledigen, zumindest nicht mehr im selben Tempo. Dieses Angewiesensein auf Hilfe hat auch seine guten Seiten (Du mußt z. B. neun Monate lang nicht mehr das Katzenklo putzen), aber die meisten Frauen finden es schrecklich. Nervtötend. Entwürdigend.

Warum?

- Wir haben hart um unsere Unabhängigkeit gekämpft, und deshalb macht die Vorstellung, wir könnten weniger tüchtig sein als jemand anders, als ein Mann vielleicht, uns wütend.

Wie man angemessen
um Hilfe bittet
und sie auch annimmt

- Wir haben gelernt, für andere dazusein, ihnen zu helfen. Es kann für uns ganz schön unangenehm sein, andere um Hilfe zu bitten oder sie anzunehmen, wenn man sie uns anbietet.

- Die gesellschaftliche Vorstellung vom Muttersein gründet auf dem Glauben, daß eine gute Mutter selbstlos jederzeit alles zu geben bereit ist. Ist das nicht der Fall, so hält man uns für nachlässig und unfähig.

- Wenn wir Hilfe annehmen, dann denken wir häufig: »Mit mir stimmt etwas nicht. Ich schaffe es nicht mehr.« Tief in unserem Inneren glauben wir, daß starke, selbstsichere Frauen keine Hilfe brauchen. Andere können ja gerne um Hilfe bitten, aber wir selbst – nie!

- Hilfe anzunehmen kann unsere Angst vor Nähe verstärken, so daß wir uns vielleicht fragen, was er oder sie später dafür haben möchte.

- Es ist einfacher, »sauberer«, mit allem allein fertig zu werden.

- Manchmal glauben wir auch, einfach keine Wahl zu haben. Vielleicht ist unser Partner von unserer Schwangerschaft nicht gerade begeistert, unsere Freunde haben durchweg keine Kinder, oder unsere Familie lehnt uns ab. Es sieht so aus, als gäbe es für uns keine Unterstützung.

Wenn es im Universum etwas gibt, was die meisten Frauen während der Schwangerschaft lernen müssen, so ist das, Hilfe und Unterstützung anzunehmen. Wir können nicht gut zu uns sein, wenn wir anderen nicht erlauben, uns beizustehen. Sicher wirst du sagen, das weiß ich doch. Aber weißt du es wirklich, hast du es mit Leib und Seele verstanden? Du, ich, jede schwangere Frau, wir müssen uns eingestehen, daß wir mehr zu geben haben, wenn wir es zulassen, unterstützt und verwöhnt zu werden. Und da die größte Zeit des Gebens in unserem Leben jetzt beginnt, sollten wir da nicht soviel Liebe, Hilfe und Aufmerksamkeit wie möglich sammeln? Wenn wir uns jetzt schon daran gewöhnen, Hilfe anzunehmen, dann fällt es uns später leichter, wenn das Baby da ist und wir noch mehr Beistand brauchen. Das soll nicht heißen, daß wir in der Schwangerschaft unsere Eigenverantwortung abgeben sollen. In Wirklichkeit tragen wir während dieser Zeit die schwerste Verantwortung überhaupt. Aber dieses Verantwortungsgefühl sollte nicht nur darin bestehen, daß

Wie man angemessen
um Hilfe bittet
und sie auch annimmt

wir Pflichten haben, unabhängig sind und Entscheidungen treffen. Es ist genauso wichtig, für das eigene Wohlergehen, die eigene Entspannung und die Fähigkeit, sich helfen zu lassen, Verantwortung zu übernehmen.

WAS DU FÜR DICH TUN KANNST:

Wie man angemessen um Hilfe bittet

Wenn du dich schlecht fühlst, sobald du jemanden bittest, dir zu helfen, dann fang bitte klein an. Bitte deinen Partner, dich einmal zu umarmen. Frag deinen Arbeitskollegen, ob er dir diesen einen Telefonanruf abnehmen könnte. Sag nein bei einer kleinen, aber wirklich unangenehmen Sache.

Such dir die Leute, die du um Hilfe bittest, ganz genau aus. Ich hatte z. B. während der ersten drei Monate einen konstant niedrigen Blutzuckerspiegel und litt unter Anfällen von Heißhunger auf ganz bestimmte Speisen. Ich hatte also immer Hunger, aber selten Appetit auf das, was im Kühlschrank war. Kurz zuvor hatte mir eine Freundin, die auch schwanger war, gesagt, ich solle nur keine Scheu haben, um Hilfe zu bitten. Also nahm ich eines Nachts all meinen Mut zusammen und rief eine alte Freundin an, die in der Nähe wohnte. Ich fragte sie, ob sie mir nicht ein Thai-Gericht vorbeibringen könnte. Sie lehnte ab, und ich war wütend auf sie und auf mich selbst. Doch als wir später noch einmal miteinander sprachen, fiel es mir plötzlich wie Schuppen von den Augen: Ihr Bruder war im Krankenhaus, ihre Mutter, die sich gerade von einer schweren Krankheit erholte, wohnte im Moment bei ihr, und sie mußte für alle sorgen. Das letzte, was sie zu diesem Zeitpunkt gebrauchen konnte, waren meine Probleme. Hab keine Bedenken, um Hilfe zu bitten, aber paß genau auf, wen du darum bittest.

Sei ehrlich zu dir selbst, was deine Ängste angeht. Um Hilfe zu bitten ist für die meisten von uns so, als würden wir unser Baby der Talkshow »Schreinemakers life« ausliefern. Aber wenn wir über unsere Ängste nicht Bescheid wissen, sabotieren wir uns damit selbst. (Als meine Freundin meine Bitte abschlug, weil sie nicht konnte, sagte ich mir z. B.: »Genau, keiner mag mich. Ich Ärmste. Ich werde allein vor mich hinleiden und nie wieder jemanden um Hilfe bitten.«) Wenn du jemanden um Unter-

Wie man angemessen
um Hilfe bittet
und sie auch annimmt

stützung bittest, sag der Person, wie schrecklich und ungewohnt das für dich ist. Oder frag dich selbst, wenn du um Hilfe bittest: »Wovor fürchte ich mich?«

Entschuldige dich nicht, weil du Hilfe brauchst. Das bewirkt nur, daß die Person, die du bittest, sich unbehaglich fühlt. Außerdem unterstützt dies das Märtyrer-Syndrom: »Oh, es tut mir ja so leid, daß ich Bedürfnisse habe, daß es mich gibt. Aber wenn du mir bitte, bitte, bitte helfen könntest, wäre ich für immer in deiner Schuld.«

Übung macht zwar nicht den Meister, aber sie vereinfacht die Dinge doch erheblich. Mach es dir zur Gewohnheit, einmal täglich um Unterstützung zu bitten.

Wie man Hilfe angemessen annimmt

Wenn jemand dir anbietet, etwas für dich zu tun, dann atme erst einmal tief durch, bevor du darauf reagierst. Zähl bis fünf, während du atmest. Dann schau der Person in die Augen, lächle freundlich und sag: »Danke.« Das ist schon alles. »Danke.« Mach dir klar, daß du von ihm oder ihr ein Geschenk erhalten hast. Laß dich auf das Gefühl der Wärme und Großzügigkeit ein, das diese Person dir gibt.

Achte auf die Stimmen in deinem Kopf, die zu dir sagen: »Du verdienst das gar nicht.« »Du kannst das allein, schließlich bist du nicht invalide.« »Wirst du am Ende überhaupt noch irgend etwas selbst tun können?« Hör diesen Stimmen höflich zu, und sag ihnen dann in aller Ruhe: »Ich verdiene es durchaus, daß jemand mir beisteht. In meinem Körper geschieht gerade ein Wunder, und ich werde es würdigen, indem ich Hilfe annehme.« Manchmal hilft es auch schon, wenn du dir sagst: »Ich verdiene Unterstützung, weil ich schwanger bin *und* weil ich eine wertvolle Person bin, die all der Mühe wert ist.«

Denk einfach, daß der Mensch, der dir hilft, in Wirklichkeit deinem ungeborenen Kind hilft. Empfinde die Dankbarkeit ebenso wie die Rechtmäßigkeit, die darin liegt: Wie sehr dein Kind alles Gute, alle Hilfe und Unterstützung verdient. Dann stell dir vor, wie dieses Gefühl sich auch auf dich ausdehnt. Visualisiere, wie Licht oder ein warmes Gefühl von Anerkennung vom Herzen deines Babys in deinen Körper ausstrahlt.

Wie man angemessen um Hilfe bittet und sie auch annimmt

Mal dir aus, daß eine Miniaturausgabe deiner selbst in deinem Bauch sitzt und dort all das empfängt, was andere dir geben: die Liebe und Zärtlichkeit deines Partners, wenn er oder sie für dich sorgt, deiner besten Freundin, wenn sie ein schickes Umstandskleid für dich kauft, oder die Zuneigung eines Fremden, der dein Gepäck trägt. Nimm das Geschenk an.

Sag dir immer wieder vor: »Je mehr ich empfange, um so mehr kann ich geben.«

LITERATUR UND TIPS:

Mattes, Jane: *Ich will ein Kind, und zwar allein.* Econ, 1995. Ein Handbuch für Frauen, die nie verheiratet waren und über eine Mutterschaft ohne Vater nachdenken oder sich bereits dafür entschieden haben. Hier findest du Hilfestellung bei der Suche nach einem Geburtspartner/einer -partnerin und eine Reihe von Hinweisen auf Hilfsangebote.

Stern, Ellen: *Meditationen für junge Mütter.* Econ, 1995. Hier findest du auch Tips, wie du dir selbst erlauben kannst, Hilfe anzunehmen.

DEINE HILFSTRUPPE

TU DAS:

- Wenn du erfahren hast, daß du schwanger bist.

- Wenn du gerade umgezogen bist (Schwangere ziehen öfter um).

- Wenn viele deiner Freunde Singles sind oder keine Kinder haben.

- Wenn du als Mutter nicht in die Durchschnittsvorstellung von Normalität paßt.

WORUM GEHT'S?

Ein vielköpfiges Team von Helfern ist wesentlich für deine geistige Gesundheit. Frischgebackene Mütter, liebe Freunde, eine verständnisvolle Familie, ein Geburtshelfer oder eine Hebamme, die versteht, was für eine Art von Geburt du dir wünschst, ein aufgeschlossener Kinderarzt und Leute, die schon seit kurzer oder längerer Zeit Eltern sind und die du mit Fragen überschütten kannst. (Wenn nur jede Frau soviel Unterstützung erfahren könnte!) Die Schwangerschaft hilft dir, dir so ein Team zusammenzustellen oder es zu verstärken, so daß du nach der Geburt darauf zurückgreifen kannst – dann, wenn du es wirklich brauchst: wenn du seit zwei Wochen nicht mehr geschlafen, seit drei Tagen nicht mehr geduscht und wer weiß wann zum letzten Mal im Sitzen gegessen hast. *Es ist von äußerster Wichtigkeit, daß du jetzt Zeit und Energie darauf verwendest, dir ein Netzwerk von Freunden aufzubauen, die dich unterstützen können, wenn das Baby auf der Welt ist.* Wir alle brauchen Hilfe. Und wir alle haben eine solche Gemeinschaft verdient.

Eine der guten Seiten des Schwangerseins ist, daß es unglaublich offen macht für neue Bekanntschaften und Freunde. Ich werde niemals den Morgen vergessen, an dem ich wieder einmal neben meiner Nachbarin herlief, die immer ziemlich zurückhaltend gewesen war. Sie hatte ihr zwei Wochen altes Baby auf dem Arm, und als ich ihr sagte, daß ich im

WAS DU DAZU BRAUCHST:

Den Mut, dich auf neue Bekanntschaften einzulassen.

Geburtsvorbereitungskurse.

Gymnastikgruppen für Schwangere.

Selbsthilfegruppen für werdende oder frischgebackene Mütter und Väter.

Einen Stift, Papier oder dein Tagebuch.

vierten Monat sei, änderte sich sofort ihre ganze Haltung. Sie bot mir Bücher an, Kleider, die sie während der Schwangerschaft getragen hatte, und plauderte in einem fort! Einerseits schmeichelte mir das, andererseits fühlte ich mich auch ein bißchen verletzt, weil ich das Gefühl hatte, nur wegen meiner Schwangerschaft interessant zu sein. (Mittlerweile habe ich gelernt, daß ein Kind zu bekommen für beide Elternteile eine so aufregende und manchmal beängstigende Erfahrung ist, daß man seine Fühler nach allen Richtungen um Hilfe ausstreckt. Ja, zeitweise erscheinen einem Leute, die keine Kinder haben, sogar völlig uninteressant.) Ich fand es auch wirklich aufregend, wie leicht es plötzlich war, mit anderen Frauen ins Gespräch zu kommen. Dieses angenehme Gefühl begleitete mich während meiner ganzen Schwangerschaft und wurde danach sogar noch stärker.

Wir sollten unsere Kinder wie zu Urzeiten in Stämmen aufziehen. Jedes dieser Wesen verlangt soviel Aufmerksamkeit, daß man problemlos sechs bis acht Erwachsene damit beschäftigen kann, sie satt, sauber und bei guter Laune zu halten. Leider haben nur wenige Frauen so ein intaktes »Stammesleben«, also ist es enorm wichtig, es selbst zu schaffen. Und auch wenn dein »Stamm« funktioniert, so kann deine Schwangerschaft durch den Kontakt mit professionellen Helfern oder mit anderen werdenden Müttern doch unendlich bereichert werden. Lebenswichtig ist diese Unterstützung für alleinerziehende oder lesbische Mütter, für ältere Schwangere, eigentlich für alle Frauen, deren Schwangerschaft aus dem Rahmen fällt, so daß sie sich nicht auf die Hilfe eines Partners oder der Familie verlassen können.

WAS DU FÜR DICH TUN KANNST:

Mach dir einen Wunschzettel

Wenn du dir eine rundum vollkommene Welt vorstellst, wie würde es aussehen, wenn du 100%ige Unterstützung vor *und* nach der Geburt hättest? Entspann dich, wenn du in der Badewanne liegst, oder zünde an deinem Lieblingplatz in deiner Wohnung ein paar Kerzen an. Leg Papier oder dein Tagebuch zurecht, und laß deiner Phantasie freien Lauf. Nur für ein paar Minuten. Was würde geschehen, wenn du innerhalb eines Stammes leben würdest, in einem Netzwerk von Helfern, die dich ehrlich und liebevoll unterstützen. Verbanne die Realität aus deinen Gedanken. Wie würde es aussehen, wenn du soviel Hilfe, soviel Rückenstärkung haben könntest wie nur irgend möglich, was stellst du dir genau darunter vor? Karens Wunschzettel sah so aus: »Ich würde zweimal die Woche in einen erstklassigen Geburtsvorbereitungskurs gehen, wo wir zunächst eine halbe Stunde darüber sprechen würden, was in unseren Körpern und mit unserem Leben geschieht, und dann erst mit den Übungen anfangen. Ich würde mit drei Frauen aus diesem Kurs Freundschaft schließen. Sie wären witzig, offen und hätten dieselben Interessen wie ich. Ken würde ihre Männer mögen. Wir würden gegenseitig Babysitter spielen, sobald unsere Kinder drei Monate alt sind. Weiterhin würde meine Mutter aufhören, mir zu sagen, was ich alles falsch mache, und würde mich wirklich unterstützen. Sie würde eine Woche nach der Geburt zu Besuch kommen und im Hotel übernachten. Außerdem würde mein Geburtshelfer meine Fragen tatsächlich beantworten und respektieren, daß ich eine normale Geburt haben möchte, obwohl ich schon einen Kaiserschnitt hatte. Meine Schwester, die keine Kinder hat und sich für Zoe (Karens erstes Kind) nie interessiert hat, würde mich besuchen kommen, nachdem meine Mutter abgereist ist. Sie würde eine Woche bleiben (auch im Hotel) und sich um mich und Zoe kümmern. Und ein wahrer Pulk von Freunden würde drei Wochen lang ständig etwas zum Abendessen vorbeibringen: Aufläufe, Eintöpfe usw. Wenn das Baby zwei Monate alt ist, dann gründe ich eine Selbsthilfegruppe für Mütter von Neugeborenen. Und Ken wäre immer so wunderbar, wie er es die ersten Monate über war.«

Karens Wunschliste wird sich wohl kaum vollständig erfüllen lassen. So ist es z. B. äußerst unwahrscheinlich, daß sich das Verhalten ihrer Mutter über Nacht ändert. Auch das Hotel ist vielleicht aus finanziellen Gründen nicht drin. Und ob sie einen Kurs zur Geburtsvorbereitung findet, der genau so ist, wie sie sich das vorstellt – von den Frauen, die sie dort gerne treffen würde, einmal ganz abgesehen –, ist auch nicht sicher.

Also ist diese Übung blöd und überflüssig? Überhaupt nicht! Wenn du dir die Mühe gemacht hast, herauszufinden, was du gerne möchtest, dann ist die Wahrscheinlichkeit groß, daß du etwas davon auch in die Tat umsetzt, denn nachdem Karen ihren Wunschzettel aufgestellt hatte, fiel ihr wieder ein, wie angespannt und unglücklich sie gewesen war, als ihre Mutter sie nach Zoes Geburt besucht hatte. Sie wurde sich auch darüber klar, daß die Beziehung zu ihrer Mutter schlechter war, als sie hatte glauben

Siehe auch die Fragen unter: *Wie du einen tollen Gesundheitsberater findest*

Deine Hilfstruppe

wollen. Sie beschloß nachzulesen, wie sie die Verständigung mit ihrer Mutter verbessern könnte. Gleichzeitig bat sie sie, erst zwei Wochen nach der Geburt des Babys zu kommen, weil sie dann mehr Hilfe nötig haben würde. Außerdem fand sie eine Nachbarin, die zur selben Zeit wegfuhr und jemanden suchte, der auf ihr Haus aufpaßte, so daß Karens Mutter dort übernachten konnte. Karen versuchte auch, mit ihrer Schwester zu reden, allerdings nur mit geringem Erfolg. Ihre Schwester kam nicht zu Besuch. Für ihre Babygeschenkparty bat Karen nur um Geschenke in Form von Unterstützung: Sie legte eine Liste aus, wo man eintragen konnte, an welchem Abend man etwas zu essen bringen oder an welchen Tagen man sie anrufen würde, um mit ihr über etwas anders als das Baby zu sprechen. (Karen wußte bereits von Zoes Geburt, daß sich nach dem freudigen Ereignis kein Mensch mehr um die Mutter kümmert.) Sogar eine Geburtsvorbereitungsgruppe fand sie. Es war zwar nicht genau das, was sie sich vorgestellt hatte, aber sie schloß trotzdem mit ein paar Frauen Freundschaft. Was besser gelang, war die Babysittergruppe, die ganz wunderbar klappte. Und auch zu ihrem Geburtshelfer konnte sie ein etwas besseres Verhältnis entwickeln, indem sie ihn über das, was sie interessierte, eingehend ausfragte.

Siehe: *Vorbereitung auf die Zeit nach der Geburt*

»Meine zweite Schwangerschaft war so viel einfacher als die erste. Ich fühlte mich durch und durch wohl, weil ich schon während dieser Zeit versuchte, alles zu organisieren. Ich konzentrierte mich stärker auf mich selbst, was nicht ganz einfach war. Schließlich hatte ich noch ein zweijähriges Kind zu versorgen. Manchmal war ich ganz schön wütend. Warum können in unserer Kultur Mütter nicht besser unterstützt werden? Ich kann gar nicht oft genug sagen, daß das Netzwerk von Helfern, das ich mir während meiner zweiten Schwangerschaft schuf, mein Leben *ungeheuer* erleichterte.«

Laß also deiner Phantasie zunächst mal einfach freien Lauf, und geh dann deine Liste durch. Was möchtest du wirklich umsetzen? Fang mit kleinen Schritten an. Finde heraus, wo es eine Gruppe zur Geburtsvorbereitung gibt, und geh einen Abend hin. In der Woche darauf siehst du dich nach einer Selbsthilfegruppe für Mütter um. Wenn du ein paar Mal in deinem Kurs warst, dann sprich dort eine Frau an, die du interessant findest. Setz dir kleine Ziele, und sei offen für Überraschungen aller Art. Wenn du erst einmal herausgefunden hast, was du möchtest, bekommst du es vielleicht auf einem silbernen Tablett serviert.

Wie finde ich Kontakt zu anderen schwangeren Frauen oder frischgebackenen Eltern

Es gibt neben den ganz offensichtlichen auch etwas verschlungenere Pfade, Kontakt zu anderen werdenden Eltern zu bekommen. Der normale Weg führt über Kurse zur Schwangerschaftsbegleitung (Sehr gut, weil sie länger dauern. Dadurch entwickeln sich Beziehungen ganz natürlich) oder zur Geburtsvorbereitung (Lies vorher etwas über die verschiedenen Methoden) oder über Selbsthilfegruppen für Schwangere. Schau in den gelben Seiten nach, frag deinen Frauenarzt oder deine Hebamme, blättere die Zeitung durch, frag alle schwangeren Frauen, die du siehst, erkundige dich bei deiner Pfarrgemeinde. Sei nicht schüchtern. Du hast eine ausgezeichnete Entschuldigung, Unterstützung zu suchen. Ich hatte z. B. noch nie mit meiner Nachbarin Julie gesprochen. Eines Tages aber nagelte ich sie einfach fest. Wir redeten über Arbeit, Sex und das Muttersein. Die Zeit verging wie im Flug. Auch im Wartezimmer des Arztes/der Hebamme kannst du neue Freunde finden. (Möglicherweise siehst du ja dort auch immer dieselben Leute.) Vielleicht gibt er/sie dir ja auch Namen von anderen Frauen, die zeitlich etwa genausoweit sind wie du. Vielleicht lernst du auch auf dem Spielplatz oder beim Spazierengehen im Park jemanden kennen. Oder wenn du zum Kindernachmittag in deine Stadtbücherei gehst. (Vor allem, wenn du schon ein Kind hast; aber hab keine Angst davor, allein dort aufzutauchen.) Frag deine Freunde, deine Arbeitskollegen oder die Verkäuferin, die dich immer bedient: »Kennen Sie andere schwangere Frauen? Ich würde mich gerne ab und zu mit einer Schwangeren unterhalten.« Es gibt auch Therapeuten, die auf Schwangerschaftsprobleme spezialisiert sind. Vielleicht gibst du auch einfach eine Anzeige auf. Oder du hängst im Supermarkt Zettel auf: »Werdende Mutter mit Kind sucht Gleichgesinnte für Kontaktgruppe. Telefon: . . .«

Siehe: Literatur und Tips im Kapitel Vorbereitung auf die Geburt

Eine Schwangeren- oder Müttergruppe ins Leben zu rufen ist eigentlich ganz einfach: Du brauchst nur vier oder fünf Frauen zu finden, die sich einmal pro Woche oder alle zwei, drei Wochen treffen möchten. Bei jedem Treffen bringt jemand was zum Knabbern mit. (Was für schwangere und stillende Frauen von höchster Wichtigkeit ist!) Irgend jemand stellt dann eine Frage und bringt so die Diskussion in Gang: Wie fühlst du dich diese Woche körperlich? Hast du von Geburt geträumt? Wie stellst du dir die Geburt vor? Was jagt dir am Muttersein am meisten Angst ein? Ihr könnt auch Umstandsmode austauschen und so eure begrenzte Gar-

Deine Hilfstruppe

Wenn du Ideen zu kreativen Vorhaben suchst, siehe unter: *Die poetische Seite der Schwangerschaft*

derobe ein wenig erweitern. Oder etwas Kreatives miteinander erschaffen. Aber natürlich könnt ihr euch auch einfach mal ausheulen.

Nach der Geburt

Wenn du neue Bekanntschaften schließt oder zumindest darüber nachdenkst, dann behalt dabei im Auge, wann und wo du nach der Geburt Hilfe brauchen wirst. Hast du bereits ein Kind, das versorgt werden muß? Viele Frauen, die zum ersten Mal ein Baby bekommen, haben keine Ahnung, wie man zu einem Babysitter kommt. Fang jetzt schon an, dir Telefonnummern zu notieren. Und tu etwas für andere: Übernimm selbst das Babysitting, oder hilf frischgebackenen Müttern nach der Geburt. Jeder Eintopf, den du jetzt verschenkst, kann ein Eintopf werden, den du nach der Geburt bekommst. Aber denk daran, daß eine Mutter, die drei Wochen vor dir niederkommt, wohl kaum in der Lage sein wird, dir schon einen Monat danach zu helfen – was nicht heißen soll, daß du es nicht wenigstens versuchen kannst, denn wenn wir uns jetzt angewöhnen, anderen zu helfen, fällt es uns später leichter, selbst Hilfe anzunehmen – auch wenn die Menschen nicht die gleichen sind.

Wie bekomme ich mehr Unterstützung von meiner Familie?

Von der Familie unterstützt zu werden ist häufig schwieriger als Hilfe von Fremden zu bekommen, weil das Baby das Gleichgewicht in der ganzen Familie verschiebt. Wenn du in einer gleichgeschlechtlichen Partnerschaft lebst oder im Moment gar keinen Partner hast, können sich plötzlich uralte, negative Familienmuster schmerzhaft bemerkbar machen.

Joyce Block schreibt in ihrem Buch *Mutter werden. Die Psychologie der ersten Schwangerschaft*, daß nicht nur ein neues Leben beginnt, sondern jeder einzelne innerhalb der Familie damit in ein neues Stadium seines Lebens übergeht, wenn ein Familienmitglied ein Baby bekommt. Die Geburt birgt praktisch und symbolisch das Versprechen der Wiedergeburt in sich. Eine neue Generation wurde geboren und zwingt die ältere, einen Schritt voranzugehen.

Du und dein Partner seid nicht die einzigen, die von dieser Wellenbewegung, welche ein Baby auslöst, betroffen sind. Eure Eltern erhalten die Gelegenheit, die Vergangenheit umzuformen, die Dinge zu tun, welche sie damals tun wollten, aber aus finanziellen oder zeitlichen Gründen nicht tun konnten. Sie können das Wissen, das sie seitdem dazugewonnen haben, nun weitergeben, und auch Geschwister zeigen sich häufig betroffen. Die Ankunft des Babys reißt nach Joyce Block oft alte Konflikte in der Beziehung zwischen Geschwistern auf. Andererseits liegt gerade darin die Möglichkeit, über diese Probleme hinauszugelangen und die Beziehungen zu verbessern, denn auch wenn es schwierig sein sollte, deine Familie um Hilfe zu bitten, erhältst du damit eine Riesenchance, euer Verhältnis zueinander zu stärken und zu heilen.

Teil dein Blatt Papier in drei Spalten auf. In die erste Spalte schreibst du alle Familienmitglieder, die du gerne um Unterstützung bitten würdest. In die zweite Spalte nimmst du alles auf, was diese Person für dich tun soll. (Vielleicht hattest du ja beim Aufstellen des Wunschzettels schon ein paar Ideen.) Laß niemanden aus, nur weil er weit weg wohnt. Manchmal sind Telefonanrufe, Gebete oder simple Ansichtskarten schon alles, was man braucht. In der dritten Spalte notierst du nun, wie diese Person deiner Ansicht nach reagieren wird, wenn du sie fragst. Um das herauszufinden, schließ deine Augen, und versetz dich in diesen Menschen hinein. Frag dich selbst:

Was bedeutet mein Baby für diese Person?
Welche Gefühle, Erinnerungen, alte Verletzungen, angenehme Assoziationen könnten dabei aufkommen?
Was erwarte ich?

Bewerte deine Reaktionen nicht. Notier sie einfach. Wenn du alle Personen durch hast, schau dir deine Aufzeichnungen noch einmal an. Kannst du irgendwelche Muster erkennen? (Wenn du einen Freund hast, der deine Familie kennt, oder Geschwister, vielleicht auch eine scharfsichtige Ehefrau in deiner Nachbarschaft, dann kannst du sie ja bitten, dir bei der Entwirrung deiner Notizen zu helfen.) Möglicherweise möchtest du deine Mutter bitten, dich für zwei Wochen zu besuchen, aber wenn du jetzt noch einmal darüber nachdenkst, fällt dir ein, daß sie Babys nicht mag und es haßt, länger als 36 Stunden andere Menschen um sich zu haben. Oder bittest du deine Schwester vielleicht nicht um Unterstützung, weil sie früher so ein Freak war? Aber wenn du es genau betrachtest, dann hat sie sich schon seit drei Jahren gefangen, hat einen Job und eine eigene Wohnung. Möglicherweise könntest du ihr ja in deinem Leben wieder einen neuen Platz einräumen. Übersieh dabei auch deine

Deine Hilfstruppe

Erwartungen nicht. Unrealistische Erwartungen darüber, wie deine Familie auf deine Schwangerschaft und das Baby reagieren wird, stellen sich meist als riesige Stolpersteine heraus. Geh von den Erfahrungen aus, die du *jetzt* mit deinen Eltern machst, nicht von irgendwelchen wunderbaren Gefühlen, die sie dir vielleicht in einer noch verschwommenen Zukunft entgegenbringen werden. Wenn ein Baby zur Welt kommt, können Wunder geschehen, alte Rollenmodelle sich in Luft auflösen. Aber so etwas zu erwarten programmiert dich möglicherweise nur für eine Enttäuschung vor.

Siehe: *Vorbereitung auf die Zeit nach der Geburt*

Beachte: Auch wenn du eine wirklich liebe und unkomplizierte Familie hast, kann es sich lohnen, ein paar Minuten darüber nachzudenken, wie jeder einzelne wohl auf das Baby reagieren wird.

Wie bekomme ich weniger Unterstützung von meiner Familie? Oder: Wie gehe ich mit Einmischung um?

Viele von uns kennen diese Erfahrung: Jemand aus der Familie bietet uns zuviel Hilfe an, oder er bietet sie dort an, wo wir lernen wollen, allein zurechtzukommen, oder er will die Dinge auf seine Art und Weise erledigen und überfährt uns regelrecht damit. Stacey z. B. passierte folgendes: »Meine Schwester meinte, sie würde mir gerne helfen. Super, sagte ich. Was hältst du davon, wenn du zwei Wochen nach der Geburt herkommst? Sie aber teilte mir mit, daß sie das Ticket schon gebucht habe und nächste Woche hier sein würde. Ich fühlte mich total überrumpelt und konnte mit ihr überhaupt nichts anfangen, weil ich mich durch die Schwangerschaft ohnehin sehr verletzlich fühlte.« Oder es geht dir wie René, die auf jedem Familientreffen immer wieder hörte, was sie essen solle und was nicht, daß sie besser gar nicht mehr zu diesen Turnübungen gehen solle und ob sie denn die Babyausstattung schon besorgt habe, bla, bla, bla.

Du kannst dir vielleicht vorstellen, daß alle diese Einmischungen wohl nicht von selbst aufhören werden. Es ist ungeheuer wichtig, innerhalb der Familie Grenzen zu setzen − dort, wo es am schwierigsten, aber auch am wichtigsten ist. Das soll nicht heißen, daß du plötzlich alles umkrempeln oder deine Leute nur noch mit eisiger Höflichkeit behandeln sollst. Dinge wie »Ja, Mutter, du kannst das Baby sehen, aber nur jeden dritten Sonntag und in Monaten mit -u-« sind damit nicht gemeint. Doch wenn du dir deine Wünsche und Rechte klarmachst und darüber entscheidest, was du haben willst und was nicht (»Ich kann es ertragen, wenn Mama mich jeden Tag anruft und mir sagt, was ich essen soll, aber ihre verächtlichen Bemerkungen über den Geburtshelfer, den ich mir ausgesucht habe, werde ich nicht hinnehmen.«), dann kannst du dort, wo es nötig ist, deine Schwangerschaft und auch die Zeit nach der Geburt frei von unangenehmen, ja schädlichen Einmischungen halten.

Stell so früh wie möglich klar, welche Art von Hilfe und Unterstützung du dir wünschst. Ich z. B. habe meiner Mutter schon in den ersten Monaten meiner Schwangerschaft gesagt, daß ich möchte, daß sie sich in den Wochen nach der Geburt um mich kümmert, während ich für das Baby sorge. Sie sah mich verständnislos an, während die Seifenblasenbilder, in denen sie sich mein Baby knuddeln sah, zerplatzten. Ein paar Wochen später hörte ich, wie sie meinen Freunden gegenüber diese Idee als die ihre ausgab. Dieser Konflikt konnte vermieden werden, weil ich ihr freundlich sagte, was ich brauchte, und dies lange bevor es zu einem kritischen Thema wurde. Legt euch von Anfang an fest: »Wir wissen noch nicht, welche Art von Hilfe wir nach der Geburt des Kindes brauchen können, aber sobald dies der Fall ist, sagen wir es dir.«

Geh mit unwillkommenen Ratschlägen um wie ein Vogel – laß alles an dir abperlen. Sag immer wieder »Vielen Dank für den Ratschlag!« und beiß dir dann auf die Zunge. Lerne, erst gar nicht zu reagieren, wenn ein Familienmitglied auf die bewußten Knöpfe drückt. Wechsle einfach das Thema, oder hör höflich zu und antworte dann: »Vielen Dank für deine Anteilnahme.« Später, wenn du mit deinem Partner, einem Freund oder deinem Tagebuch allein bist, kannst du Dampf ablassen.

Wenn jemand in deiner Familie Probleme mit Alkohol- oder Drogenmißbrauch hat, ist jetzt die richtige Zeit, um Hilfe zu suchen. Besuch ein Treffen der Anonymen Alkoholiker. Besorg dir ein Buch über die Probleme in Familien von Abhängigen. Motivier dich selbst, indem du daran denkst, daß solche Familienstrukturen von Generation zu Generation weitergegeben werden.

Bücher zum Thema Alkohol und Verhaltensmuster in Familien von Abhängigen, siehe: Literatur und Tips

Das Grundproblem bei aufdringlichen Familienmitgliedern ist das Gleichgewicht zwischen deinen und seinen/ihren Bedürfnissen. Dieselbe Schwierigkeit taucht in den meisten Beziehungen, auch den Eltern-Kind-Beziehungen, auf. Wenn ein Problem auf dich zukommt, wenn

Deine Hilfstruppe

deine Mutter z. B. unbedingt bei deiner Geburt dabeisein möchte oder wenn deine Schwiegermutter meint, sie müsse auf jeden Fall drei Tage nach dem Geburtstermin anreisen und dann mindestens drei Wochen in eurer Ein-Zimmer-Wohnung bleiben, dann achte darauf, was *du* brauchst oder dir wünschst. Fang jetzt gleich damit an, liebevoll klarzumachen, was du möchtest – und sei es bei Kleinigkeiten. Behalt dabei immer im Hinterkopf, daß es mit zu den schwierigsten Dingen gehört, innerhalb der Familie Grenzen zu setzen. Gratulier dir selbst so überschwenglich wie möglich, wenn du es wieder einmal geschafft hast.

Versuch auch herauszufinden, welche Vorteile du aus solchen Einmischungen ziehst. Das heißt nicht, daß du dir Vorwürfe machen sollst. Setz dich einfach mit deinem Tagebuch irgendwo hin und schreib fünf Minuten lang über das Thema: »Wie kann ich meine Beziehung zu _____ verändern?« Und weitere fünf Minuten über: »Was bringt es mir, wenn _____ mich so behandelt?« Wiederhol diese Übung mit allen Personen, die dir auf die Nerven gehen.

Auch gegen die Familie deines Partners solltest du dich jetzt nicht unbedingt durchsetzen müssen. Du bist nicht für die Gefühlswelten beider Familien verantwortlich. Tritt einen Schritt zurück, laß die ganze emotionale Arbeit einmal bleiben, und schau, ob dein Partner die Lücke vielleicht füllt.

Fürs Verzeihen gibt es immer Raum. Wenn aufdringliche Verwandte ihre Nase zu tief in deine Schwangerschaft stecken, schließ die Augen, und stell sie dir vor, wie sie früher waren, als du sie mochtest und gut mit ihnen zurechtkamst. Oder stell sie dir als kleine Kinder vor, unschuldig und süß.

Nach der Geburt

Siehe: *Vorbereitung auf die Zeit nach der Geburt*

Man kann gar nicht genug betonen, wie kostbar die ersten paar Wochen nach der Geburt sind, wie zerbrechlich und emotional offen du bist. Diese Zeit sollte so entspannt wie möglich ablaufen. Du brauchst unbedingt Zuwendung. Du willst in dieser Zeit nicht mit deiner Familie herumstreiten oder deine kostbare Energie damit verschwenden, dich zu sorgen, ob du es anderen recht machst. Vergiß das nicht.

Wenn du deine Familie nicht loswerden kannst, oder wenn du es vergeblich versucht hast, dann wirst du auch das überleben. Das Setzen von Grenzen wird in jedem Selbsterfahrungsbuch ausführlich behandelt, aber im realen Leben hat es meist einen unglücklichen Beigeschmack. Wenn deine Schwägerin dich absolut besuchen will, obwohl du sie gebeten hast, nicht zu kommen, dann ist das auch in Ordnung. Laß sie die Windeln wechseln und waschen, während du schläfst.

Freunde ohne Kind oder ohne Partner

Freundschaften werden durch Schwangerschaft und Geburt meist erheblich verändert. Einige bleiben auf der Strecke, andere entstehen neu, wieder andere verändern sich tiefgreifend. Was mit den Freundschaften geschieht, die wir vor unserer Schwangerschaft hatten, ist meist schwer zu verstehen. Ein Freund begreift oft nicht, daß du an einem Freitagabend um halb acht zu müde zum Ausgehen bist. Möglicherweise will er oder sie die Geschichte deiner Wehen auch nur einmal hören und nicht etwa ein paar Dutzend Mal. Das verstimmt dich ein wenig. Du rufst nicht mehr so oft an. Irgendwie verliert ihr euch aus den Augen. Oder ihr habt euch einfach nicht mehr soviel zu sagen wie früher. Möglicherweise ist es manchmal besser, wenn eine Freundschaft einschläft. So traurig es auch ist, dies erkennen zu müssen, aber einige Freundschaften haben eine begrenzte Lebensdauer. Um die Freunde aber, die du *gerne* behalten würdest, solltest du dich auch bemühen.

Der beste Weg hierzu ist, dir zu überlegen, welche Freundschaften dir am wichtigsten sind und in diese dann Zeit und Energie zu investieren. Das heißt nicht, daß du alle anderen aus deinem Leben verbannen mußt, aber ein Kind großzuziehen macht uns zum Zeitmanager. Wenn du nicht sicher bist, wer dir am wichtigsten ist, oder wenn du zu weniger dringenden Einladungen nicht nein sagen kannst, dann bleibt dir am Ende vielleicht keine Zeit mehr für die Menschen, die dir am meisten bedeuten.

Nimm dir Zeit, mit deinen liebsten Freunden über deine oder ihre Ängste in bezug auf die möglichen Veränderungen in eurer Beziehung zu sprechen. Besprecht jetzt schon, wie ihr mit den Konflikten umgehen werdet, die entstehen, wenn du nicht genügend Zeit hast, in letzter Minute deine Pläne ändern mußt oder erst mit einiger Verspätung zurückrufen kannst. Die meisten von uns sind nicht gerade glücklich, wenn sie mit ihren Freunden nicht einig sind. Dann kommt das Baby, unsere Freunde fühlen sich vernachlässigt, aber keiner sagt etwas, und so schläft die Freundschaft langsam ein. Darum plant ihr besser jetzt, wie ihr später mit euren verletzten Gefühlen umgehen könnt.

Freunde ohne Kinder können so ein richtiger Gesundheitscheck sein. Eine Mutter zweier Kinder sagte einmal zu mir: »Ich sage zu meiner Freundin: Komm, erzähl mir etwas von deinem aufregenden Leben! Das ist wenigstens mal was anders als diese ewigen Babysorgen.« Aber sie sagte auch: »Babys sind der Tod für jede Freundschaft. Die meisten Menschen können nicht verstehen, wie dein ganzer Tag von einer einzigen winzigen Kreatur in Beschlag genommen werden kann, wenn sie selbst noch nie ein Baby hatten. Sie meinen: Aber du mußt dich doch nur um das Baby kümmern. Ha! Ha!«

Literatur und Tips:

Al-Anon Familiengruppen-Selbsthilfegruppen für Angehörige von Alkoholikern, Emilienstr. 4, 45128 Essen, Tel. 0201/77 30 07.

Anonyme Alkoholiker (AA) Interessengemeinschaft e.V., Ingolstädter Str. 68a, 80939 München 45, Tel. 089/3 16 43 43.

Die Zeitschrift *Eltern*.

Beattie, Melody: *Mut zur Unabhängigkeit*. Heyne, 1992. Der Begriff Co-Abhängigkeit wurde in letzter Zeit häufig falsch verwendet und dadurch verwässert. Die Informationen in diesem liebevoll aufbereiteten Buch können aber sehr nützlich sein, wenn du Probleme mit Alkohol- oder Drogenmißbrauch von seiten deines Partners oder deiner Eltern hast.

Klaus, Mashall H., John H. Kennell und Phyllis H. Klaus: *Doula. Der neue Weg der Geburtsbegleitung*. Mosaik Verlag, 1995. Gibt dir Hinweise, wie du deine Geburtsbegleiterin findest, und beschreibt die richtige Betreuung vor, während und nach der Geburt.

Alexander, Soshana: *In Praise of Single Parents*. Houghton Mifflin, 1994. Ein liebes Buch, gut geschrieben und sehr verständnisvoll. Enthält emotionale und praktische Hilfestellungen für alleinerziehende Mütter und Väter. Mit Geschichten über die Schwangerschaft.

Black, Claudia: *It Will Never Happen to Me*. M.A.C., 1981. Der Dauerbrenner, wenn es um Hilfe für Kinder von Alkoholikern geht.

Black, Claudia: *Repeat After Me*. M.A.C., 1985. Ein Arbeitsbuch, das hilft, sich aus der Co-Abhängigkeit zu lösen.

Hagan, Kay Leigh: *Fugitive Information*. Pandora, 1993. Hagans Aufsatz »Codependency and the Myth of Recovery« ist brillant, weil er allzu eiligen Schlüssen über das Phänomen der Co-Abhängigkeit widerspricht.

Martin, April: *The Lesbian and Gay Parenting Handbook*. Harper-Collins, 1993. Wie du Unterstützung findest und vieles andere mehr.

WIE DU EINEN TOLLEN GESUNDHEITSBERATER FINDEST

WAS DU DAZU BRAUCHST:

Papier bzw. dein Tagebuch und einen Stift.

Empfehlungen von Freunden, Familienmitgliedern oder den Übungsleitern im Geburtsvorbereitungskurs.

Ein wenig Geduld, Energie und Zeit, um möglichen Gesundheitsberatern auf den Zahn zu fühlen.

TU DAS:

- Wenn du erfahren hast, daß du schwanger bist, und die Gefahr besteht, daß du die ganze Sache vielleicht etwas zu locker nimmst.

- Wenn du gerade beschlossen hast, zum Arzt deiner besten Freundin zu gehen.

- Wenn Ärzte dir Angst machen oder du in der Vergangenheit nicht gerade gute Erfahrungen mit ihnen gemacht hast.

WORUM GEHT'S?

Den Menschen auszuwählen, der dir helfen soll, dein Baby zur Welt zu bringen, ist für dich und das Kind eine der wichtigsten Entscheidungen in deinem Leben. Die Übung, Erfahrung und der persönliche Stil deines Gesundheitsberaters[*] werden sich direkt auf dein Geburtserlebnis auswirken. Viel zu viele Frauen glauben, daß sie die Ausnahme sein werden, auch wenn ihr Arzt eine Kaiserschnittrate von 25% hat.

Es mag mühselig und auch beängstigend scheinen, viele verschiedene Ärzte zu befragen, eine sinnlose Energieverschwendung, wo doch deine beste Freundin ihren Arzt so super findet oder deine Mutter auf die Hausgeburt schwört. Sammle auf jeden Fall Informationen von Menschen in deinem Umfeld, aber folge deinem Instinkt, und such dir das aus, was für dich richtig ist. Diese wichtige Entscheidung darfst du nicht auf dem Weg des geringsten Widerstands treffen. Es wird dir guttun, wenn du auf die bestmögliche gesundheitliche Unterstützung bestehst − Unterstützung, die zu deinem Wesen und zu deiner persönlichen Vorstellung von Geburt paßt.

[*] Dein Gesundheitsberater kann dein Hausarzt sein, dein Frauenarzt, dein Heilpraktiker oder jeder andere medizinisch kompetente Fachmann, dem du vertraust. Vielleicht hast du auch eine Freundin, die Ärztin, Krankenschwester oder Hebamme ist. (Anm. des Verlags)

WAS DU FÜR DICH TUN KANNST:

Wie du einen tollen Gesundheitsberater findest

Auf der Suche nach deinem Gesundheitsberater

Zuerst mußt du dir darüber klarwerden, welche Art von Geburt du dir wünschst.

Für Hinweise dazu, siehe: *Vorbereitung auf die Geburt*

Um den für dich richtigen Arzt, die richtige Hebamme zu finden, sprich mit Leuten, die Geburtsvorbereitungskurse *außerhalb* von Kliniken durchführen. Vielleicht sammeln sie Informationen über Ärzte oder die Erfahrungen ihrer Patientinnen und können dir Empfehlungen geben. Frag, warum sie dir eine bestimmte Person empfehlen. Häufig wissen sie auch über Kinderärzte Bescheid. Schau in den Gelben Seiten deines Örtlichen Telefonbuchs, ob es ein Zentrum für Geburtsvorbereitung gibt. Informier dich bei deiner örtlichen *Pro Familia*-Stelle oder anderen Beratungsstellen. Frag andere Frauen, die dir sympathisch sind und die bereits geboren haben, vor allem Frauen, die nach einem Kaiserschnitt eine normale Geburt hatten.

Die meisten Frauen fühlen sich nicht gerade wohl, wenn sie einen Arzt ausfragen sollen. Ärzte sind Autoritätspersonen, und meist ermutigen sie dich nicht gerade dazu, Fragen zu stellen. Dies sollte dein erster Gradmesser bei der Wahl deines zukünftigen Gesundheitsberaters sein: Wie fühlst du dich, wenn du mit dieser Person sprichst oder auch nur einen Termin für ein Gespräch vereinbarst? Vertrau deinem Instinkt. Hast du das Gefühl, er/sie versucht, dich abzuwimmeln oder schnell über deine Fragen hinwegzugehen? Fühlst du dich überfordert? Das ist kein gutes Zeichen. Bitte übersieh auch die Hebammen dabei nicht. Sie sind kostengünstiger als ein Arzt, nehmen sich Zeit für dich und werden auch von einigen Versicherungen bezahlt. Sprich zumindest einmal mit einer Hebamme, oder besuch ein Zentrum für Alternative Geburt. Jodies Geschichte wird dir zeigen, weshalb: »Als ich die ersten beiden Male bei meinem Geburtshelfer war, hatte ich das Gefühl einer Massenabfertigung. Er hatte buchstäblich nur fünf Minuten Zeit für mich. Er sagte mir, daß mein Becken zu schmal sei und daß ich mich auf einen Kaiserschnitt einstellen müsse. Ich wollte dazu eine andere Meinung einholen und wandte mich an eine Vermittlung für Krankenschwestern und Hebammen. Als ich Mary zum ersten Mal sah, verbrachte sie fast eine Stunde mit mir. Sie fragte mich über alles und jedes aus, versuchte wirklich, mich kennenzulernen. Mein erster Arzt verwechselte mich gleich mit jemand anders. Die Hebammen legten Wert darauf, die Situation bei mir zu Hause, meine Persönlichkeit kennenzulernen. Ich hatte sogar das Gefühl, sie wüßten schon alles über das Baby, überhaupt über die ganze Geburt. Das war wirklich ein Geschenk für mich. Der monatliche Besuch der Hebamme war für mich der absolute Höhepunkt, nie kam mir mein Baby wirklicher vor. Wenn der Mensch, der sich um deine Gesundheit kümmern soll, keine Zeit für dich hat, wirst du um etwas höchst Kostbares betrogen. Frauen brauchen das Gefühl, daß sie jemand ganz persönlich und liebevoll betreut.« Mit der Unterstützung ihrer Hebamme brachte Jodie ihren Livingston zur Welt – 10 Pfund und 400 Gramm, ohne eine Träne zu vergießen. Aber hier geht es nicht um Vollkommenheit oder Heroismus während der Geburt (die *sehr* schwer war), sondern darum, wozu man in der Lage ist, wenn man sich von seinem Gesundsheitsberater zutiefst unterstützt, versorgt und gewürdigt fühlt. Auch Barbara erfuhr diese tiefe Unterstützung von ihren Geburtshelfern. Ihre Ärzte bleiben während der Wehen bei den Frauen (was sehr selten ist), führen nicht routinemäßig einen Dammschnitt durch und befürworten alternative Formen der Geburt, wie Bewegung und leichte Kost zwischen den Wehen oder die Wassergeburt. Besteh auf einem Geburtshelfer, der sich auch wirklich um dich kümmert.

Eine solche Person zu finden ist für alleinstehende Mütter besonders wichtig. Nancy erzählt: »Mein Geburtshelfer und Gynäkologe war mein einziger männlicher Ansprechpartner während der Schwangerschaft. Bei meinem letzten Besuch bei ihm kamen mir die Tränen, weil ich diese Erfahrung hauptsächlich mit ihm geteilt hatte.« Natürlich wirst du auch deine Freunde oder die Familie mit einbeziehen wollen. Aber wenn du deinen Gesundheitsberater aussuchst, dann denk daran, wie wichtig dieser Mensch für dich sein kann.

Finde heraus, welche Auswahlmöglichkeiten du hast. Das ist zeitraubend, und du fühlst dich davon vielleicht überfordert. Das ist ganz normal. Geh die Sache langsam an. Lies zuerst etwas über dieses Thema, laß deine Gedanken schweifen. Wenn du dich dann etwas gefestigter fühlst, kannst du mit der Suche beginnen. Nur keine Panik: Wenn du dein erstes Gespräch in der achten bis zehnten Woche führst, dann reicht das vollkommen. Es sei denn, du hattest bereits eine Fehlgeburt, wirst wegen Unfruchtbarkeit hormonell behandelt oder hast andere gesundheitliche Probleme.

Worüber soll ich denn mit dem Arzt sprechen?

Sprich zu Anfang mit ihm kurz über deine Vorstellungen bezüglich der Geburt, über das, was dir am wichtigsten ist. Vielleicht möchtest du Schmerzmittel bekommen, in einem ruhigen, schallgedämmten Raum gebären oder »Rooming-in« machen (d. h. das Baby nach der Geburt bei dir behalten). Hier noch ein paar weitere Fragen, die du deinem Gesundheitsberater stellen kannst:

- In welchem Krankenhaus haben Sie Betten? Gibt es andere Möglichkeiten – Geburtszentren, Praxis- oder Hausgeburt?

- Werden Sie persönlich mein Baby auf die Welt bringen? (Das ist besonders wichtig, wenn der Gesundheitsberater eine Gemeinschaftspraxis mit anderen Ärzten oder Hebammen hat.) Werde ich Ihre Partner in der Praxis noch kennenlernen?

- Zu welcher Art von Geburtsvorbereitung raten Sie normalerweise?

- Bei wie vielen Ihrer Geburten haben Sie bisher einen Dammschnitt durchgeführt? (Frag nach dem genauen Prozentsatz.)

- Wie hoch ist der Anteil an Kaiserschnittgeburten?

- Wie hoch ist der Anteil an Frauen, die bei Ihnen ohne Medikamente Kinder geboren haben?

- Welche Stellung lassen Sie die Gebärende gewöhnlich einnehmen, und in welcher Stellung holen Sie das Baby?

- Legen Sie das Kind der Mutter unmittelbar nach der Geburt an die Brust, damit sie es stillen kann? Kann die Neugeborenen-Untersuchung so durchgeführt werden, daß das Kind dabei auf meinem Bauch liegenbleiben kann?

- Wie hoch sollte Ihrer Ansicht nach die Gewichtszunahme während der Schwangerschaft höchstens sein?

- Sehen Sie Geburt als einen medizinischen Vorgang oder als natürliches Ereignis?

Wie du einen tollen Gesundheitsberater findest

- Was denken Sie über Geburt im allgemeinen? (Diese Frage ist schwierig zu stellen, da die meisten Ärzte nicht darauf vorbereitet sind. Gerade deshalb ist diese Frage aber wichtig.)

Beobachte während des Gesprächs deinen Körper, und höre auf deine innere Stimme. Wie geht es dir mit dieser Person? Kannst du dir vorstellen, mit ihm/ihr offen über deine Ängste zu sprechen? Deine Vorstellungen über eine ideale Geburt mit ihm zu teilen? Nachzufragen, wenn du mit etwas nicht einverstanden oder einfach unsicher bist? Ist er oder sie bereit, auf deine Fragen einzugehen, sich Zeit für ein Gespräch zu nehmen? Je mehr du über Geburt lernst, um so mehr Fragen werden dir einfallen. Diese Fragen sind nur als Ausgangspunkt gedacht und sollen dir helfen, Ärzte zu vergleichen und ein Gefühl dafür zu entwickeln, ob sie deine Vorstellungen von Schwangerschaft und Geburt teilen.

Wenn du dich bereits für einen Arzt oder eine Hebamme entschieden hast, stell ihm/ihr diese Fragen, wenn du sie das nächste Mal siehst. Wenn dich die Antworten nicht befriedigen oder du dich unwohl fühlst, dann zieh ruhig einen Wechsel in Betracht oder frag, ob du einmal mit jemand anders aus der Praxis sprechen kannst.

Was ein hilfsbereiter Gesundheitsberater tut:

Er/sie

- hilft dir, dich richtig zu ernähren, und zeigt dir, wie du das, was dir fehlt, durch die Nahrung zu dir nehmen kannst.

- beantwortet ausführlich alle deine Fragen.

- erinnert sich bei deinem nächsten Besuch noch an dich.

- spricht zu dir als erwachsene, verantwortliche Person.

Siehe: *Vorbereitung auf die Geburt*

- hört dir aufmerksam zu, wenn du mit ihm/ihr über deine Vorstellungen hinsichtlich der Geburt sprichst, und sieht sich deinen Geburtsplan genau an.

Was ein hilfsbereiter Gesundheitsberater nicht tut:

Er/sie

- schimpft dich nicht wegen deiner Gewichtszunahme aus.

- setzt dich nicht auf Reduktionsdiät oder verschreibt gar Abführmittel.

- gibt dir nicht das Gefühl, daß du jetzt genau zehn Minuten hast, um mit ihm/ihr zu sprechen, und das war's dann.

- beantwortet deine Fragen nicht ungenau oder mit einem »Darüber brauchen Sie sich keine Sorgen zu machen.«

- spricht nicht offener und klarer mit deinem Ehemann als mit dir.

- legt deinen Geburtsplan nicht zu den Akten, ohne ihn gelesen zu haben.

Investiere jetzt Zeit und Energie, um einen Arzt zu finden, bei dem du dich gut aufgehoben fühlst, ohne deine aktive Rolle abgeben zu müssen. Es ist wirklich der Mühe wert.

Die magische Wirkung einer »rechten Hand in Sachen Geburt«

»Das jüngste Mitglied eines Geburtshelferteams, die Geburtsbegleiterin oder Doula*, füllt eine Menge Lücken in der Sorge um die Gebärende

---

* Der Begriff *doula* kommt ursprünglich aus dem Griechischen und bedeutet »Dienerin der Frau«. Aus der Antike ist die Doula als eine Helferin bekannt, die die Frau mit ihrem archaischen Wissen durch alle Lebenssituationen bis ins hohe Alter hinein dienend begleitet. In den Vereinigten Staaten ist das Berufsbild der Doula weithin bekannt, und es werden auch Ausbildungsmöglichkeiten angeboten. Die Arbeit der Doula setzt das Wissen um die körperlichen Vorgänge bei der Geburt als Grundlage voraus. Die Doula dient der Frau im wesentlichen mit ihrer *eigenen, reichen Erfahrung um die inneren Vorgänge* vor, während und nach der Geburt. Daneben steht sie der Frau oder Familie nach der Geburt auch in allen häuslichen Belangen und in rechtlichen Fragen als neutrale Vermittlerin zur Seite. Im europäischen Kulturraum übernehmen Hebammen zum Teil die Arbeit der Doula. Die von den Gesetzlichen Krankenkassen getragene Haushaltshilfe nach der Entbindung ist in Grundzügen mit der häuslichen Begleitung durch die Doula vergleichbar. Ansätze einer geburtsbegleitenden Hilfe im Sinne der Doula-Arbeit gibt es in Deutschland, der Schweiz und in Luxemburg. (Anm. des Verlags)

Wie du einen tollen
Gesundheitsberater
findest

und ihre Familie. Sie stellt nicht nur eine große Hilfe für die Mutter, sondern auch für den Geburtshelfer selbst (Arzt oder Hebamme), für das Klinikpersonal und nicht zuletzt für den Vater dar«, schreibt Mayri Sagady, die Geburtsbegleiterin und Übungsleiterin von Kursen zur Geburtsvorbereitung ist. Die Aufgabe einer professionellen Geburtsassistentin ist, die Gebärende vom Beginn der Wehen an bis nach der Geburt zu unterstützen. Sie ersetzt *nicht* den Partner (was Männer sehr häufig befürchten). Ganz im Gegenteil, sie nimmt ihm den Druck, so daß dein Partner sich vollkommen auf dich konzentrieren kann. Du kannst von deinem Partner nicht erwarten, daß er ständig für dich da ist, sich an alles erinnert, was er im Geburtsvorbereitungskurs gelernt hat und in einer Situation, die er vorher vielleicht noch nie erlebt hat, alles richtig macht.

Was tut nun eine Doula? Alles – sie sorgt für dich in den Pausen zwischen den Wehen, erklärt dir, was mit dir geschieht, erledigt ständig wiederkehrende Botengänge (besorgt warme Decken, neue Kissen oder ein Traubeneis), sie erinnert dich daran, viel zu trinken und häufig auf die Toilette zu gehen. Sie kann dir auch erklären, wie du stillen sollst, kann bei der Geburt Photos machen, sich um deine anderen Kinder kümmern und nach der Geburt für kürzere oder längere Zeit für dich da sein. Eine Geburtsbegleiterin ist wie ein Zusatzgehirn, das für dich arbeitet – ein Gehirn, das sich in Sachen Geburt auskennt, also nicht so leicht in Panik gerät und dir daher während der Wehen auch deine Angst nimmt. Ganz besonders nützlich ist sie, wenn es Komplikationen gibt und du zu müde oder zu verwirrt bist, um noch zu wissen, was du willst.

Trauriгerweise bezahlen die Krankenversicherungen diese Leistung nicht. Aber wenn du das Geld dafür auftreiben kannst, dann ist das möglicherweise die beste Investition, die du je getätigt hast, viel wertvoller als das perfekte Bettchen und der passende Wickeltisch. Ausnehmend wichtig ist eine Doula auch dann, wenn du dir deinen Arzt nicht aussuchen kannst oder nicht einmal weißt, wer dein Geburtshelfer sein wird. Eine Studie, die die beiden Kinderärzte Marshall Klaus und John Kennell durchgeführt haben, hat bewiesen, daß bei Frauen, die von Geburtsbegleiterinnen unterstützt werden, die Wehen kürzer sind und weniger Komplikationen auftreten. Frag deinen Geburtshelfer, die Übungsleiter in der Schwangerschaftsgymnastik oder der Geburtsvorbereitung, ob sie die Arbeit von Doulas kennen. Versuch eine Doula zu finden, und führ dann mit ihr ein Gespräch, um zu sehen, ob du dich mit ihr wohl fühlst. Frag sie nach Ausbildung und Referenzen.

Siehe: *Literatur
und Tips*

Wie finde ich einen guten Kinderarzt?

Ein oder zwei Monate vor der Geburt solltest du dich um einen Kinderarzt kümmern, dem du vertrauen kannst und der deine Vorstellungen teilt. Es gibt nichts Schlimmeres, als wenn das Neugeborene mit hohem Fieber aufwacht und du weißt nicht, wen du anrufen kannst. Dort, wo du deinen Gesundheitsberater gefunden hast, kannst du auch einen Kinderarzt ausfindig machen. Da du im Moment aber weder dein Baby noch dich als Mutter kennst, kann es nötig sein, später zu wechseln. Deshalb ist es vielleicht jetzt nicht so wichtig, Gespräche mit mehreren Ärzten zu führen. Geh trotzdem zu dem Arzt, den du für die Zeit vor der Geburt ausgewählt hast, und bitte deinen Partner, dich zu begleiten. Gemeinsam den Kinderarzt zu besuchen ist eine wunderbare Möglichkeit, deinen Partner oder die Person, mit der du diese Geburt erleben willst, einzubeziehen.

Fragen an den Kinderarzt:

- In welchen Fällen kann ich nach den Sprechstunden noch anrufen?

- Was tue ich, wenn ich Sie in einem Notfall nicht erreiche? Wer macht für Sie Vertretung?

- Kann man Sie per Telefon konsultieren? Führen Sie Telefonsprechstunden durch?

- Was denken Sie über Schutzimpfungen für Kinder?

- Was halten Sie von erythromycinhaltigen Augentropfen im Vergleich zu silbernitrathaltigen? Oder sollte man besser gar keine geben? (Erythromycin ist der sanfte Weg, aber dein Arzt oder deine Hebamme sollte sie trotzdem frühestens zwei Stunden nach der Geburt geben, weil sie die Sicht des Babys trüben.)

- Was denken Sie über Vitamin K? (Kinder werden ohne Vitamin K geboren. Man gibt es unmittelbar nach der Geburt, um die Blutgerinnung des Babys zu steigern. Aber die Sicherheit und Notwendigkeit dieser Vitamin-K-Gaben wird noch diskutiert.)

Wie du einen tollen
Gesundheitsberater
findest

• Das Wichtigste ist, daß du anrufen kannst, wenn du Hilfe brauchst. Sich endlos Gedanken darüber zu machen, ob man jetzt den Kinderarzt rufen sollte oder nicht, ist völlig überflüssig. Du willst einen Arzt, der dir klar sagt, in welchen Fällen du anrufen kannst, der leicht zu erreichen ist, dessen Partnern du ebenso vertraust und der deiner Ansicht nach eine gute Hand für Kinder hat.

• Das Zweitwichtigste ist, daß der Arzt deiner Wahl deinen Partner teilhaben läßt. Wenn der Arzt ihm Fragen stellt und ihn so dazu bringt, sich als gleichberechtigter Partner zu fühlen, seine Sorgen und Ängste zu äußern, kann das eine unschätzbare Hilfe sein bei dem Versuch, deinen Partner mit einzubeziehen.

LITERATUR UND TIPS:

BDH – Bund deutscher Hebammen e.V.,
Steinhäuserstr. 22, 76135 Karlsruhe, Tel. 0721/98 18 90

BfHD – Bund freiberuflicher Hebammen Deutschlands e.V.,
Am alten Nordkanal 9, 41748 Viersen, Tel. 02162/35 21 49

Doula – Verein für Geburt in Würde und Menschlichkeit,
c/o Monika Brühl, Hausdorffstr. 172, 53129 Bonn, Tel. 0228/23 24 50

GfG – Gesellschaft für Geburtsvorbereitung e.V. – Bundesverband,
Dellestr. 5, 40627 Düsseldorf, Tel. 0211/25 26 07

Pro Familia – Deutsche Gesellschaft für Familienplanung, Sexualpädagogik und Sexualberatung e.V. – Bundesverband,
Stresemannallee 3, 60596 Frankfurt/Main, Tel. 069/63 90 02

Klaus, Marshall H., John H. Kennell und Phyllis H. Klaus: *Doula. Der neue Weg der Geburtsbegleitung.* Mosaik Verlag, 1995. Gibt dir Hinweise, wie du deine Geburtsbegleiterin findest, und beschreibt die richtige Betreuung vor, während und nach der Geburt.

Bernstein, Patricia: *Having a Baby*. Pocket Books, 1993. 47 persönliche Essays über die Geburt. Der Schwerpunkt liegt auf der Wahl des richtigen Gesundheitsberaters.

Wie du einen tollen Gesundheitsberater findest

ICH BIN EIN KÖRPER OHNE HIRN

WAS DU DAZU BRAUCHST:

Nichts.

TU DAS:

- Wenn du dich entspannen und die Veränderungen in deinem Körper einfach genießen möchtest.

- Wenn du die Nase voll davon hast, dich ewig zerschlagen, doof und blöd zu fühlen.

- Wenn allein der Gedanke, faul herumzuliegen und gar nichts zu tun, dir schon eine Gänsehaut über den Rücken jagt.

WORUM GEHT'S?

In der Schwangerschaft steckt eine besondere Qualität, die in sich sowohl die Möglichkeit zu großer Freude als auch zu endlosem Ärger trägt. Ich habe sie liebevoll »Ich bin ein Körper ohne Hirn« getauft, weil ich damals das miserable Gefühl hatte, mein Gehirn habe sich einfach Urlaub genommen, ohne mich zu fragen, und alles, was von mir zurückgeblieben zu sein schien, war dieses essende, schlafende, rülpsende Etwas. Warum diese Zeit ganz schön nervig sein kann, ist klar: Du vergißt vieles. Deine körperlichen Bedürfnisse bestimmen dein Leben. Du magst nicht zur Arbeit gehen, wo du nachdenken mußt. Und ganz einfache Entscheidungen, wie z. B., was es zum Abendessen geben soll, oder wo du deinen Geburtstag feiern willst, fallen dir unendlich schwer. Vielleicht fühlst du dich wie das blonde Dummchen in einer Filmkomödie aus den 30er Jahren.

Siehe: Tu dir gut während der Schwangerschaft. Außerdem: Wie man angemessen um Hilfe bittet und sie auch annimmt

Und was hat das nun mit *Freude* zu tun? Die Freude entsteht, wenn du dir selbst erlaubst, in deinem Körper-Sein zu schwelgen, auf deine Instinkte zu hören und ihnen nachzugeben, wenn du dir selbst erlaubst, zur Abwechslung mal zu *sein,* statt etwas zu tun. Auf diese Weise einfach dazusein kann eine sehr sinnliche Erfahrung sein, eine Rückkehr zur Weisheit des Körpers in unserer Kindheit, wenn wir die negativen Stimmen in unserem Kopf abschalten und Freude an uns selbst empfinden.

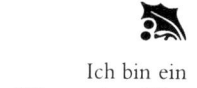

Ich bin ein
Körper ohne Hirn

Diese Ebene des Seins zu erreichen bringt uns zur Erde zurück, heraus aus dem von einem unermüdlichen Intellekt bestimmten Leben, zurück an einen Ort, wo wir lernen können, die »Kraft unseres Fleisches« zu schätzen und dadurch unseren Geist zu bereichern.

WAS DU FÜR DICH TUN KANNST:

Praktische Tips (die nach der Geburt noch genauso nützlich sind)

Mach langsam. In deinem Körper wächst ein Kind heran, und *du* führst dein normales Leben. Da bleibt notgedrungen etwas auf der Strecke – und normalerweise ist das das rasende Tempo deines Lebens. Wenn du die Dinge langsamer angehst, wirst du weniger vergessen. Leg tagsüber öfter mal eine kleine Pause ein und frag dich: »Was habe ich vergessen?« oder »Worauf muß ich achten?« (Die letzte Frage erlaubt dir, auch deine Intuition einzubeziehen.) Tu das vor allem, wenn du am Abend das Büro verläßt, bevor du aus dem Haus gehst oder wenn du dich gehetzt und zerschlagen fühlst.

Kauf kiloweise Post-it-Haftnotizzettel und kleine Notizhefte. Verstreu sie großzügig über dein Leben. Wenn dir etwas einfällt, was du brauchst oder tun möchtest, halt es darauf fest. (Einer meiner Freunde ist davon überzeugt, daß der einzige Unterschied zwischen Genies und normalen Menschen darin besteht, daß Genies nicht davor zurückschrecken, ihre genialen Gedanken festzuhalten – auch nicht mitten in der Nacht oder unter der Dusche.) Schreib dir persönliche Erinnerungshilfen auf diese Haftzettelchen. Häng sie überall hin. So kannst du z. B. eine Notiz an die Eingangstür hängen: »Bügeleisen aus? Stereo aus? Heizung heruntergedreht?« Oder du klebst ein Zettelchen auf die Sonnenblende in deinem Auto: »Du fährst ein schnelles Auto. Laß dir also Zeit!«

Bestimme einen »heiligen Ort« für wichtige Dinge. Du hängst z. B. deine Schlüssel immer und unter allen Umständen an den Haken neben der Küchentür. Flugtickets, Theaterkarten und andere unersetzliche Dinge legst du immer in die rechte Schublade deines Schreibtisches.

Ich bin ein
Körper ohne Hirn

Für Hinweise auf
stärkende Yoga-
Übungen, siehe:
*Nicht alles spielt sich in
deinem Kopf ab:
Gymnastik*

Wenn du dich bei der Arbeit nicht so recht konzentrieren kannst, dann iß eine Kleinigkeit, etwas, was viel Eiweiß enthält. Leg dich ein bißchen hin. Oder atme tief durch, und sag im stillen zu dir selbst: »Ich atme Energie ein, ich atme Müdigkeit aus.« Leg deine Füße hoch. Schnuppere ein wenig an ätherischen Ölen: Eukalyptus, Kiefer, Zeder. Geh früher nach Hause. Oder nimm dir etwas weniger Anstrengendes vor.

Wenn du bereits ein älteres Kind hast, führ unbedingt eine Ruhezeit ein. Stell einen Wecker auf eine Stunde, und erklär deinem Kind, daß ihr beide euch jetzt ausruhen werdet. Es muß während dieser Zeit ja nicht schlafen, aber es sollte leise in seinem Zimmer spielen. Jedesmal wenn es aus seinem Zimmer kommt, bevor die Stunde vorbei ist, schlag ein paar Minuten drauf. Und nutz diese Zeit, um dich wirklich auszuruhen.

Sein oder Tun, das ist die Frage

Sein: Zu leben ohne Kampf, ohne etwas tun oder schaffen zu wollen.

»Zum ersten Mal im Leben konnte sie ihren Körper entspannen und das aufnehmen, was das Leben bringen würde. Sie konnte sich selbst erlauben zu spielen. Sie erfuhr das Sein in wunderbaren Kirschblüten im Frühling, im Duft nach feuchtem Gras und im klaren Gesang des Rotkehlchens in der Dämmerung.«

So schreibt Marion Woodman in ihrem brillanten Buch *Heilung und Erfüllung durch die Große Mutter. Eine psychologische Studie über den Zwang zur Perfektion und andere Suchtprobleme als Folgen ungelebter Weiblichkeit* (S. 197). Sein ist innere Stille, ein körperbezogenes »Ich bin«, die Abwesenheit von Druck, von dem Gefühl, etwas schaffen zu müssen. »Hört eine Frau mit dem *Tun* auf, dann muß Sie ganz einfach lernen, zu *sein.* Sein ist kein Luxus, es ist eine Disziplin«, schreibt die Familientherapeutin Maureen Murdock in *Der Weg der Heldin.* »*Sein* verlangt, daß wir uns selbst akzeptieren, bei uns selbst bleiben und nicht *tun,* um uns selbst zu beweisen«, fügt sie hinzu. Sein zu lernen ist eine der großen Aufgaben, die uns auf dem Wege zu unserem weiblichen Selbst gestellt werden. Wir haben gelernt, wie man Dinge anpackt, perfekt, ununterbrochen, aber wir müssen zurückgehen und bewußt lernen zu sein. Das Sein läßt sich nur schwer fassen, unmöglich beschreiben, aber es zu erfahren ist wundervoll.

Aber weshalb sollten wir uns wünschen, bloß zu sein? Weil es uns die Möglichkeit bietet, unsere Seele zu erfrischen, uns tief zu uns selbst führt. Zu sein erlaubt uns, uns jenseits von Etiketten, Jobs und Erwartungen zu erfahren, jenseits von dem, was wir sein *sollten*. Es bringt uns in Kontakt mit unserem wahren Selbst; es schenkt uns Augenblicke, in denen wir in unserem Körper leben, nicht in unserem Intellekt, und hilft uns so, die schmerzhafte Kluft zwischen Körper und Geist zu überwinden.

Gerade die Schwangerschaft birgt in sich die wunderbare Gelegenheit, zu erfahren, wie es sich anfühlt, wenn wir nicht ständig unsere Existenz rechtfertigen. »Ein grundlegendes Naturgesetz ist am Werk. Wachstum kann nicht forciert werden, die Natur entwickelt sich diesem Gesetz gemäß«, schreibt die Photographin und Schriftstellerin Georgianne Cowan in ihrem Aufsatz »The Sacred Womb«. Wir wissen, daß die Schwangerschaft nicht beschleunigt werden kann und daß wir darauf keinen Einfluß haben. Es mag uns überraschen, daß wir gar nichts *tun* müsssen und das Baby trotzdem heranwächst. *Durch die Schwangerschaft* können wir lernen, das Hamsterrad des ewigen Schaffens, Helfens, Beistehens hinter uns zu lassen und von neuem in die heilige Stille unseres Geistes, unseres Herzens einzutreten – ein Ort, an dem viele von uns seit ihrer Kindheit nicht mehr gewesen sind. Die überwältigende Lautstärke, mit der unser Körper seine Bedürfnisse anmeldet, zentriert uns und holt uns aus unseren Köpfen heraus. Wir nehmen zur Kenntnis, daß unser Körper etwas Wunderbares ist, nicht etwa nur ein »Kleiderständer« wie Ellen Sue Stern in *Expecting Change* schreibt.

Wir können Leben schenken. Dies zu wissen hilft uns vielleicht, den außergewöhnlich befreienden Gedanken zu leben: »Ich lebe und das genügt.«

Auf mich kam das Sein zu, als ich mich völlig dem Gefühl überließ, krank, erschöpft und zu allem unfähig zu sein, außer im Bett zu liegen. An Schreiben war nicht zu denken. Alles, was ich wollte, war, im Bett zu liegen und Stunden um Stunden auf den Pecannußbaum zu starren, in dem die Eichhörnchen herumturnten. Ich fühlte mich ungeheuer schuldig, wertlos und war sicher, daß ich die nächsten neun Monate so und nicht anders verbringen würde. Aber als ich die negativen Stimmen in meinem Kopf verabschiedete und anfing zu glauben, daß mein Körper schon wisse, was für ihn gut sei, da verfiel ich zum ersten Mal in das, was ich heute das »Einfach-nur-Dasein« nenne. Dieser Zustand zeichnet sich dadurch aus, daß man keinerlei Bedürfnis empfindet, irgend etwas zu tun,

Ich bin ein
Körper ohne Hirn

und sich deshalb auch nicht schuldig fühlt. Ich ließ mich in mir selbst nieder und war da. Später, als es mir besserging, mußte ich erst lernen, bewußt in diesen Zustand zu kommen, aber es war dennoch viel einfacher als früher. Ich hatte ein Gefühl, als wünschten mein Körper und mein Baby, daß ich jeden Tag ein paar Minuten einfach nur sein und diese ruhigen, erfrischenden Atempausen so oft wie möglich genießen sollte.

Hier ein paar Ideen, wie auch du das Sein erleben kannst:

Sein zeigt sich mehr in den Dingen, die du *nicht* tust, als in denen, die du tust. Du hackst nicht auf dir herum, weil du die Wäsche nicht gemacht, dein Haushaltsbuch nicht geführt oder kein »Wie werde ich eine bessere Mutter«-Buch gelesen hast. Du *versuchst* nicht, klar zu denken. Du *versuchst* nicht, tief zu atmen. Vielleicht hast du dieses Gefühl schon einmal erlebt, an einem Sonntagmorgen im Bett z. B. Da ist kein Raum für Kampf, Anspannung, Terminkalender, Ziele.

Siehe: *Tu dir gut während deiner Schwangerschaft: Erlaub dir, dir gutzutun*

Arbeite mit den inneren Stimmen, die dir sagen, daß du ständig etwas zu tun haben mußt, weil du sonst ein Faulpelz bist, der niemals mehr etwas zustande bringen wird.

Sag dir ständig: »Ich bin, das ist genug. Ich muß gar nichts tun, um zu sein.« Möglicherweise kann dir das, was Maureen Murdock rät, dabei helfen. Nimm ein Stück Papier, und teile es der Länge nach in drei Spalten auf. Schreibe nun in die erste Spalte etwas, was du heute bereits gemacht hast, Yoga z. B. In die nächste Spalte schreibst du dann: »Ich bin zufrieden.« In der dritten Spalte: »Und das genügt!« Murdock meint, daß diese Übung, obwohl sie so simpel scheint, uns vergessen läßt, daß wir uns »niemals genügen«, wenn wir sie einen Monat oder länger ausführen.

Siehe: *Angst*

Arbeite mit deinen Ängsten, arbeite an deinem Vertrauen in den Lauf der Dinge.

Es hört sich vielleicht pervers an, aber versuch, die Müdigkeit, den Hunger, die ganze Tonleiter körperlicher Bedürfnisse zu genießen. Probier, dich auf die gute Seite dieser Wandlung einzustimmen, indem du jede positive Veränderung in deinem Leben zur Kenntnis nimmst. Verschafft dir die gesteigerte Lust deines Körpers auf Pausen nicht endlich die nötige Zeit zum Entspannen? Fühlst du dich nicht ausgeglichener, wenn du gesund ißt? Tauch in diese Bewußtheit deines Körpers ein; genieß sie wie eine Katze, die sich streckt. Achte darauf, ob du besser zentriert bist.

Such dir körperliche Befriedigungen, die deine neu erwachte Sinnenlust stillen können. Kristine kaufte sich öfter edel duftende Massageöle. Harriet weigerte sich, Sachen anzuziehen, die sich auf ihrer Haut nicht gut anfühlten. Später kaufte sie ihre Schwangerenmode vor allem nach Stoffart und Tragekomfort. Monica empfand ab dem sechsten Monat das tiefe Bedürfnis, den Skulpturengarten in der Nähe ihres Büros zu besuchen. Sie lehnte sich an die riesigen Henry-Moore-Statuen und ließ ihre Hand darüber gleiten. Ich selbst kaufte eine Menge duftender Bodylotions und trug sie in verschwenderischer Fülle auf. Ich ließ mich massieren. Deinen Körper zu verwöhnen erlaubt dir wenigstens für einen Moment, ihn auch zu schätzen, was ein positives Körpergefühl anregt und die Barrieren zwischen Sein und Tun langsam zum Verschwinden bringt.

Siehe: *Bin ich dick und häßlich oder rund und hübsch?: Achte deinen Körper*. Dort findest du weitere Ideen, wie du deinem Körper guttun kannst.

Schaff dir Momente der Stille in deinem Alltagsleben. Dusch bei Kerzenlicht. Lies einen schönen meditativen Text. Mach einen Gärtner oder einen Großhändler ausfindig, und kauf Unmengen von Blumen. Arrangiere sie, während du den Klängen von Vivaldis Flötenkonzert in D-Dur lauschst. Schau zu, wie der Mond auf- oder untergeht. Wenn du in einer südlichen Gegend wohnst, geh einmal täglich barfuß nach draußen, und achte auf deine Empfindungen. Laß dich auf dem Meer treiben. All diese Handlungen funktionieren wie Tore, die dich in die Welt des Seins führen.

Nütz die Momente der Stille, der nachdenklichen Heiterkeit, die dich hin und wieder überkommen. Diese Augenblicke sind leicht zu erreichen, wenn du dir nur erlaubst, sie zu erfahren. Wenn du Angst hast, daß du dich in deiner beschaulichen Träumerei verlierst, dann stell dir einen kleinen Wecker.

Laß schließlich die ausgetretenen Pfade deines Lebens hinter dir. Laß los! Feiere, liebe diese gesegnete Zeit, in der das langsame Hin und Her in einem Schaukelstuhl schon genug sein kann. Laß dich in sie einsinken. Nutz diese Fähigkeit, dich zu entspannen und einfach dazusein, voll aus. Speichere sie in deinen Knochen, so daß du fähig wirst, diesen Ort der Stille aufzusuchen, wenn das Baby da ist. Begib dich dorthin, um dich aufzuladen und deinem Kind beizubringen, daß wir zum Sein geschaffen wurden, nicht zum Tun.

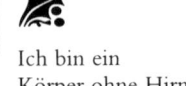

Ich bin ein
Körper ohne Hirn

Nach der Geburt:

Erlaub dir, das Sein mit deinem Baby zu erleben. Schaukle und stille, schau auf seine schmetterlingszarten Füßchen, stille und mach ein Nikkerchen. Mach ein Nickerchen, und kuschle mit deinem Kind. Saug dich voll mit dem unendlichen Staunen, mit dem Wunder, mit der Fassungslosigkeit. Koste sie aus. Mit dem Kleinen einfach nur dazusein hilft dir, dich auf das Muttersein einzustimmen. Diese Momente werden dir Halt geben, wenn du nur losläßt und mit ihnen verschmilzt.

LITERATUR UND TIPS:

Murdock, Maureen: *Der Weg der Heldin. Eine Reise zur inneren Einheit.* Irisiana, 1994. Eines meiner liebsten Bücher über weibliche Erfahrung. Sehr inspirierend.

Woodman, Marion: *Heilung und Erfüllung durch die Große Mutter. Eine psychologische Studie über den Zwang zur Perfektion und andere Suchtprobleme als Folgen ungelebter Weiblichkeit.* Ansata, 1988. Eine des brillantesten Bücher über den Kampf moderner Frauen mit ihrer Vorstellung, immer perfekt sein zu müssen. Es ist nicht leicht zu lesen, aber das lohnt sich. In meinem Zitat aus Woodmans Buch geht es nicht um eine schwangere Frau, sondern um eine Frau, die ihr Selbstwertgefühl, vor allem in bezug auf ihren Körper, zurückgewinnt.

Norris, Gunilla: *Being Home.* Bell Tower, 1991. Eine zutiefst friedvolle Sammlung von Meditationen und Gebeten für die Zeit, in der man den Haushalt erledigt.

Stern, Sue Ellen: *Expecting Change.* Bantam, 1986. Sue Ellen Stern war eine der ersten, der die emotionalen Schwankungen während der Schwangerschaft auffielen und die darüber schrieb.

Tobias, Michael und Georgianne Cowan: *The Soul of Nature.* Continuum, 1994. Entwaffnende Aufsätze von vielen berühmten Leuten zum Thema, wie wir unsere Beziehung zur Natur wiederherstellen können. Hier findest du auch Cowans Essay »The Sacred Womb«.

Bin ich dick und hässlich oder rund und hübsch?

Tu das:

- In den ersten Monaten der Schwangerschaft, wenn du gerade anfängst, dicker zu werden, aber man »es« trotzdem noch nicht sieht.

- Wenn dein Partner, Freund, Vater, Bruder, deine Mutter oder sonst jemand eine abfällige Bemerkung über die Breite deines Hinterns oder den Umfang deiner Mahlzeiten macht.

- Wenn du dich als dickes, unattraktives, schweres, farbloses, watschelndes Etwas erlebst.

- Wenn du das Gefühl hast, daß deine Einstellung zu deinem Körper sich positiv verändert und du diesen Wandel unterstützen möchtest.

Was du dazu brauchst:

Musik zum Tanzen.

Worum geht's?

Schwangersein kann die abscheulichsten Gefühle unserem Körper gegenüber wachrufen. Ständig sehen wir uns veranlaßt zu fragen: »Wie dick sehe ich denn nun wirklich aus? Komm, sei ehrlich.« Wir verstecken uns zu Hause, weil wir davon überzeugt sind, daß jedermann unsere Schenkel gegeneinander reiben hört. Vielleicht machen wir Witze wie diesen: »Wenn meine Brüste noch größer werden, kann ich Fünflinge damit ernähren.« Schwangersein kann uns aber auch von der Tyrannei des Schönheitsideals befreien. Wir können die Schönheit unserer mit Leben gefüllten Bäuche genießen, uns freuen, weil die Wasseransammlungen im Gesicht uns wenigstens von unseren Falten befreien, unsere fruchtbare Rundheit feiern. Oder wir empfinden beides zur gleichen Zeit: Ich z. B. liebte meinen runden Bauch, aber der Anblick meiner cellulitischen Oberschenkel brachte mich zur Verzweiflung.

Bin ich dick und
häßlich oder
rund und hübsch?

Es gibt wohl kaum eine Frau, die sich des Preises, den wir für das Leben in einer von den Schönheitsidealen der Jugendlichkeit besessenen Gesellschaft bezahlen, nicht schmerzlich bewußt ist: Nur Frauen von ewiger Jugend, mit festen Brüsten und schlanken Oberschenkeln sind sozusagen »das Gelbe vom Ei«. Wo finden schwangere Frauen in diesem Ideal Platz? Wie sollen wir 25, 30, 40 oder mehr Pfund zunehmen (vor allem, wenn du mit Zwillingen schwanger bist), ohne uns dabei schrecklich, häßlich und unansehnlich zu fühlen? Wie können wir diese schmerzhafte Entfremdung von unseren Körpern umwandeln in freudige Wertschätzung oder zumindest in einen friedlichen Waffenstillstand?

Eine Freundin erzählte mir, daß während ihrer ersten Schwangerschaft ein Mann sich beschwert habe: »Wie kannst du das deinem schönen Körper nur antun?« Die Schwangerschaft ruiniert angeblich unsere Körper, macht uns älter und läßt uns mit hängenden Brüsten und einem auf ewig ausgebeulten Bauch zurück. Einige Frauen aber konnten in der Schwangerschaft zum ersten Mal in ihrem Leben ihren Körper ehrlich lieben und schätzen, vor allem nach der Geburt. Susie, die jetzt Mutter eines Kindes ist, schrieb mir: »Ich mag meinen Körper jetzt lieber. Ich mag es, wie er in der Schwangerschaft aussieht, weil es kein Ideal gibt, dem ein schwangerer Körper sklavisch nacheifern muß.« Eine andere Frau bemerkte voller Erstaunen: »Mein Körper weiß ganz genau, wie er dieses Kind wachsen läßt. Jahrelang hatte ich darüber nachgedacht, wozu mein Körper wohl gut sein könnte – in puncto Attraktivität oder Schönheit war er ja wirklich zu nichts nütze. Nun ist mir klargeworden, daß er zumindest diese eine Sache in Schönheit tut, und ich denke, ich werde auch noch andere entdecken.«

Wie wäre es, wenn du die Wandlungen deines Körpers als Teil des Ritus sehen würdest, den du auf deinem Weg zur Mutterschaft durchläufst, als physische Erinnerung an deine Initiation? Wenn du deine Schwangerschaftsstreifen nicht als fürchterliche Verunstaltung deines Körpers wahrnehmen würdest, sondern als Ehrenmale, die zeigen, daß du nun zum größten aller Clubs gehörst? Was, wenn die Schwangerschaft genau das Ereignis ist, das uns mit unserem körperlichen Selbst verbinden soll? Das uns erdet und uns erlaubt, Beziehungen zu leben? Könnte die Schwangerschaft nicht dein Bild von deinem Körper vervollkommnen?

Wenn du bereits ein gutes Verhältnis zu deinem Körper hast (und zwar nicht nur solange jedermann zu dir sagt: »Ach, ich habe gar nicht be-

Bin ich dick und
häßlich oder
rund und hübsch?

merkt, daß du schwanger bist«), dann betrachte die Anregungen im folgenden Kapitel als Möglichkeiten, das Vergnügen an deinem Körper noch zu vergrößern.

WAS DU FÜR DICH TUN KANNST:

Anregungen zum Nachdenken

Tracey, Fotografin und Mutter von Zay, lag während ihrer Schwangerschaft sechs Monate flach, unfähig, auch nur irgend etwas bei sich zu behalten. Schließlich mußte sie ins Krankenhaus, um künstlich ernährt zu werden. Ihre Beine wurden dabei so dünn, daß sie ein Kissen dazwischenlegen mußte, um schlafen zu können. »Danach wurde mir klar, daß die zehn Pfund, die ich vor meiner Schwangerschaft immer zuviel gewogen hatte, mich geschützt, ja mir das Leben gerettet hatten. Nur aus diesem Grund konnte ich dem Baby noch ausreichend Nahrung zukommen lassen, als mir ständig übel war und ich immer mehr an Gewicht verlor.« Nun nimmt Tracy ihren Körper als vollkommen, stark und zum Überleben geschaffen wahr.

Für Denise, Schauspielerin und Mutter von Harry, begann die Schwangerschaft mit Blutungen. Gleichzeitig hatte sie enorme Angst, dick zu werden. »Die Furcht davor, was das Baby meinem Körper antun würde, zwang mich dazu, nach den Blutungen zu früh wieder mit der Gymnastik anzufangen, so daß ich erneut zu bluten anfing. Ich konnte einfach nicht von den Übungen lassen.« Denises zwanghaftes Üben führte dazu, daß sie sehr viel mehr Zeit im Bett verbringen mußte. Aber vielleicht haben ihr die Schwangerschaft und dann ihr wunderschöner Sohn geholfen, ihren Körper zu akzeptieren, anstatt ihn zu bekämpfen.

Natürlich brauchst du dich nicht zum Zunehmen zwingen, aber wenn du zu dir selbst Dinge sagst wie: »Ich sollte nicht mehr als 20 Pfund zunehmen. Meine Mutter ist nur 17 Pfund schwerer geworden. Das Baby nimmt sich sowieso, was es braucht«, dann wird es Zeit, deine Positionen zu überdenken. Wirf die Vorstellung von »Schlank ist schön« in hohem Bogen über Bord. Erkenn ruhig an, daß dein Körper weiß, was er braucht. Werde dir klar über die unübertreffliche Schönheit eines schwangeren Körpers. Bändige das boshafte Stimmchen in deinem Hin-

Bin ich dick und häßlich oder rund und hübsch?

terkopf, das dir jetzt gerade sagt: »Was die da erzählt, ist ja bloß feministischer Schmu, New-Age-Gequatsche, sentimentaler Blödsinn. Wenn du jetzt zu viel zunimmst, wirst du das nie wieder los. Hör nicht auf sie.« Ich will damit nicht sagen, daß du dir ein »Polster für das Baby« anfuttern sollst. Ich möchte nur nicht, daß die Schlankheits-Besessenheit unserer Kultur dir oder deinem Kind schadet.

Wenn dich jemand fragt, wieviel du zugenommen hast, dann sag einfach: »Genug.«

Vielleicht solltest du deine Waage auf den Müll werfen. Bei den Vorsorgeuntersuchungen gewogen zu werden reicht nämlich häufig aus.

Achte deinen Körper

Siehe *Anhang: Kräuter, Öle und andere natürliche Wohltaten.* Hier findest du Rezepte für wunderbare Massage-Öle.

Kauf oder mix dir für die Schwangerschaft ein ganz besonderes Körperöl oder eine Lotion. Such dir einen Duft aus, den du über alles liebst. Und dieses eine Mal darfst du auch verschwenderisch sein. Salbe dich selbst mit dieser wunderbar duftenden Mixtur, nachdem du gebadet hast, und konzentrier dich voller Achtung auf die Wandlung, die du durchläufst. Nimm dir Zeit. Trag die Lotion auf deine Brüste auf. Sag dir: »Meine Brüste können Leben nähren.« Nimm deine Brüste nicht als Objekte wahr, die wegen ihrer Größe oder Form geschätzt werden, sondern als voll funktionsfähiges Wunder. Streichle deinen Bauch und bewundere, wie er sich dehnen kann. Deine Gebärmutter ist anfangs höchstens halb so groß wie deine Faust und erreicht am Ende das 30- oder 40fache ihrer Größe! Erkenn das Wunderbare daran. Laß deine Hände über deinen Körper gleiten und sag dir: »Mein Körper weiß, wie er gebären muß. Ich werde es schaffen.« Achte darauf, auch den Teilen deines Körpers, die nicht direkt mit dem Baby zu tun haben, ein wenig Liebe und Aufmerksamkeit zukommen zu lassen.

Dieser Tip kommt von Marilyn, Mutter von Molly: Mach jeden Monat ein Foto von dir. Leg dich auf den Rücken und positioniere die Kamera zwischen deinen Brüsten. Mach eine Aufnahme, bei der du die Hand ins Bild hältst und mit den Fingern zeigst, in welchem Monat du bist, und eine, auf der nur das »Gebirge« deines Bauches zu sehen ist.

Mach auch künstlerisch inspirierte Fotos von deinem prallen Bauch. Steh Modell in einem schwarzen Rollkragenpulli und Strumpfhosen. Setz dich nackt vor ein Panoramafenster, und laß so deine Silhouette aufnehmen. Schlüpf in die Jeans deines Partners, und mach sie nur halb zu, so daß dein Bauch zu sehen ist. Wenn du dich vor deinem Partner oder Freund zu sehr genierst, mach die Bilder mit Selbstauslöser.

Bin ich dick und häßlich oder rund und hübsch?

Wenn du dich dabei ertappst, wie du jammerst »Ich bin so dick« oder »Ich nehme zu viel zu« oder »Ich werde niemals mehr hübsch und sexy sein«, dann hör sofort damit auf. Atme tief ein und aus, und erinnere dich *liebevoll* daran, daß dein Körper eine größere Aufgabe hat. Visualisiere das Baby in deiner Gebärmutter. Verbinde visuell und emotional deine größeren Brüste, dein zusätzliches Gewicht oder deine Schwangerschaftsstreifen mit diesem Kind.

Wenn die Veränderungen in deinem Körper dich hilflos und wütend machen, dann gib entweder diesen Gefühlen nach oder *tu* etwas dagegen. Du kannst Gymnastik machen (Achte darauf, dich nicht zu überanstrengen. Wenn du dich in der Schwangerschaft zu sehr anstrengst, dann ist das nicht gut für das Baby, und es kann Tage dauern, bis du wieder o.k. bist.), alle Spiegel in deinem Haus abhängen, ein neues Kleid kaufen, ein altes färben oder mit Stoffarben bemalen. Du kannst dich von jemandem, mit dem du dich durch und durch wohl fühlst, massieren lassen oder schwimmen gehen und dabei das Gefühl von Anmut und Schwerelosigkeit auskosten. Diesen Gefühlen nachzugeben kann heißen, daß du zu dir sagst: »Ich sehe nun einmal so aus. Dieser Abschnitt meines Lebens wird nicht ewig dauern. Ich kann dagegen ankämpfen, oder ich kann damit leben.« Es kann heißen, daß du dich selbst umarmst und tief atmest. Oder du erlaubst dir ein langes Nickerchen. Oder du löst dich einfach von dem Bild, das du gewöhnlich im Spiegel siehst, und von der Vorstellung, wie du aussehen müßtest. Leg eine Entspannungskassette ein, und stell dir vor, wie deine Abneigung gegen das Zunehmen mit jedem Atemzug geringer wird und schließlich verschwindet.

Siehe: *Ich bin ein Körper ohne Hirn.* Dieses Kapitel wird dir helfen, dich auf das Sein einzustellen.

Anerkennung von deinem Partner

Viele Frauen haben mir erzählt, wie wichtig für sie das Gefühl gewesen sei, daß ihr Partner ihren neuen Körper schätzte und anziehend fand. »Davon hing es ab, wie ich mich fühlte«, beschrieb eine Frau. »Ich wußte

Bin ich dick und
häßlich oder
rund und hübsch?

genau, daß es ihm nicht gefiel, daß ich dicker geworden war, obwohl er meine größeren Brüste mochte. Ich war deshalb traurig und unglücklich.« Susie dagegen meinte: »Die ständige Unterstützung und Aufmerksamkeit meines Partners half mir, so daß ich mit der Gewichtszunahme während der Schwangerschaft emotional ganz gut fertig wurde.« Mary bemerkte dazu: »Ich brauchte einfach das Gefühl, daß Julie mich immer noch süß fand.« Wie kannst du mit deinem Partner über dieses heikle Thema sprechen?

Nimm nicht automatisch an, daß dein Partner dich nicht attraktiv findet. Zu oft sind wir selbst unsere ärgsten Feinde und bestärken uns selbst negativ, wenn es aus uns hervorbricht: »Du findest mich zu dick, nicht wahr?« »Nein, Liebling, ich finde du bist wunderschön.« »Schön? Ich glaube, du mußt mal wieder zum Augenarzt! Nie wieder werde ich dir glauben, wenn du mir sagst, daß ich schön bin. Wie kann ich denn schön sein, wenn ich meinen Hintern mit beiden Händen hochhalten muß, sobald ich aufstehe? Schön, ha!« Wenn er das oft genug gehört hat, wird dein Partner dir vielleicht glauben. Stell dir vor, dein Freund liebt deinen Körper – aus ganzem Herzen –, und nimm die Unterstützung an, die er dir bietet.

Siehe: *Wie du nach
der Geburt von deinem
Partner die Zuwendung
erhältst, die du
brauchst!*

Sammle Bilder von schwangeren Frauen (aus Mütter- und Elternzeitschriften, Kopien aus Büchern). Mach eine Collage daraus, und häng sie am Kühlschrank auf. Nimm auch Bilder von sich öffnenden Blumen oder von urzeitlichen Mutterfiguren. (Such im Museum nach entsprechenden Bildern oder Ansichtskarten.) Wenn dein Partner nachfragt, dann erklär ihm, daß du dabei bist, den weiblichen Körper aus einem neuen Blickwinkel schätzen zu lernen. Wenn er sich negativ darüber ausläßt, überleg, ob du ihn nicht besser verlassen solltest. (Das war ein Scherz!) Ein abschätziger Kommentar ist ein wunderbare Gelegenheit, um mit ihm über die Wunder des weiblichen Körpers zu sprechen. Vielleicht bringt eine kleine Debatte darüber, was dein Körper gerade erlebt (und erleben wird), ihm die nötige Ehrfurcht bei. Zahl es ihm heim, indem du ihm beim Essen folgendes erzählst: »Wußtest du, daß es bei den Huichol berühmte Garnbilder gibt, die Mann und Frau während der Wehen zeigen. Der Mann liegt auf einem der Deckenbalken und hat ein langes Seil um seine Hoden, die Frau unten im Raum zieht jedesmal daran, wenn sie Wehen hat. Auf diese Weise kann er ihren Schmerz mitfühlen. Würdest du mir bitte das Kartoffelpüree herüberreichen?« Eine andere, vielleicht etwas erwachsenere Möglichkeit ist es, ihn zu fragen: »Wovor hast du Angst, wenn du an meine körperlichen Veränderungen denkst?« oder »Wovor hast du am meisten Angst, wenn wir dieses Kind haben werden?« Sehr häufig erscheint der Partner nur deshalb so wenig begeistert, weil er/sie Angst hat, nach Ankunft des Babys nicht mehr genügend Beachtung zu finden, oder weil er/sie denkt, daß du sexuell nicht mehr verfügbar sein wirst (was ja, zumindest für eine kurze Zeit, auch so sein wird). Wenn diese Ängste ans Tageslicht kommen, dann wirst du zumindest in der Lage sein, mit dem Problem umzugehen, wenn es sich stellt. Ihr könnt euch z. B. vornehmen, eine Nacht in einem romantischen Hotel zu verbringen, wenn das Baby ein halbes Jahr alt ist. Oder ihr könnt euch ab der sechsten Woche nach der Geburt täglich eine halbe Stunde widmen, eine halbe Stunde Aufmerksamkeit nur für den Partner ohne ein Wort über das Baby.

Zeig deinem Partner, wie wichtig es für dich ist, daß er oder sie deinen Körper schätzt. Tu dies, wenn ihr euch entspannt, romantisch, schmusig fühlt. Sei ganz direkt: »Ich möchte, daß du mir sagst, daß ich immer noch anziehend bin. Oft.« Oder: »Ich hätte gerne, daß du mindestens einmal die Woche meinen Rücken und meinen Bauch massierst.« Sag offen, was du brauchst, und laß dich nicht davon abbringen.

Wenn die abfälligen Kommentare nicht aufhören, hol dir Hilfe von außen: von einem Therapeuten, deinem Gesundheitsberater oder sonst jemandem, vor dem dein Partner Respekt hat. Dein Freund muß ja nicht verrückt nach deinem Körper sein, aber es ist unumgänglich, daß er dir Anerkennung und Unterstützung zuteil werden läßt. Wenn du die Hilfe, die du brauchst, nicht sofort bekommst, gib trotzdem nicht auf. Stell dir selbst kein Bein, indem du dir sagst: »So ist es nun einmal. Er meint es nicht so.« Dein innerstes Selbst weiß das nicht; es möchte, daß die paar Pfund mehr in Ordnung gehen. Und es ist besser, diese Gefühle rauszulassen, denn sonst gären sie ewig vor sich hin. Dieses Problem kann zu einem riesigen schwarzen Loch werden, das immer größer und größer wird und deine Liebe zu deinem Partner langsam auffrißt. Das kann sich noch Jahre später auswirken.

Sag zu deinem Partner: »Ich wünsche mir, daß du meinen veränderten Körper magst. Was würde dir dabei helfen?« Versuch, einige der Ideen, die dir dazu kommen, umzusetzen, ohne dich selbst dabei aufzugeben.

Bin ich dick und
häßlich oder
rund und hübsch?

Frauen, die in lesbischen Partnerschaften leben, müssen (hoffentlich) ihre Lebensgefährtinnen nicht auf das Wunderbare des weiblichen Körpers aufmerksam machen, aber möglicherweise beängstigen diese Veränderungen deine Freundin, weil sie ihr ja schließlich genausogut passieren könnten. In der Vorstellung, daß die Gebärmutter um das 40fache größer wird und dein Blut sich mengenmäßig verdoppelt, liegt auch etwas Erschreckendes. Bemerkungen wie »Wie ist es bloß möglich, daß du dermaßen riesig wirst?« oder »Tut's weh? Du siehst so leidend aus.« spiegeln vielleicht eher die Angst deiner Freundin als ihren Abscheu vor deinem Körper wider. Nimm alle Ängste im Hinblick auf deinen Zustand als Anlaß für ein Gespräch. Lernt zusammen, was dein Körper jetzt tut. Konzentrier dich dabei auf die positiven Seiten. Und erleichtere ihre Schuldgefühle, indem du sie das Badezimmer putzen oder dir leckere Häppchen ans Bett bringen läßt.

Akzeptiere einfach, daß fast jeder etwas über dein verändertes Aussehen zum Besten geben wird, gerade wenn Fitness oder Schlanksein in deinem Leben oder deiner Partnerschaft wichtig waren. Wenn dein Partner das tut, dann heißt das nicht, daß er einen schlechten Charakter hat, sondern daß du dir öfter mal einen Ruck geben und offen mit ihm darüber sprechen mußt. Es hat auch den enormen Vorteil, daß Freunde, andere Mütter oder Schwangere dir dann nur um so mehr die Stange halten werden.

Fruchtbarkeitstanz

Dieser Tanz ist ein Präludium, eine Aufwärmphase, in der du deine körperlichen und schöpferischen Säfte ins Fließen bringst, so daß du diese Übung sehr persönlich gestalten, ein Ritual der Achtung vor deinem Körper daraus machen kannst. Die Idee dazu stammt aus einem Gymnastikkurs, den ich besucht habe. Das Ganze soll nicht nach einer festen Formel ablaufen, du kannst also experimentieren.

Nimm dir Zeit für dich, wenn du vorhast, diese Übung zu machen, und genieße deinen starken, erotischen Körper. Trage dazu locker sitzende Kleidung. Du brauchst genügend Platz, um dich frei zu bewegen, und Musik, die langsam anfängt und dann immer rhythmischer und dynamischer wird. Du kannst auch zwei unterschiedliche Musikstücke nehmen, eines sanft, das andere wild.

Bin ich dick und
häßlich oder
rund und hübsch?

Setz dich zunächst hin, die Wirbelsäule aufgerichtet. Atme mehrmals tief ein und aus. Visualisiere deine Wirbelsäule Stück für Stück vom Steißbein bis zum Schädelansatz. Stell dir vor, wie mit jedem Atemzug Energie die Wirbelsäule hinauf- und hinunterwandert. Spüre deinen Körper, achte darauf, wo du verspannt bist, wo die Müdigkeit sitzt, die du vielleicht verspürst, wie dein Körper sich anfühlt. Du wirst dir deines Körpers immer mehr bewußt . . .

Geh dann mit der Aufmerksamkeit bis in deine Gebärmutter. Stell dir das Leben vor, das dort pulsiert. Meditiere ein paar Minuten über den Satz: »Leben wächst in mir und durch mich. Ich schaffe ein neues Leben.« Atme in diese Worte hinein. Schließ dein Herz um sie. Wenn du die Energie dieser Worte fühlen kannst, streck die Arme seitlich aus. Atme tief ein, und führ die Arme über deinen Kopf. Während du ausatmest, lege die Handflächen über deinem Kopf zusammen. Führe dann die Arme herunter, bis deine Handflächen, immer noch mit sanftem Druck geschlossen, vor deiner Brust sind. Tu das mehrmals hintereinander − atme ein, während du die Hände weit über deinen Kopf ausstreckst, und atme aus, während du sie zusammennimmst und nach unten vor deine Brust führst.

Geh nun in die Hocke. Der Rücken bleibt gerade. Nimm die Arme zwischen deine Knie. Wenn dies zu unbequem ist, nimm die Knie so weit auseinander wie möglich. Atme tief ein, und spüre die Musik in deinem Becken. Spür, wie dein Becken sich öffnet. Entspann deine Vagina. Spür wie sie sich ausdehnt und weitet. Stell dir vor, daß auch der Geburtskanal sich weitet. Meditiere während dieser Dehnübung kurz über den Satz: »Das Leben kommt ganz leicht aus mir.«

Komm nun langsam herunter auf Hände und Knie. Leg das Kinn auf die Brust, und wölbe deinen Rücken nach oben, indem du das Rückgrat langsam und sanft einwärts bewegst. In der Gegenbewegung streckst du dein Kinn zur Decke und läßt den Rücken wieder gerade werden. Fühl die Musik in deiner Wirbelsäule, und meditiere über den Gedanken: »Mein unterer Rücken ist geschmeidig und stark.« Wiederhol dies, so oft du magst, und konzentriere dich dabei auf die Bewegung deiner Hüften.

Immer noch auf Händen und Knien, bringst du jetzt die Knie etwas weiter auseinander. Die Hände schiebst du so weit nach vorne, daß die Arme gestreckt sind. (Die Ellbogen sind locker!) Dann bewegst du dich vor- und rückwärts. Die Schultern bleiben während des Hin- und Herschaukelns entspannt, die Hüften locker. Meditiere über die Worte: »Ich tue meinem Körper gut, er ist jetzt das Wichtigste für mich.«

Geh zurück in die Ausgangsstellung, dann richte dich langsam auf. Roll dich Wirbel für Wirbel ab, und atme dabei weiter. Schließlich hebst du die Hände über den Kopf und streckst dich. Leg die Hände auf deinen Bauch, beug die Knie ein wenig, und laß in weiten, sinnlichen Schwüngen deine Hüften kreisen. Denk über den Satz nach: »Ich trage die Wiege des Lebens in mir.« Ändere die Richtung, und bewege dich weiter in weiten, langsamen, erotischen Kreisen.

Nun bist du aufgewärmt. Du bist der lebendige Ausdruck schöpferischer Kraft, von Geburt und Leben, und du erfindest einen Tanz des Lebens für dich. Fühl die Musik mit dem Körper statt mit dem Verstand. Setz dein Becken ein. Stell dir vor, du bist eine Sonnenblume, die zu der lebenspendenden Sonne hinwächst. Oder ein Otter, der in der salzigen, frischen See herumtollt. Oder ein Urzeitweib, das zu den Trommeln seines Stammes tanzt. Oder eine Seitenwinderklapperschlange, deren Körper in Wellen über die Wüste wandert. Tanz die Worte: »Leben wächst in mir und durch mich. Ich schaffe ein neues Leben.« Du bist die Quelle, die Trägerin, du bist Leben, und das Leben ist du. Spür dies tief in deinem Inneren. Beweg dich, und laß deine Kraft sehen — kauere dich zusammen, spring auf, streck dich langsam und genußvoll. Schließ dich den Millionen Frauen an, die in ihrer Geschichte tanzend, schaukelnd, kriechend, anschwellend, stoßend und sich umarmend ihren Weg zur Geburt gefunden haben. Spür, wie ihr Geist dich umgibt. Ahme ihre Bewegungen nach. *Tanz!*

Am Ende darfst du dich selbst umarmen. Laß deinem Körper all die Aufmerksamkeit, all die Ehrfurcht zuteil werden, die nur du aufbringen kannst. Und mach noch ein paar Dehnübungen für die Wadenmuskulatur.

Wie du verschüttete Gefühle aus der Kindheit wieder ausgraben kannst

Such dir einen Platz im Freien, wo du dich nackt aufhalten kannst. Das Beste ist natürlich ein einsamer Meeresstrand oder das Ufer eines Sees, wo

Bin ich dick und
häßlich oder
rund und hübsch?

du auch im Sonnenlicht schwimmen kannst. Oder sonn dich im Garten hinter dem Haus (bei einem Freund oder zu Hause). Wenn du nicht nackt sein kannst, dann zieh einen Badeanzug oder einen Bikini an. Du kannst auch nackt ums Haus gehen. Was du auch tust, stell dir vor, daß du ein Kind bist. Deine Haut ist wie die eines Babys – unschuldig, frisch, wie geschaffen für das Aufnehmen von Sinneseindrücken. Fächle dir Luft zu. Kitzle dich mit einer Feder. Massier deine Füße mit einer Lotion. Und genieß es. Verlier dich selbst in all den sinnlich wahrnehmbaren Kleinigkeiten – dem Luftzug auf deiner Haut, dem Gefühl eines weichen Teppichs an deinem Rücken.

Wenn du noch nicht zu rund bist und dein Körper es erlaubt, spiel ein körperbetontes Kinderspiel – mit deinen Kindern, deinem Partner, deinem besten Freund, den Frauen aus der Schwangerschaftsgymnastik. Du kannst Verstecken spielen, Fangen, »Ball an die Wand« oder »Der Kaiser schickt seine Soldaten aus« – jedes Spiel, das dir ermöglicht, ganz im Hier und Jetzt zu leben.

Wenn du eine Weile gespielt hast, halt inne und spür nach, wie sich das in deinem Körper anfühlt. Lebendig? Prickelnd? Voller Kraft? Welche Erinnerungen an deinen Kinderkörper weckt dieses Spiel in dir? Schreib, wenn es möglich ist, ein paar Zeilen darüber, wie du das angenehme Körpergefühl des Kindes in deinen Körper einer schwangeren Frau mitnehmen könntest. Dabei entdeckst du Möglichkeiten, wie du dich stärker geerdet, in Kontakt mit deinem Körper fühlen, ihn besser annehmen kannst. Auch wenn es dir nicht so gutgeht, ist das eine wertvolle Übung, weil sie dich daran erinnert, daß du wieder gut fühlen wirst, daß dein Körper genauso stark und schön ist, wie er war, als du ein Kind warst. Und sie lenkt dich vom Gefühl des Krankseins ab. (Achtung: Wenn du als Kind Mißbrauchserfahrungen durchleben mußtest, dann sei bei dieser Übung bitte besonders vorsichtig.)

Bin ich dick und
häßlich oder
rund und hübsch?

LITERATUR UND TIPS:

Balaskas, Janet: *Yoga für Schwangere.* Kösel, 1996. Leicht verständliche Anleitungen und gute Geburtsvorbereitung.

Leboyer, Fréderick: *Die Kunst zu atmen.* Kösel, 1983. Der große »Meister« der sanften Geburt zeigt hier in Fotos und poetischen Texten, wie die »Kunst zu atmen« (ein östlicher Weg der Stille) auch in der Schwangerschaft eine tiefere Dimension erreicht als die üblichen Entspannungs- und Atemübungen.

Robeck-Krauß, Helga (Hsg.): *Neun Monate mit der Meditation für Schwangere.* Kreuz Verlag, 1991. Ein liebenswerter und ständiger Begleiter für werdende Mütter.

Olkin Klein, Silvia: *Positive Pregnancy Fitness.* Avery Publishers, 1987. Geistige, spirituelle und körperliche Vorbereitung auf die Geburt. Mit Yoga- und Entspannungsübungen.

DER AUFRUHR DER GEFÜHLE

TU DAS:

- Wenn du dich dabei ertappst, wie du am liebsten den Wagen eines anderen rammen würdest, nur weil er dir den Parkplatz vor der Nase weggeschnappt oder sich anderweitig mit dir angelegt hat.

- Wenn du unter einer leichten Depression gelitten hast und dich nun plötzlich sehr lebendig, aber ebenso verletzlich fühlst.

- Wenn du diese Zeit starker Gefühle nutzen willst, um tiefere Einsicht in eine bestimmte Beziehung zu gewinnen, mehr Selbstvertrauen zu entwickeln oder eine möglichst einfühlsame Mutter zu werden.

- Wenn du einfach nur überleben willst.

WAS DU DAZU BRAUCHST:

Genaue Vorstellungen von deiner Rolle als Frau.

Einsamkeit.

Ein Tagebuch oder sonstiges Papier und einen Stift.

WORUM GEHT'S?

»Der ganze Lack des Alltagslebens platzt ab«, sagte Diane, zweifache Mutter, um die emotionale Achterbahnfahrt des Schwangerseins zu beschreiben. Die Stärke unserer Gefühle während der Schwangerschaft kann uns helfen, mehr nach innen zu gehen, das antrainierte, ebenso höfliche wie unechte Benehmen der Person in uns abzustreifen, die es allen recht machen will, fallenzulassen, was nicht zu uns gehört, was überflüssig und überholt ist, und eine klarere, natürlichere Persönlichkeit zum Vorschein kommen zu lassen. Aber emotional verletzlich und ansprechbarer zu sein kann natürlich auch Probleme schaffen. Im Berufsleben z. B. erwartet man von uns, daß wir logisch und rational sind, daß wir unser Leben zerstückeln, anderenfalls hält man uns für unprofessionell. »Verbirg deine Gefühle, und mach keinen Wirbel« heißt die Botschaft unserer Kultur. Die Herausforderung unserer Gefühle während der Schwangerschaft verlangt eine Menge von uns: Um zu wachsen, möchtest du deine Gefühle voll ausleben und deine Lebendigkeit fühlen können, ohne damit gleich unliebsame Kritik, Ärger im Beruf oder zu Hause hervorzurufen.

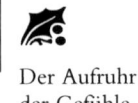

Ich habe die Schwangerschaft in emotionaler Hinsicht als eine Zeit voller Klarheit und Lebendigkeit erlebt – mit gelegentlichen Anfällen von schlechter Laune vor allem ganz zu Anfang und gegen Ende dieser neun Monate, wenn der Hormonspiegel am höchsten ist. Andere empfinden das Schwangersein wie ein Wahrheitsserum, das sie zwingt, absolut ehrlich zu sein und auch dort für sich einzustehen, wo sie das vorher nicht konnten oder wollten. Was du auch immer erlebst, werte deine Gefühle nie zu »bloßen Hormonstörungen« ab (bzw. laß nicht zu, daß andere das tun). Es kann mich rasend machen, wenn das weibliche Erleben auf unsere Biologie zurechtgestutzt wird. Der erhöhte Hormonspiegel verursacht deine Gefühle nicht, er läßt sie dir nur bewußt werden. Und mach dir keine Sorgen, wenn du bisher von diesem Kreuzfeuer erhöhter Empfindsamkeit verschont geblieben bist, deine Schwangerschaft ist deshalb nicht weniger einzigartig. Nimm dir aus diesem Kapitel, was du brauchst, und laß den Rest außen vor! Vergiß den Aufruhr der Gefühle. Denk einfach daran: Jede Schwangerschaft ist zu jedem Zeitpunkt völlig einmalig!

WAS DU FÜR DICH TUN KANNST:

Lerne, mit deinen Gefühlen zu leben

Wir können unser Gefühlsleben nicht erforschen, wenn wir uns mit Fernsehen ablenken, geschäftig herumrennen oder unsere Empfindungen blockieren, indem wir ihnen jeglichen Wert absprechen. Wir können während dieser emotional manchmal so schwierigen Zeit lernen, besser mit unseren Gefühlen umzugehen. Dazu einige Tips:

Zieh dich zurück. Schaff dir ein wenig Einsamkeit. Es ist so viel einfacher, die ganze Bandbreite deiner Gefühle zuzulassen, wenn du dabei nicht auf andere Rücksicht nehmen mußt. Wenn du allein bist und dich von deinen Emotionen so richtig überwältigt fühlst, dann beruhige dich, und erinnere dich daran, daß tatsächlich noch nie jemand im Feuerofen starker Gefühle verbrannt ist. Und denk nicht an die Zukunft; nimm jeden Augenblick für sich.

Wenn du damit liebäugelst, deine Einkommensteuererklärung zu machen oder die Fugen der Badezimmerfliesen zu reinigen, nur um deinen inneren Aufruhr zu besänftigen, dann wiederhole dir als Mantra: »Gefühle zu haben ist in Ordnung. Es ist absolut normal. Ich muß nicht gegen meine Gefühle ankämpfen. Ich muß sie nicht unterdrücken.« Ich habe mich auf diese Weise beruhigt, nachdem ich den Film *Das Geisterhaus* gesehen hatte. Als ich nach dem Film im Kino auf die Toilette ging (während der Schwangerschaft ein beliebter Platz zum Nachdenken), hatte ich das Gefühl, daß meine Emotionen mich erdrückten: die Angst, daß ich unvermeidlich von Chris getrennt werden würde, wenn einer von uns sterben würde; die Furcht, die unmittelbar bevorstehende Geburt des Kindes würde unser Flitterwochenglück der letzten Wochen zerstören; die Traurigkeit, daß unser gemeinsamer Nachmittag vorüber war; das Bedauern, daß ich nie ein so gutes Buch wie dieses von Isabel Allende würde schreiben können. Außerdem empfand ich ein heftiges Bedürfnis, mindestens ein Pfund von Mrs. Field's Plätzchen in mich hineinzustopfen. (Was meine Lieblingsmethode ist, wenn es darum geht, Gefühle zu vermeiden.) Ich atmete einmal tief durch und wiederholte das Mantra. Es funktionierte.

Bring deine Gefühle mit dem Wesen in Verbindung, das in dir wächst, mit deiner bevorstehenden Mutterschaft, mit jedem Kind, das du schon hast. Denk daran, wie tief und unbegrenzt die Gefühle des Babys sind; sie »wissen« nicht, was es heißt, zu fühlen, noch, wie man damit umgeht. Benutz die Augenblicke besonders starken Empfindens dazu, die emotionale Welt deines bald auf die Welt kommenden Kindes zu verstehen.

Speichere tröstliche Gedanken, so daß du dieses Reservoir anzapfen kannst, wenn du reizbar, überwältigt, wunderlich oder traurig bist. Wenn du schon Kinder hast, stell dir eine Liste von Nachbarn, Freunden, Müttern, Verwandten zusammen, die dich für eine oder zwei Stunden von deiner Einsamkeit und dem »Schmoren im eigenen Saft« erlösen können. Wenn deine Kinder schon alt genug sind, daß du sie in einem für Kinder sicheren Raum ein wenig sich selbst überlassen kannst, während du dich entspannst, dann führe eine »Mami-Zeit« ein. (»Auch Mami braucht Zeit wie du, wenn du spielen willst. Heute vormittag haben wir gemacht, was du wolltest, und heute nachmittag tut Mami mal, was ihr Spaß macht.« − Dies ist eine Möglichkeit, wie man dieses Thema anschneiden kann.) Schaff dir zu Hause oder im Beruf ein »Allerheiligstes«, wo du ausspannen kannst. Gönn dir öfter mal 10 Minuten Urlaub von deinen Pflichten und deinen Kindern. Du kannst z. B. eine Kerze anzünden, wenn du unter der Dusche stehst, und dir dabei vorstellen, wie das

Siehe: *Wie kann ich mir denn guttun, wenn ich kleine Kinder habe?* Dort findest du noch mehr Anregungen, wie du etwas für dich tun kannst, auch wenn du Kinder hast.

Siehe: *Die spirituelle Seite der Schwangerschaft: Bau dir eine Eselsbrücke.* Dort erfährst du mehr über »Hausaltäre«.

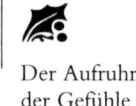

Wasser alle negativen Energien, all deine Sorgen abwäscht. Oder du setzt dich in deinen Lieblingssessel, starrst aus dem Fenster und läßt all deine Sorgen davonfliegen.

Finde dein wahres Selbst

Alles abzustreifen, was falsch ist und für dich nicht mehr stimmt, kann ein Nebeneffekt deiner Schwangerschaft sein, der dein Leben vollkommen verändert. Es kann den Beginn einer neuen Identität ankündigen. Marion Woodman beschreibt diesen Prozeß in *Leben aus der Kraft der Göttin* (S. 106) so:

> »Das Sortieren *der Saatkörner unserer Gefühlswerte* (Ergänzung des Verlags) ist ein täglicher Prozeß von schonungsloser Ehrlichkeit, der es uns ermöglicht Korn für Korn, unser Sein zu erkennen. Das lateinische Wort für ›sein‹ lautet *esse*; indem wir also unser Sein entdecken, entdecken wir unsere Essenz ... Wir müssen uns immer wieder fragen: Wie waren meine Gefühle in dieser Situation − wohlgemerkt: *nicht:* meine Emotionen, sondern meine Gefühle? Meine Emotionen können meine Gefühle zwar unter Umständen unterstützen; aber Emotionen sind von Komplexen bestimmte affektive Reaktionen auf eine augenblickliche Situation. Das Gefühl dagegen beurteilt, *was eine Sache mir wert ist.* Wo möchte ich meine Energie investieren? Was bedeutet mir nichts mehr?«

(Die Hervorhebungen stammen von mir. Woodman schreibt nicht über physische Schwangerschaft, sondern über psychische Wiedergeburt.) Gefühle zeigen an, welche Dinge uns noch wertvoll sind, wo wir Zeit investieren sollten und wo nicht. Man kann Gefühle auch als wertvolle Hinweise darauf sehen, wie wir uns weiterentwickeln können, wohin wir gehen und was wir loslassen sollten, statt sie als irrationale, lästige oder unerwünschte Plagegeister zu betrachten.

Wenn du ein Gefühl verspürst, dann halte inne und frage dich:

- »Was empfinde ich?« Dem Gefühl einen Namen zu geben hebt es in den Bereich des Bewußten.

- »Wann hat es angefangen?« Überlege, was diese Empfindung in dir hervorgerufen hat. Manchmal gibt es darauf keine Antwort. Auch gut! Es gibt eben Gefühle, die einfach frei fließen, andere wiederum werden von Dingen hervorgerufen, die zu weit zurückliegen oder zu schmerzhaft sind, um sich jetzt ihrer zu erinnern.

- »Wenn ich ganz ehrlich zu mir bin, was will dieses Gefühl mir sagen?« Wenn du dir diese Frage stellst, dann heißt das noch nicht, daß du irgend etwas unternehmen mußt. Es heißt nur, daß du es jetzt wissen willst. Damit meine ich nicht, daß du dein Leben umkrempeln sollst. Ich schlage dir nur vor, herauszufinden, was deine augenblickliche Sensibilität bedeutet und was sie dir sagen kann.

Gib acht, welche emotionalen Veränderungen du während der zehn Mond-Monate deiner Schwangerschaft durchläufst, denn so lernst du, dein inneres Wachstum zu schätzen. Um dir ein Beispiel zu geben: Bevor ich schwanger wurde, folgte die Art, wie ich schrieb, einem strengen Muster, das zu ändern nicht in meiner Macht stand. Ich konnte nur am Morgen schreiben und konnte meine Arbeit nicht mehr fortsetzen, sobald ich einmal ernsthaft gestört worden war. Schon gegen Ende der Schwangerschaft bemerkte ich, wieviel flexibler ich geworden war. Ich zwackte mir da zehn Minuten fürs Schreiben ab, dort eine Stunde. Das klingt nach einer ziemlich belanglosen Veränderung, für mich allerdings war sie gigantisch, und ich schrieb sie meinem emotionalen Reifeprozeß zu, der mich weniger unbeweglich machte – eine persönliche Voraussetzung meines Mutterwerdens. Was für Veränderungen auch immer in dir ablaufen mögen, begrüße sie als persönliche Entwicklung.

Die Schwangerschaft kann neue Energien in dir wachrufen, neue Einsichten in alte Probleme und Beziehungsschwierigkeiten bringen. »Therapeuten äußern sich hell begeistert über das schnelle innere Wachstum und die Einsichten schwangerer Frauen«, schreiben Baldwin und Richardson in *Pregnant Feelings*. Vielleicht wünschst du dir, daß diese Kurzzeit-Therapie deine Beziehung zu deiner Mutter oder deinem Partner verändert oder das Bild, das du von dir selbst als Mutter hast. Vielleicht empfindest du das Bedürfnis, *Das Drama des begabten Kindes* von Alice Miller zu lesen; *Die Mutter-Tochter-Revolution* von Debold, Wilson und Malavé oder *Leben aus der Kraft der Göttin* von Marion Woodman. Vielleicht bringst du auch mal eine Stunde in der Selbsthilfe-Ecke einer guten

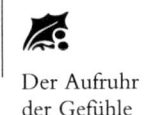

Buchhandlung zu und suchst dir Bücher über einen Aspekt deiner selbst aus (nur einen bitte!), den du während deiner Schwangerschaft genauer erforschen möchtest. Tagebuchschreiben ist eine unschätzbare Hilfe, wenn du etwas über dich selbst lernen willst. Pick dir ein Thema heraus, von dem du glaubst, daß es in deinem Leben noch nicht vollständig gelöst ist, und schreib dann jeden Tag darüber, eine ganze Woche lang.

Ich habe Angst, mich oder andere Menschen mit meinen Gefühlen zu verletzen

Viele von uns haben Angst, daß ihre Gefühle sie kaputt machen könnten (vor allem, wenn sie zuviel Sylvia Plath gelesen haben), oder sie hegen die unbegründete Furcht, daß sie Menschen verletzen könnten, die ihnen am Herzen liegen. Aber es gibt einen feinen Unterschied zwischen der innerhalb gewisser Grenzen nötigen Selbstkontrolle und dem Abwürgen aller eigenen Bedürfnisse um des lieben Friedens willen.

Frag dich selbst, bevor du den Mund aufmachst: »Wird das, was ich jetzt sagen will, zwischen mir und dem anderen auf lange Sicht gesehen zu innerem Wachstum führen?« oder »Weshalb will ich das sagen, was mir gerade auf der Zunge liegt?« Stell dir diese Fragen mit absoluter Ehrlichkeit selbst, sonst dienen sie nur der Selbsttäuschung. Wenn du später bemerkst, wie du dich selbst mit Sätzen wie »Ich wollte ja nur ehrlich sein« oder »Ich habe ja nur gesagt, was ich dachte« rechtfertigst, dann solltest du überprüfen, warum du diese Dinge gesagt hast. Wenn du solche Fragen behutsam einsetzt, dann geben sie dir die Möglichkeit, einen bewußten Dialog zwischen deinem rationalen und deinem emotionalen Selbst zu schaffen, ohne einen der beiden Teile zu verleugnen. Dies ist das gesunde Gleichgewicht, das wir alle erreichen wollen. Was nicht heißen soll, daß das einfach wäre!

Wenn du dich in der Außenwelt bewegst, vor allem am Arbeitsplatz, wo Gefühle scheinbar wenig Raum haben, kannst du eine beobachtende Haltung einnehmen. Sieh dem wilden Strom deiner Leidenschaften oder deines Hasses ohne Schuldgefühle zu, ohne ihn zu beurteilen, aber auch ohne ihn zu beeinflussen. Stell dir deine Emotionen als vorbeifließenden Strom vor, den du vom Ufer aus betrachtest. Stell dir vor, du bist ein gelassener buddhistischer Mönch, der beobachtet, wie der Fluß des Lebens an ihm vorüberzieht.

Schreib alles in dein Tagebuch, was du den Leuten sagen möchtest, aber nicht kannst. Oder schreib ihnen Briefe, die du nicht abschickst oder hinterher verbrennst, schreib deinem Chef, was er für miese Tricks draufhat, deiner Schwester, wie sauer du darüber bist, daß sie krank ist, deinem Partner, wie sehr du an seiner Eignung als Vater zweifelst. Verbirg deine Befürchtungen nicht vor dir selbst, aber behalt sie für dich.

Behandle dich selbst mit soviel Achtung und Zuneigung, wie du nur aufbringen kannst.

Eine Stimmung ist manchmal nicht mehr als eine Stimmung

Wenn das, was ich sage, sich so anhört, als müsse jedes Gefühl in der Schwangerschaft ein Anlaß zu großem persönlichen Wachstum sein, dann will ich dich (und mich) daran erinnern, daß eine Stimmung manchmal einfach dadurch entsteht, daß du nicht genügend Proteine zu dir genommen oder zu viele Schokoriegel gegessen hast. Es kann auch sein, daß du dich ganz einfach über einen rücksichtslosen Fahrer oder eine Schlaftablette von Verkäufer geärgert hast. Oder du hast dir mehr und immer mehr zugemutet und nicht auf dich aufgepaßt (was dieses Buch schnell abstellen wird). Vielleicht wolltest du aber auch nur alles auf einmal schaffen, was ganz schön strapaziös ist. Wenn ein Gefühl einfach nur ein Gefühl ist, dann entspann dich bei inspirierender Musik. Iß ein Paar Cracker mit Käse oder einen Vollkorn-Hotdog mit einem nitrat-freien Truthahnwürstchen oder ein Eis aus fettarmem Joghurt mit heißer Karamelsoße. Lach über dich selbst. Es ist doch wirklich komisch, wenn man wegen der Telekom-Werbung in Tränen ausbricht. Zieh dir die Schmusedecke über den Kopf, und schlaf ein wenig.

Ich bin deprimiert

Depressionen während der Schwangerschaft werden meistens vollständig ignoriert. Sogar enge Freunde wollen mitunter nichts davon wissen, daß du nicht in das Schema der überglücklichen werdenden Mutter paßt, die zufrieden ihren Bauch tätschelt. Das kann dazu führen, daß du dir vor-kommst wie ein Marsmensch und doppelt so mürrisch wirst, weil du nur noch allein sein möchtest.

Der Aufruhr
der Gefühle

Für Hinweise auf
Beratungsstellen,
siehe *Literatur und
Tips* in: *Nach der
Geburt: Wie du mit
deinen Emotionen
zurechtkommst*

Viele schwangere Frauen leiden unter leichten Depressionen. Wenn dir deine Niedergeschlagenheit aber Angst macht, weil sie so groß ist, so lange dauert oder so plötzlich auftritt, dann solltest du darüber reden. Wenn du Selbstmordgedanken hast, unfähig bist zu arbeiten, wenn du überlegst, ob du die Schwangerschaft nicht doch besser abbrichst, obwohl du dich schon entschieden hast, das Kind zu behalten, wenn du keine Unterstützung bei Familie und Freunden findest, wenn du unter quälenden Anfällen von Übelkeit leidest oder als Kind mißbraucht wurdest, wenn du bei einer früheren Schwangerschaft postnatale Depressionen hattest oder allgemein zu depressivem Verhalten neigst, dann *hol dir Hilfe*. Sprich mit deinem Arzt oder deiner Hebamme darüber. Wenn er oder sie deine Gefühle nicht ernst nimmt, dann such dir eine Organisation, die dich betreuen kann. Such dir jemanden, der für die manchmal sehr starken Konflikte und Belastungen in der Schwangerschaft Verständnis hat. (Obwohl diese Organisationen meist auf die Hilfe bei postnatalen Depressionen spezialisiert sind, können sie dir auch bei Problemen während der Schwangerschaft helfen.)

Du bist nicht verrückt. Du bist keine schlechte Mutter. Und du mußt keineswegs still vor dich hin leiden, weil deine bevorstehende Mutterschaft in dir Zweifel und Konflikte wachruft. Mach dir klar, daß, wenn du dich in Behandlung begeben hast, die Aufgabe deines Therapeuten nicht darin besteht, dir Schuldgefühle zu vermitteln oder Druck auf dich auszuüben, damit du dem herrschenden Ideal der glücklichen Mutter entsprichst. Sein Job ist es, dir zu helfen, damit du besser zurechtkommst, damit du weiterleben kannst und die Entscheidungen triffst, die am besten für dich sind. Hilfe zu suchen kann der höchste Akt der Selbstliebe sein.

Siehe: *Tu dir gut während der Schwangerschaft* und *Zwiespältigkeit: Wie man um den Wandel trauert!* Und: *Ich will zu meiner Mama!* Dort findest du hilfreiche Anregungen.

»Während meiner Schwangerschaft habe ich mich so richtig fertig gefühlt. Ich hatte wirklich weniger Selbstbewußtsein. Ich fühlte mich wie eine alte Frau, die sich als junges Mädchen verkleidete. Wer bist du denn, daß du schwanger geworden bist? Ich schämte mich für meinen dicken Bauch«, schilderte eine alleinstehende Mutter, die mit etwa 40 Jahren ein Kind bekam, ihre Gefühle. Andere Frauen erzählten, sie hätten sich zu jung gefühlt, so als würden alle sie anstarren und sich fragen, ob sie denn auch verheiratet seien, ob sie schon »gelebt« hätten. Wenn dir das bekannt vorkommt, dann solltest du an deinem Glauben an dich als eine wundervolle Person, die die richtige Entscheidung getroffen hat, arbeiten. Es gibt Selbsthilfegruppen für alleinstehende Mütter, junge Mütter, lesbische Mütter und für Mütter über 40. Wenn du zu deprimiert bist, um dich

Der Aufruhr
der Gefühle

einer Gruppe anzuschließen, dann tu alles, was möglich ist, um dich selbst zu verwöhnen. Erlaub dir, unglücklich zu sein, aber übe dich bitte nicht im Gedankenlesen. Bist du sicher, daß jeder deine Schwangerschaft unmöglich findet? Stell deine Wahrnehmung auf die Probe, indem du dich fragst »Woher weiß ich eigentlich, was andere über mich denken?« Oder frag die Menschen, die du liebst und denen du vertraust, was sie darüber denken.

Befrachte deine Gefühle nicht auch noch mit Schuldgedanken, und laß dich nach Möglichkeit nicht vom Idealbild der perfekten Mutter verrückt machen. Wir tun alle das, was uns möglich ist, auch während der Schwangerschaft. Jede von uns kennt Gefühle von Zwiespältigkeit und Bedauern. Einige Ärzte und Therapeuten glauben, daß der Fötus im Bauch der Mutter alles empfindet und erfährt, was sie fühlt, auch ihre unbewußten Gefühle. Ich sage dir, das Kind, das du erwartest, ist nicht *Big Brother*. Es bekommt nicht jede deiner Emotionen mit, es sieht deine Konflikte und den Wirrwarr deiner Gefühle nicht und rümpft auch nicht mißbilligend die Nase. *Du hast ein Recht auf deine Gefühle*. Auch *dein* emotionales Wohlbefinden ist wichtig, denn auch hier trifft der Grundsatz zu: Gönn dir selbst Liebe und Zuwendung, dann tust du das Beste für dein Baby.

Untersuche deine Depression. Sprich in deinem Tagebuch mit ihr: Schreib groß über die nächste Seite: »Depression, was willst du mir sagen?« Atme ein paar Mal tief durch, und warte darauf, daß die Antwort in dir aufsteigt. Benutze nicht deine dominante Hand (die, mit der du normalerweise schreibst), wenn du aufzeichnest, was deine Depression dir zu sagen hat. Frag sie alles, was dir in den Sinn kommt. Vielleicht hast du das Gefühl, jetzt ein für alle Mal aufzuräumen. Fein, mach weiter so. Schreib, bis du den Eindruck hast, fertig zu sein. Und laß es zu, wenn nichts kommt. Versuch es später noch mal.

Verwöhn dich mit soviel gesunder Selbstzuwendung, wie du nur erübrigen kannst. Das kann dich vor einer Verschlimmerung deiner Depression nach der Geburt bewahren.

Für natürliche Hilfe bei Depressionen, siehe: *Anhang: Kräuter, Öle und andere natürliche Wohltaten*

Wenn du befürchtest, daß deine Depression sich nach der Geburt verschlimmert, dann erkundige dich schon vorher nach Hilfsmöglichkeiten an deinem Wohnort. Sag deinem Partner oder einem Freund, daß du

Der Aufruhr
der Gefühle

Für Hinweise auf
Beratungsstellen und
Bücher, siehe: *Nach
der Geburt: Überleben
und Wachsen;* außer-
dem *Literatur und
Tips*

möglicherweise Hilfe brauchen wirst. Sorge dafür, daß diese Person vorher etwas über postnatale Depressionen liest, so daß er oder sie wirklich helfen kann. Sammle all diese Informationen, und bewahre sie in deiner Mappe für die Zeit nach der Geburt auf.

LITERATUR UND TIPS:

Debold, Elizabeth, Marie Wilson und Idelisse Malavé: *Die Mutter-Tochter-Revolution.* Rowohlt 1996.

Miller, Alice: *Das Drama des begabten Kindes und die Suche nach dem wahren Selbst.* Suhrkamp 1983.

Woodman, Marion: *Leben aus der Kraft der Göttin. Eine psychologische Studie über die Neugeburt des Weiblichen.* Ansata, 1988. Ein Buch über Bewußtheit, darüber, wie man sich selbst erlaubt zu fühlen. Auch über Verwandlung: Wir sind nicht länger, was wir waren, und noch nicht, was wir sein werden.

Baldwin, Rahima und Terra Palmarini Richardson: *Pregnant Feelings. Developing Trust in Birth.* Celestial Arts, 1986. Ein sehr hilfreiches Buch, wenn du deinen Gefühlen in bezug auf die Geburt nachspüren möchtest.

WIE BEZIEHE ICH MEINEN PARTNER EIN?

TU DAS:

- Wenn du Angst hast, daß dein Partner dich verläßt (ein weit verbreitetes Gefühl).

- Wenn du dich nach Aufmerksamkeit und Zuwendung von deinem Partner sehnst.

- Wenn dein Partner Sachen denkt wie »Ich kann meinen Fußballabend am Montag schon mal für zwei, maximal drei Wochen sein lassen, aber dann sollte alles wieder normal laufen.«

- Wenn du deinem Partner die Hand reichen und ihm Sicherheit geben möchtest.

WAS DU DAZU BRAUCHST:

Zeit für euch beide, in der ihr miteinander reden könnt.

Dinge, die ihr beide gerne tut – Spaziergänge durch das Herbstlaub, den ganzen Tag im Bett liegen und Tee trinken, Eisfischen, auf Vernisagen gehen, in der Abenddämmerung träumend in einer Hollywoodschaukel sitzen.

Genügend Mut und Zeit, um euch mit dem auseinanderzusetzen, was ihr als Eltern voneinander erwartet.

WORUM GEHT'S?

Deinen Partner in die Schwangerschaft mit einzubeziehen ist ein ganz wichtiger Teil deines Wohlfühlprogramms während dieser Zeit. Und auch wenn du allein lebst, ist es von großer Bedeutung, einen Partnerersatz zu finden, d. h. jemanden, der Freud und Leid der Schwangerschaft mit dir teilt. Das können auch mehrere Personen sein. Möglicherweise brauchst du jemanden, der dich bei den gewaltigen Veränderungen in deinem Körper und deiner Seele unterstützt. Du brauchst die Versicherung, daß du immer noch anziehend bist und daß das Leben nach der Geburt weitergeht. Oder du möchtest deine Sorgen und Phantasien jemandem mitteilen. So erhält deine Beziehung für dein Wohlbefinden und dein Bild von dir selbst als Mutter zentrale Bedeutung.

Vielleicht hast du Angst, daß das Kind (oder ein weiteres Kind) eure Beziehung beeinträchtigt. Das muß nicht so kommen, aber es ist unumgänglich, euch auf die kommenden Veränderungen in eurem Leben vorzubereiten. Die Paare, bei denen das klappt, haben einiges gemeinsam: Sie haben ihre gegenseitigen Erwartungen aufeinander abgestimmt.

Sie verfolgen weniger individuelle Ziele, sondern sehen sich selbst als Familie. Sie haben gelernt, mit Streß umzugehen, ohne sich am Partner abzureagieren. Sie haben gemeinsame Interessen. Sie haben verstanden, daß das Baby ihre Ehe oder Partnerschaft verändern wird. Sie haben Wege gefunden, auf konstruktive Art und Weise miteinander zu reden und zu streiten. Und sie sind bereit, sich mit den Erinnerungen an die eigene Kindheit auseinanderzusetzen, die das Kind unweigerlich aufrühren wird. Bevor du jetzt in Depressionen versinkst, mach dir klar, daß diese lange Liste eine perfekte Partnerschaft umschreibt. Kein Mensch ist auf Anhieb so. Bei dieser Entwicklung handelt es sich um einen *Prozeß*. Es ist weder möglich noch nötig, eure Beziehung »babyfest« zu machen. Aber du kannst dich während der Schwangerschaft dem Thema »Veränderung« zuwenden. Paare, die sich weigern, die Veränderungen in ihrem Leben und ihrer Beziehung zu akzeptieren, und ihre Beziehung einfach so weiterlaufen lassen, geraten oft unweigerlich in Schwierigkeiten.

WAS IHR FÜR EUCH TUN KÖNNT:

Nehmt euch Zeit fürs Vergnügen

Macht eine Spritztour irgendwohin, nur ihr beide, bevor das Baby kommt. Die beste Zeit für so etwas ist normalerweise von Ende des dritten bis Anfang des siebten Monats. Tut vor allem die Dinge zusammen, die euch am Anfang eurer Beziehung soviel Spaß gemacht haben. Und denkt auch darüber nach, wie es wäre, etwas zu tun, was ihr immer schon tun wolltet und was nach der Ankunft des Babys ziemlich schwierig zu realisieren sein wird.

Es sagt sich so leicht dahin: »Oh ja, wir werden eine sehr romantische Zeit haben, bevor das Baby da ist.« Aber dann vergehen die Monate schneller, als du dachtest. Die Vorbereitungen für das Baby fressen eine Menge Zeit, häufig arbeitet einer von euch mehr, weil ihr den Job behalten, Überstunden ansammeln oder einfach etwas auf die Seite legen wollt, und schließlich steht der entscheidende Tag vor der Tür. Hängt einen Kalender an einen Ort, wo ihr beide ihn sehen könnt. Versucht, jedes Wochenende etwas gemeinsam zu unternehmen. Ihr werdet das vielleicht nicht an jedem Wochenende schaffen, aber wenn ihr es versucht, dann klappt es zumindest jedes zweite Wochenende.

Wenn ihr bereits ein Kind habt, werdet ihr eure Zeit mit ihm verbringen wollen, aber achtet darauf, daß ihr auch als Paar etwas unternehmt.

Sammelt positive Geschichten über Paare, die Eltern geworden sind

Kris und ihr Mann hatten wirklich Angst, daß ihre Beziehung auseinanderbrechen würde. Was sie brauchtes, waren »Geschichten über sich verändernde Partnerschaften, die ihnen Mut gaben. Was hieß denn überhaupt Veränderung? Wie ›anders‹ war anders? Wie sind andere Leute damit umgegangen?« Jackie war ziemlich »wütend darüber, daß alle Welt einem sagt: ›Es wird alles anders werden.‹ Wenn man sie aber fragte, was sie denn damit meinten, antworteten sie nur: ›Du wirst schon sehen.‹« Schaut euch nach Paaren um, die ehrlich, ausführlich und (vor allem) positiv über ihre Erfahrungen als Eltern sprechen wollen. Das erfordert vielleicht ein wenig Mühe bei der Suche, aber es gibt durchaus Menschen, die euch eure Fragen beantworten wollen.

Aber er ist einfach nicht so aufgeregt wie ich: Wie man seinem Partner die Hand reicht

Gerade wenn du am dringendsten jemanden brauchst, mit dem du diese Erfahrung teilen kannst, zieht dein Partner sich zurück. Er arbeitet bis in die späten Abendstunden. Euer Sexualleben löst sich in Nichts auf (wenn nicht schon deine Übelkeit und Müdigkeit dafür gesorgt haben). Du nimmst ihm diesen Mangel an Aufmerksamkeit und Zuwendung übel, was die Beziehung immer tiefer in den Abgrund geraten läßt. »Er selbst und alle anderen erwarten, daß er freudig, stark und frei ist, uns so spielt er dies vor, während seine inneren Ängste uns Sorgen immer stärker werden. Er wünscht sich verzweifelt, tröstend umsorgt zu werden wie seine Frau, kann aber nicht darum bitten, und so zieht er sich in ein unerreichbares Exil zurück, so daß er sich noch ausgeschlossener fühlt.« So schreibt Brad Sachs in *Unser erstes Kind. Krisen und Chancen der Eltern* (S. 84). Dein Ehemann oder Partner erlebt vielleicht genauso starke Empfindungen wie du. Nur darf er sie nicht ausleben. Du darfst emotional unausgeglichen sein. Von ihm aber erwartet man, daß er unverändert zu deiner Unterstützung bereitsteht.

Wie beziehe ich meinen Partner ein?

Und so nutzt er seine stoische Haltung vielleicht, um mit seinen starken negativen Gefühlen fertigzuwerden, zieht sich verwirrt zurück, gerade wenn er dir möglichst viel Zuwendung geben möchte und sie ebenfalls dringend benötigen würde. Noch komplizierter wird es, wenn dein Partner im Hinblick auf die Schwangerschaft keinerlei Unsicherheit oder Konflikt empfinden, sondern Sicherheit und Stärke ausstrahlen soll, so daß du deine Unsicherheit und deinen Konflikt sicher ausleben kannst. Wenn du ihn fragst: »Warum bist du eigentlich überhaupt nicht aufgeregt?«, dann treibt ihn das vielleicht noch weiter weg von dir. Zu sich selbst sagt er dann vielleicht: »Ich *bin* ja aufgeregt, aber ich bin auch ängstlich, traurig, unsicher. Und ich glaube nicht, daß das in Ordnung ist.«

Gerade in einer engen Beziehung verschwimmen manchmal die Grenzen zwischen dem, was du empfindest, und dem, was dein Partner fühlt. Es ist daher sehr wichtig, zu sehen, wie er für sich deine Schwangerschaft erlebt, und herauszufinden, mit welchen Gefühlen er sich herumschlägt.

Siehe: *Zwiespältigkeit: Wie man um den Wandel trauert!* Dort werden Partner-Rituale beschrieben. Außerdem: *Wie du nach der Geburt von deinem Partner die Zuwendung erhältst, die du brauchst!: Zweifel (mit-)teilen.* Dort findet ihr eine Übung, die euch hilft, euch gegenseitig eure Zweifel mitzuteilen.

Sprich mit ihm über deine eigenen Zweifel, was das Muttersein betrifft. Sag ihm, daß die Opfer und die Veränderungen, die die Elternschaft für euch beide mit sich bringen wird, auch in dir zwiespältige Gefühle hervorrufen. Frag ihn, ob es ihm genauso geht. Behalt dabei im Hinterkopf, daß er sich durch dein Hilfsangebot vielleicht »entdeckt« fühlt, *gerade wenn* es ihm so geht. Möglicherweise sind mehrere Anläufe nötig.

Eine Studie hat ergeben, daß Männer sich während der Schwangerschaft mehr um ihre Partnerin sorgen, als sie selbst es tut. Achte darauf, ob er sich um dein physisches Wohlergehen sorgt, und nimm das als Zeichen der Anteilnahme. So kannst du vielleicht sein ewiges Genörgel über dein Eßverhalten in einem freundlicheren Licht sehen. Nimm ihn auch zu deinen Vorsorgeterminen mit, so daß er deinem Arzt oder Gesundheitsberater Fragen stellen kann.

Nutze bestimmte Gelegenheiten, um ihn nach seinen Gefühlen als werdender Vater zu fragen: wenn du auf einem Versicherungsformular den »Namen des Vaters« eintragen mußt, wenn ihr zusammen ein Kinderbett kauft oder gebrauchte Kinderkleidung bei einer Tante abholt. Versuch's mit einfachen Fragen wie: »Wenn ich diese Babysachen ansehe, kommt unser Kind mir viel wirklicher vor. Wie geht es dir dabei?« Damit kannst du die »Gesprächskugel« schon mal ins Rollen bringen.

Fang früh damit an, euer Heim »babysicher« zu machen. Mit dieser Art von Aktivitäten können Männer meistens mehr anfangen. Entfernt giftige Pflanzen, setzt Plastikschoner über zu scharfe Ecken und Kanten, steckt Kindersicherungen in die Steckdosen, die ihr nicht so häufig braucht. Bitte ihn, allein weiterzumachen, weil dich ganz plötzlich ein Unwohlsein überkommt.

Wenn du zum Ultraschall gehst, laß ein Bild von eurem Baby machen, und häng es an die Kühlschranktür, wo er es jeden Tag sehen kann.

Gemeinsam einen Namen auszusuchen ist ebenfalls eine schöne Gelegenheit, um miteinander ins Gespräch zu kommen, über eure Familienerfahrungen und eure Vorstellungen in bezug auf das heranwachsende Baby zu sprechen. Geht miteinander in eine Buchhandlung, und sucht in der Mutter-Kind-Ecke nach Büchern mit Namen. Wenn ihr sie durchblättert und euch verschiedene Namen überlegt, frag deinen Partner, weshalb er manche Namen schön findet und woran sie ihn erinnern. Wenn er euer Kind unbedingt nach jemandem in seiner Familie nennen möchte, dann finde heraus wieso. Eine Warnung: Den Namen für das Kind zu finden kann zu einem Machtkampf ausarten. Dies ist vielleicht der erste Punkt, an dem ihr lernen müßt, euch zu einigen und Kompromisse zu schließen. Wenn ihr schnurstracks auf einen Streit zusteuert, tretet einen Schritt zurück, und fragt euch selbst: »Wie werden wir mit diesen unterschiedlichen Auffassungen umgehen, wenn das Kind da ist?«

Könnt ihr euch eine »Vatergruppe« vorstellen? Da Männer sich nun mehr um die Erziehung ihrer Kinder kümmern, leiden sie unter denselben Zweifeln, unter derselben Isolation wie Mütter. Mit einem Unterschied: Aus gesellschaftlichen Gründen können sie sich noch immer nicht einfach öffnen und um Hilfe bitten. Statt immer nur Frauen zusammenzutrommeln, könntest du eine Freundin bitten, auch einmal eine Paar- oder eine Elternparty zu veranstalten. Bitte alle darum, ihre guten Wünsche an dich *und* deinen Partner zu richten.

Hilf deinem Partner, andere werdende oder frisch gebackene Väter kennenzulernen. Ein Geburtsvorbereitungskurs, der ebenso auf die Bedürfnisse von Vätern eingeht, wäre wohl das Beste. Bedauerlicherweise sind solche Kurse selten. Einfach nur mit anderen Männern, die gerade dieselbe Erfahrung machen, zusammenzusein, ohne groß zu reden, hilft häufig schon, das Gefühl von Isolation und Streß abzubauen.

Wie beziehe ich
meinen Partner ein?

Werdende Väter haben oft lebhaftere Träume als üblich und erinnern sich besser daran. Mach es dir zur Gewohnheit, ihn zu fragen: »Was hast du letzte Nacht geträumt?« Hör ihm zu, ohne ihn zu unterbrechen. Meditiere über die Symbole seines Traumes. Gestatte ihnen, sich deinem Unbewußten mitzuteilen.

Führt ein abendliches Ritual ein, bei dem ihr beide die Hände auf deinen Bauch legt und euch vorstellt, wie das Baby darin sicher schwimmt. Sprecht abwechselnd mit ihm oder ihr. Ihr könnt ihm mitteilen, was ihr heute getan habt, oder ihr sagen, wie sehr ihr euren Partner liebt. Ihr könnt ihm ein Gebet für seine sichere Ankunft widmen oder ihr gute Nacht und süße Träume wünschen.

Siehe: *Literatur
und Tips*

Such nach Zeitungsartikeln oder Büchern, die sich um die Herausforderungen und Bedürfnisse eines werdenden Vaters drehen. Laß sie auf der Toilette liegen, leg sie neben seinen Lesesessel oder in seinen Aktenkoffer. Möglichst dorthin, wo er sie in Ruhe lesen kann. Frag ihn nicht, ob er sie gelesen hat.

Siehe: *Wie du einen
tollen Gesundheits-
berater findest:
Die magische Wirkung
einer »rechten Hand in
Sachen Geburt«*

Viele Männer haben Angst davor, während der Wehen etwas falsch zu machen. Du kannst deinem Partner helfen, indem ihr eine Doula engagiert oder zusammen in Geburtsvorbereitungskurse für Paare geht. Sag ihm genau, was du von ihm erwartest. Und daß seine Gegenwart das Allerwichtigste ist.

Wenn du mit einer Frau zusammen bist

In einer lesbischen Partnerschaft bringt eine Schwangerschaft ganz spezifische Probleme mit sich. Die Tatsache, daß deine Partnerin nicht körperlich zum Elternteil wird, führt vielleicht zu schwierigen und schwer zu formulierenden Ängsten. (Sie fürchtet vielleicht, für das Kind nicht so wichtig zu sein, und du denkst möglicherweise, daß deine Gefühle für das Baby immer stärker sein werden als ihre.) Oder ihr macht euch Sorgen, weil ihr wißt, daß ihr euch von traditionellen Familien unterscheidet und daß euer Kind das zu spüren bekommen wird. Formale Schwierigkeiten, wie der ganze Papierkram bei der Adoption durch den nicht-biologischen Elternteil oder die Tatsache, daß ihr einfach keine Familienversicherung abschließen könnt, können euch zu schaffen machen. Vielleicht ängstigt euch auch der Gedanke an einen möglichen Prozeß um das

Sorgerecht von seiten des Samenspenders oder des biologischen Vaters. All diese Probleme erschöpfen euch, so daß ihr euch über alles und jedes streitet, sei es das Coming-out an der Arbeitsstelle oder die Politik. Aber genau diese Themen können eure Partnerschaft und eure junge Familie auch stärken.

Das Beste, was ihr tun könnt, ist, euch eine eigene kleine »Gemeinde« zu schaffen. Andere lesbische oder schwule Eltern, Mütter, die allein leben, Familienmitglieder, die euch unterstützen, Freunde, die euch lieben: diese Art von sozialem Netz vermittelt euch die Sicherheit, daß es außer euch selbst auch noch andere Menschen gibt, auf die ihr euch verlassen könnt. Das vermindert den Druck.

Achtet darauf, eure Wut über diese unterentwickelte Welt (über eure Familie, die von euch nichts wissen will, über den Job, wo ihr alles geheimhalten müßt) nicht regelmäßig an eurer Partnerin auszulassen.

Sprecht über eure Ängste. Nehmt euch Zeit und erfüllt eure Träume mit Leben: Wie sieht eure ureigenste Vorstellung von Familie aus? Welche Rituale, welche Bräuche wollt ihr einführen?

Nehmt einige der Ideen aus diesem Kapitel auf. Tu alles, damit deine Partnerin an deiner Schwangerschaft teilhaben kann. Geht miteinander in einen Geburtsvorbereitungskurs − aber stellt vorher sicher, daß die Kursleitung keine Vorurteile gegen lesbische Eltern hat.

Werde dir immer wieder deiner Gefühle bewußt, und versuch, sie zu teilen, auch wenn du dabei Dinge zur Sprache bringen mußt, die möglicherweise lange zurückliegen.

Wie ihr euch eure Erwartungen bewußtmachen könnt

Anfängliche Schwierigkeiten zwischen euch als Paar oder als Eltern lassen sich verhindern oder wenigstens abmildern, wenn ihr miteinander über eure Erwartungen sprecht. Du stellst dir vielleicht eure ersten Tage als junge Familie so vor: Ihr seid allein, hört klassische Musik und gluckt über dem Baby. Dein Partner aber sieht sich vielleicht umgeben von ein- und ausströmenden Besucherscharen, während Hunderte von Päckchen ankommen, das Telefon klingelt und sich selbst als vor Stolz strahlenden

Elternteil mittendrin. Da kommt Ärger auf euch zu, wenn ihr *jetzt* nicht darüber sprecht. Es ist lebenswichtig, daß ihr miteinander über eure Erwartungen an euch als Eltern sprecht.

Arbeitet mit den folgenden Fragen, um verschiedene Themen anzuschneiden. Ihr könnt euch vor dem Kaminfeuer zusammenrollen, unter dem Sternenhimmel liegen oder euch im Bett aneinanderkuscheln, während ihr *liebevoll* eure gegenseitigen Erwartungen herauszufinden versucht. Seid ehrlich zueinander. Sagt nicht, was ihr glaubt sagen zu müssen, sondern was ihr in euerem Innersten glaubt und erhofft.

- Wie stellst du dir die Wehen vor? Wie denkst du, werde ich reagieren? Und wie glaubst du, wirst du dich unmittelbar nach der Geburt fühlen?

- Was glaubst du: Wie wird unsere Heimkehr von der Klinik oder dem alternativen Geburtszentrum sein? (Oder, falls ihr eine Hausgeburt macht: Was wird geschehen, wenn die Hebammen weg sind?)

- Wie glaubst du, wird unser Kind aussehen? Wie wird es sein?

- Wie werden unsere Tage wohl aussehen, wenn wir alle beide nicht zur Arbeit gehen und unsere Zeit zu Hause verbringen? Stellst du dir eine Zeit voller Wärme, Entspannung und Glück vor? Oder eine höllisch stressige Zeit ohne Schlaf? Oder irgendwas dazwischen? Wer wird was tun?

- An welche Art von Hilfe von anderen denkst du z. B.?

- Wie wird unser »Alltagsleben« mit dem Baby aussehen? Ab wann glaubst du, hat sich alles eingespielt?

- Was sollen wir deiner Ansicht nach tun, wenn unser Baby ein »schwieriges« Kind wird, krank ist, zu früh zur Welt kommt, häufig Blähungen hat oder nachts nicht schläft?

- Meinst du, du kannst ein bißchen Zeit für mich erübrigen, wenn das Baby geboren ist?

- Und wie schaffst du dir Zeit für dich selbst?

- Wie stehst du zum Thema »Arbeit«?

- Was tun wir, wenn wir beide weiterarbeiten und das Baby krank wird?

- Welche Erwartungen hegst du in bezug auf deine Rolle als Vater/ Mutter?

- Welche Erwartungen stellst du an mich in meiner Rolle als Vater/ Mutter?

Ja, dies ist eine lange Reihe von Fragen. Versucht nicht, sie alle auf einmal abzuhaken. Behandelt jedesmal nur eine davon. Nutzt sie, um euch auf die Veränderungen in eurem Leben vorzubereiten, um euch näherzukommen. Macht euch keinen Druck damit. Aber wenn ihr die Beantwortung dieser Fragen weit von euch weist, dann fragt euch (liebevoll), weshalb. Und wenn euer Partner sich weigert, über diese Dinge nachzudenken, fragt auch hier nach dem Grund.

Eine andere Möglichkeit, euch eure Erwartungen bewußtzumachen, ist, abwechselnd folgenden Satz zu vervollständigen: Ich erwarte von dir, daß du _____ , wenn das Baby auf der Welt ist. Entspannt euch, und macht die Übung schnell, ohne Pausen für mögliche Kommentare. Wenn ihr das Gefühl habt, nun genug zu wissen, hört auf, und sprecht über die Punkte, wo ihr unterschiedlicher Ansicht seid. Einigt euch über grundlegende Dinge, wie z. B. : Wer steht nachts auf, wenn das Baby krank ist? Es ist sicher richtig, daß ihr nicht wissen könnt, wie sich euer Leben verändern wird, aber das heißt schließlich nicht, daß diese Veränderungen euch völlig unvorbereitet treffen müssen.

Wie wird sich das Kind auf unsere Beziehung auswirken?

Ein Schleier des Schweigens liegt über der Wirklichkeit des Elternseins, vor allem, was die unglaublichen Strapazen für die Beziehung betrifft. Männer fühlen sich gewöhnlich ausgeschlossen, Frauen sind emotional unausgeglichen und leiden unter hormonellen Schwankungen, und Babys denken üblicherweise nur an sich selbst und brauchen Unmengen von Aufmerksamkeit. »Wenn ihr noch kein System gefunden habt, wie ihr mit euren Meinungsverschiedenheiten umgeht«, meint Jill (zum ersten Mal Mutter), »dann ist jetzt gewiß

nicht die Zeit, sich eines zu schaffen. Ich wünschte, wir hätten uns gleich zu Anfang klargemacht, daß es stressig, ja manchmal geradezu schrecklich sein würde, daß wir es aber durchstehen, weil es uns beiden wertvoll ist.«

Dieses Zitat fiel mir auf, als ich Melinda Marshalls Buch *Good Enough Mothers* las, und meine erste Reaktion während meiner Schwangerschaft war: Ich hasse es, diesen Quatsch zu lesen. Ich hasse es, wenn alle Leute immer jammern, wie schrecklich es ist, Kinder zu haben. Wenn es so furchtbar und entsetzlich ist, wieso gibt es dann immer wieder Leute, die es tun? Für uns wird alles anders werden, sagte ich mir immer wieder vor. Es kann gar nicht so schlimm sein. Meine zweite Reaktion, jetzt, wo ich ein Baby habe, lautet: Du hast die Pflicht, andere Frauen vorzuwarnen. Richtig, es wird für jede Frau anders sein, aber *anders heißt nicht leicht.* Es mag unangenehm sein, das jetzt zu hören, aber es ist so wichtig, sich auf die kommenden Veränderungen in der Beziehung einzustellen. *Ein Kind zu haben bedeutet, daß du harte Zeiten durchmachen wirst.* Das Kind wird eure gegenwärtigen Meinungsverschiedenheiten noch verschlimmern und jeden Konflikt schmerzhaft deutlich hervortreten lassen.

Wenn du denkst, daß ihr nicht konstruktiv streiten oder nicht gut miteinander reden könnt, dann nehmt jetzt an einem Workshop für Paare teil. Geht zu einem Therapeuten, oder schreibt euch wenigstens den Namen eines guten Therapeuten auf, so daß ihr seine Adresse nach der Geburt zur Hand habt. Lest gemeinsam ein gutes Buch vor dem Schlafengehen. Das Paar ist das Herzstück der Familie. Lernt *jetzt,* wie ihr gut miteinander umgehen könnt.

Stellt euch auf das Schlimmste ein. Ich weiß, das hört sich furchtbar pessimistisch an, aber wenn ihr euch jetzt nicht in Gedanken mit Dingen wie Koliken, zuwenig Schlaf, monatelang kein Sex, dafür aber Besuch von den Großeltern, und der Jongliererei mit Arbeit und älteren Kindern anfreundet, dann macht euch auf ein schlimmes Erwachen gefaßt. Dies kann euch − zusammen mit all den anderen Problemen − den Rest geben.

Besucht gemeinsam andere Paare und bietet ihnen *gemeinsam* an, euch um ihre Kinder zu kümmern. Frag sie, was ihnen an ihrer Rolle als Eltern am meisten mißfällt. Und frag sie, was sie daran am meisten mögen.

Such nach Vorbildern, indem du über Eltern nachdenkst, die du kanntest (oder von denen du gehört/gelesen hast) und deren Art dir gefallen hat. (Das kann besonders für Mütter, die nicht ins traditionelle Rollenmodell passen, hilfreich sein.) Bitte deinen Partner, das gleiche zu tun. Tauscht euch dann über eure Vorstellungen aus. Konzentriert euch dabei auf die positiven Eigenschaften, die ihr gerne nachahmen würdet, und teilt euch mit, weshalb.

Sprecht darüber, welche persönlichen Wünsche oder Ziele jeder von euch opfern muß, damit ihr eine Familie werden könnt. Die Zeit und Energie, die du aufbringen mußt, um ein oder mehrere Kinder zu erziehen, wird dir in anderen Bereichen deines Lebens fehlen. Du mußt dein Leben nicht sofort zurechtschnippeln, aber es wäre wirklich super, wenn du dir über einige Veränderungen jetzt schon klarwirst. Ihr werdet wahrscheinlich nicht mehr beide täglich nach der Arbeit ins Fitneß-Studio gehen können. Auch die Skatrunde am Samstagabend wird wohl für einige Zeit flachfallen. Vielleicht kannst du auch nicht mehr so wie bisher in deinem Gemüsegarten arbeiten.

Siehe: *Was geschieht mit mir, wenn das Baby auf der Welt ist?: Erforsche dein sich wandelndes Selbst.* Macht die dort beschriebenen Übungen gemeinsam.

Sex

Dein Bedürfnis nach körperlicher Zuwendung verschwindet nicht einfach, wenn du schwanger wirst (obwohl es sich, gerade am Anfang, manchmal so anfühlen kann). Kein anderes Schwangerschaftsproblem ist wohl delikater, peinlicher und mehr mit Mißverständnissen überfrachtet als dieses (vom unfreiwilligen Abgang von Stuhl während der Wehen einmal abgesehen). »Was wird, wenn wir nie wieder miteinander schlafen können?«, »Schadet Sex während der Schwangerschaft dem Baby?«, »Ich fühle mich gar nicht mütterlich, weil ich immer Lust habe« und »Ich will keinen Sex, weil das Baby dabei zwischen uns liegt«. – Das sind nur einige von den üblicherweise geäußerten Sorgen. Fast alle Schwangerschaftsbücher behandeln das Thema Sex. Dort steht, daß du ruhig Sex haben kannst, daß Männer des öfteren damit Schwierigkeiten haben und daß du vielleicht überhaupt keine Lust haben wirst. Hier aber beschäftigen wir uns damit, was Sex mit deinem persönlichen Wohlbefinden zu tun hat und wie er dir helfen kann, den Weg der Veränderung in die Mutterschaft leichter zu gehen.

Wie beziehe ich meinen Partner ein?

Schreib mehrere Antworten auf die folgende Frage auf: »Was kann meine körperliche Beziehung zu meinem Partner während der Schwangerschaft für mich an Gutem bewirken?« Sei dabei ruhig einen Moment lang selbstsüchtig; denk *nicht* an die Bedürfnisse deines Partners. Teil ihm deine Ergebnisse mit, wenn ihr euch das nächste Mal entspannt aneinanderkuschelt. Wenn du davor Angst hast, dann starte ein Experiment, und bitte ihn zuerst um etwas, wovon du glaubst, daß er es sicher nicht geben möchte. Dein Partner kann nicht alle deine Bedürfnisse erfüllen, aber wenn du ihn zumindest darum bittest, wirst du dich besser aufgehoben fühlen.

Siehe die Fragen im Abschnitt »Erwartungen«. Nutz sie, um dir klarzumachen, welches Idealbild von Mutterschaft du hast.

Wenn dir nicht nach Sex ist, überleg warum − nicht weil du daran etwas ändern solltest oder weil es falsch ist, sondern damit du dich nicht schuldig fühlst. Bist du einfach zu erschöpft? Geht es dir nicht gut? In Ordnung. (Obwohl mir eine Frau erzählte, daß das einzig gute Mittel gegen ihre Übelkeit Sex war.) Oder glaubst du, daß Mütter keinen Sex haben? Wenn das der Fall ist, dann solltest du − zuerst allein, dann mit deinem Partner − herausfinden, welche Vorstellungen du vom Muttersein hast. Fühlst du dich häßlich? Vielen Frauen geht es so. Würde es vielleicht etwas ändern, wenn dein Partner sich öfter mal positiv über die Wandlung deines Körpers äußern würde? Hast du Bedenken, daß das Baby spürt, daß ihr miteinander schlaft und daß das falsch ist? Vielleicht bringt es etwas, wenn du einmal darüber nachdenkst, wie das Thema »Sex« bei euch zu Hause gehandhabt wurde, als du noch ein Kind warst. Du kannst auch mit deinem Partner darüber sprechen, wie ihr beide eure sexuelle Identität bewahren könnt, wenn das Baby da ist.

Siehe: *Was geschieht mit mir, wenn das Baby auf der Welt ist?: Der Mythos von der perfekten Mutter*

Wenn Sex dich ganz einfach kalt läßt, erklär deinem Partner, wie du dich fühlst, und *hört nicht auf, euch gegenseitig zu berühren*. Rhonda berichtete z. B., daß es für sie wichtig war, entspannende Massagen zu bekommen, statt zum Sex gedrängt zu werden. Sie konnte das ihrem Partner in einer annehmbaren Form beibringen. Unglücklicherweise wird dein abnehmendes oder nicht mehr vorhandenes Bedürfnis nach Sex nur sehr selten auf ähnliche Bedürfnisse bei deinem Partner treffen. Und sehr häufig wird in Beziehungen, wo ein Partner Lust auf Sex hat, der andere aber nicht, jede Berührung gleich suspekt, weil sie als Aufforderung zum Sex gesehen wird. Wenn das bei euch der Fall sein sollte, dann versucht, ob ihr euch nicht folgendermaßen einigen könnt: Ihr habt zwei Wochen lang keinen Sex (oder eine Woche oder die ersten drei Monate der Schwangerschaft − die Zeitspanne entscheidet ihr selbst). Während dieser Zeit berührt ihr euch sehr viel. Da ihr wißt, daß ihr auf keinen Fall im Bett landen werdet, wird dadurch keiner enttäuscht, und es fühlt sich keiner unter Druck gesetzt. Für Frauen in gleichgeschlechtlichen Partnerschaften ist dies normalerweise kein Thema, da die Berührung beim Sex meist ohnehin eine zentrale Rolle spielt.

Man fühlt sich schrecklich, wenn man nicht zum Orgasmus kommen kann. Eine Studie besagt, daß ein Viertel aller Frauen während der Schwangerschaft nicht regelmäßig zum Orgasmus kommt, vor allem in den letzten drei Monaten. Möglicherweise liegt das an der vermehrten Durchblutung der Geschlechtsorgane während dieser Zeit. Was auch immer der Grund dafür sein mag – reg dich nicht auf. Du bist nicht kalt und leidenschaftslos. Außerdem kann dir Sex trotzdem Spaß machen, wenn ihr euch wegen deines Orgasmus keinen Druck macht. Viele Frauen genießen es, ihrem Partner Lust zu verschaffen, um ihm nahe zu sein, obwohl sie selbst im Gegenzug lieber umarmt und gestreichelt werden wollen.

Aber auch wenn du viel Lust hast, stehst du damit nicht allein. Viele Frauen berichten, daß sie noch nie so scharf darauf waren und noch nie so starke Orgasmen hatten wie in der Schwangerschaft. Manche Frauen erlebten sogar zum ersten Mal einen Orgasmus. Eine andere erzählte mir, daß sie während dieser Zeit Orgasmen hatte, die sie im ganzen Körper spürte! Wieder andere berichteten, sie hätten viel häufiger masturbiert. Darüber hinaus ist Sex ein großartiger Weg, die Fruchtbarkeit eurer Beziehung zu feiern – schließlich hat das neue Leben in dir seinen Ursprung im Sex. All das kann dich so richtig heiß machen. Genieß deine Hitze!

Gefühllose Bemerkungen über deinen Körperumfang oder dein Gewicht können deinem Sexualleben mehr schaden als alles andere. Wenn das zwischen euch ein Problem ist, dann helfen euch vielleicht einige Übungen zum Thema »Achtung vor dem anderen«.

Siehe: Bin ich dick und häßlich oder rund und hübsch?: Anerkennung von deinem Partner

Wenn es um Sex geht, behalte immer die Probleme deines Partners im Auge. Vielleicht ist er nicht sicher, ob er dich und das Baby finanziell über die Runden bringt. Dieses Thema kann verheerende Auswirkungen auf seine Lust haben. Ebenso wie die Angst, das Baby vielleicht zu verletzen. Versichere ihm, daß bei einer normalen Schwangerschaft der Fötus völlig sicher ist und daß Sex ihm nicht schadet. Wenn du den Eindruck hast, daß der Druck, der auf ihm als »Versorger« der Familie lastet, die Libido deines Liebsten kaputtmacht, dann sprich mit ihm außerhalb des Schlafzimmers darüber. Teilt euch gegenseitig eure schlimmsten Befürchtungen mit. Die Trauer über die stattfindenden Veränderungen. Macht Witze darüber, wie es sein wird, wenn ihr Mami und Liebhaber seid. Zeig ihm, daß er immer die »Nummer eins« in deinem Herzen sein wird.

Wie dein Partner deine Ängste mildern kann

Ein Baby in sich zu tragen macht uns mit einer ganz erstaunlichen Mischung von Existenzängsten bekannt. Und es kann sehr hilfreich sein, diese Ängste mit deinem Partner zu teilen, aber nur, wenn er dir zuhören kann, ohne Dinge gleich abstellen zu müssen, denn viele deiner Ängste sind begründet. Sich ihnen zu stellen und mit ihnen zu leben ist Teil eures Lernprozesses als Eltern. Wenn du gerade einmal nicht von Angst und Sorgen bedrängt wirst, sag deinem Liebsten, daß er dir diese Befürchtungen nicht ausreden muß. Du brauchst nur jemanden, der dir zuhört, ohne dich für verrückt zu halten und ohne dir gleich Lösungen anzubieten. Dein Partner/deine Partnerin kann dir Bestätigung geben, dich im Arm halten, dich knuddeln, an deinen Sorgen teilhaben. Doch wenn er oder sie glaubt, Lösungen finden zu müssen, dann endet das Ganze vermutlich darin, daß du glaubst, er/sie habe dir nicht zugehört.

Wenn deine Ängste dich aber so sehr ausfüllen, daß du nicht mehr schlafen, deinen Pflichten nicht mehr nachkommen kannst, dann mußt du deinen Partner bitten einzugreifen. Angst kann lähmen. Wenn es möglich ist, teile deinem Partner mit, was er für dich tun kann: einen Therapeuten rufen, Schilder mit der Aufschrift »Mach dir keine Sorgen. Ich liebe dich.« rund ums Haus aufstellen, jede einzelne deiner Befürchtungen mit dir durchgehen und darüber sprechen, was man dagegen tun kann, dich im Arm halten und dir ins Ohr flüstern »Es wird alles gutgehen.« Wenn du nicht weißt, was dir guttun würde, bitte ihn trotzdem um Hilfe. Leide nicht alleine vor dich hin.

Abhängigkeit und gegenseitige Abhängigkeit

Die eigenen Vorstellungen von Individualität, Abhängigkeit und Abhängigkeit voneinander neu zu überdenken ist eine der bedeutendsten Veränderungen, die man vorzunehmen hat, wenn man Kinder bekommt. Fälschlicherweise wird sehr häufig angenommen, daß eine stärkere Abhängigkeit vom Partner die eigene Individualität beeinträchtigt. Diese Annahme wird auch auf die Beziehung übertragen: Wenn ihr ein Kind habt, beeinträchtigt das eure Identität als Paar. Das ist nicht wahr. Zumindest sollte es nicht wahr sein.

Wenn du dich sehr verletzlich, sehr abhängig fühlst, dann versuch einmal, deinem Liebsten deine Gefühle zu beschreiben. Verleih ihnen eine Stimme. Frag deinen Partner, wie er sich fühlt, wo du nun stärker auf ihn angewiesen bist.

Wenn du es unangenehm findest, auf jemanden angewiesen zu sein (was bei den meisten Frauen der Fall ist), mach folgende Übung: Bestimm ein paar Stunden, in denen du völlig von deinem Partner abhängig bist. Laß ihn dein Gericht wählen, wenn ihr auswärts essen geht. Oder mach dich total schlapp, und laß ihn deinen Körper herumtragen. Laß dein Liebchen dich baden. Wofür das gut sein soll? Weil es während der Geburt sehr nützlich sein kann, wenn du passiv sein kannst (hilft bei der Entspannung zwischen den Wehen). Und was noch wichtiger ist: Wenn du jetzt lernst, dich auf deinen Partner zu verlassen, läufst du weniger Gefahr, Supermami zu werden, die Allwissende, die für ihr Baby einfach alles tut und die allein weiß, was richtig ist.

Siehe: *Wie du nach der Geburt von deinem Partner die Zuwendung erhältst, die du brauchst!*: *Revierverhalten*

Überlegt gemeinsam, wie ihr eure Zweisamkeit auch *nach* der Geburt pflegen könnt. Wartet damit *nicht*, bis das Baby da ist. Macht eine Liste mit allen Dingen, die ihr gerne zusammen tut. Behaltet dabei im Auge, daß eure Zeit, eure Mittel und eure Freiheit eingeschränkt sein werden. Und legt sie an einen sicheren Platz, damit ihr sie nicht zwei Jahre später unter dem Werbeprospekt vom Pizzaservice findet.

Macht es euch zur Gewohnheit, euch gegenseitig regelmäßig zu fragen: »Wie kann ich dir während der Schwangerschaft helfen?« Allein diese Frage erinnert euch daran, daß jeder von euch während dieser Zeit Bedürfnisse hat, die der andere erfüllen kann.

Macht euch klar, daß es euer gegenseitiges Miteinander-verknüpft-Sein ist, das eure Familie am Leben erhält. So kann seine Art zu kochen wunderbar zu deiner Art passen, das Haus einzurichten. Sie ist die »Hüterin« des Scheckbuchs, aber er kümmert sich darum, daß die Hypothek

---

Wie beziehe ich
meinen Partner ein?

oder die Miete regelmäßig bezahlt wird. Du magst vorausplanen, an jedes Detail denken, aber er hilft dir, den Augenblick zu leben und dich zu entspannen.

LITERATUR UND TIPS:

BAMS − Beratung alleinstehender Mütter und Schwangerer e.V., Pfarrgasse 17, 69121 Heidelberg, Tel. 06221/41 99 15.

Verband alleinstehender Mütter und Väter − Bundesverband e.V., Von-Groote-Platz 20, 53173 Bonn, Tel. 0228/35 29 95.

Bullinger, Hermann: *Wenn Männer Väter werden.* Rowohlt, 1992. Schwangerschaft, Geburt und die Zeit danach im Erleben von Männern.

Sachs, Brad: *Unser erstes Kind. Krisen und Chancen.* Fischer 1995. Eine gut geschriebene und realistische Untersuchung der Veränderungen und Herausforderungen, die frischgebackene Eltern erleben, wenn sie ihre Ehe intakt halten wollen.

Shapiro, Jerold Lee: *Wenn Männer schwanger sind. Ängste, Sorgen und Bedürfnisse werdender Väter.* Verlag moderne industrie, 1988. Verständnisvolles Handbuch für Männer. Schneidet auch ernste Fragen an.

Epstein, Rick: *Rookie Dad.* Hyperion, 1992. Ein Vaterschaftstagebuch. Ein guter Tip, wenn dein Partner Angst vor Kleinkindern hat.

Lewin, Ellen: *Lesbian Mothers.* Cornell University Press, 1993. Lesbische Mütter erzählen von ihrem Alltag.

Pruett, Kyle D.: *The Nurturing Father.* Warner, 1987. Wie und warum Väter sich stärker engagieren sollten.

Nicht alles spielt sich in deinem Kopf ab. Wie du die körperlichen Probleme einer Schwangerschaft überstehst!

Tu das:

- Wenn du allein bei der Vorstellung, noch einmal auf die Toilette zu müssen, erschöpft aufstöhnst.

- Wenn du die Fähigkeit, alles etwas lockerer zu nehmen und zwischendurch auch einmal zu lachen, verloren hast, weil du es nicht mehr schaffst, deine Mahlzeiten bei dir zu behalten.

- Wenn niemand in deiner Umgebung dir glaubt, wenn du sagst: »Ich kann meine Augen einfach nicht mehr offenhalten. Ich versuch's ja, aber es geht einfach nicht!«

- Wenn du sicher bist, daß dieses grauenvolle Gefühl niemals aufhören wird.

Worum geht's?

Wenn du gerade zum hundertsten Mal über der Toilette hängst; wenn du wütend darüber bist, daß du so schlapp bist wie ein zwei Wochen alter Salatkopf; wenn du so starke Verstopfung hast, daß du dich fühlst, als seist du bereits in den Wehen, dann erinnere dich vor allem an die folgenden Dinge:

Dieser Zustand spielt sich nicht »in deinem Kopf« ab.
Er wird nicht ewig dauern.
Daß du diese Probleme hast, heißt nicht, daß du dein Baby nicht willst.

Was du dazu brauchst:

Nahrungsmittel, auf die du Appetit hast.

Einen der flüchtigen Augenblicke, in denen du alles, was geschieht, akzeptieren kannst.

Einen kuscheligen Platz, an dem du dich entspannen kannst. Ein Nest mit seidenen Bettüchern, Kissen und frisch gewaschener Schmusedecke.

Zu wissen, daß du das ganze Wochenende verschlafen kannst, wenn dir danach ist.

Vorhänge zum Verdunkeln des Zimmers.

Ein paar Witze, die schallendes Gelächter hervorrufen.

Nicht alles spielt sich in deinem Kopf ab. Wie du die körperlichen Probleme einer Schwangerschaft überstehst!

Die Vorstellung, daß körperliche Beschwerden während der Schwangerschaft, vor allem Übelkeit und Müdigkeit, sich nur im Kopf der Frauen abspielen, ist wirklich der Gipfel der Dummheit. Als ich unter morgendlicher Übelkeit litt, fühlte ich mich deshalb richtig schuldig: »Wenn ich eine *richtige* Frau wäre, eine, die alles packt, wenn ich mein Baby *wirklich* haben wollte, dann würde ich mich doch großartig fühlen.« Du fühlst dich vielleicht ein bißchen unter Druck: Du möchtest eine perfekte Schwangerschaft haben, weil das bedeutet, daß du als Frau überlegen bist, nicht etwa gefühlsduselig und schwächlich, und daß du dein Baby wirklich haben möchtest. Das alles ist absoluter Blödsinn. *Deine Schwangerschaft ist einzigartig.* Und jede Frau hat gewisse körperliche Probleme (so wie alle auch Angst und Zwiespältigkeit empfinden). Ob du jetzt eine »einfache« Schwangerschaft hast oder eine »schwierige« – das sagt nichts darüber aus, ob du eine gute oder schlechte Mutter oder Frau bist, um nur ein Beispiel für derartigen Unfug zu nennen. Mach dir keine Schuldgefühle! Und laß nicht zu, daß andere dir welche einreden!

Morgendliche Übelkeit, schwere Erschöpfungszustände und andere körperliche Schwangerschaftsprobleme gehen gewöhnlich einher mit unerwünschten Kritteleien, mangelndem Einfühlungsvermögen und heftigen Schuldgefühlen (teils selbst-, teils fremdverursacht). Partner, Verwandte und Freunde bewirken mit solchen Reaktionen, daß wir uns schlecht vorkommen, dumm oder psychisch angeschlagen. Such dir als Gegengewicht jemanden, der Verständnis für dich hat und so etwas schon selbst erlebt hat. Ich hatte das Glück, Kristina kennenzulernen, die mir sechs Monate voraus war und viel schwerwiegendere physische Probleme gehabt hatte. Es war so eine Erleichterung für mich, ihr zuzuhören, wenn sie erzählte, wie es ihr ergangen war und was ihr geholfen hat. Je schlechter es dir geht, um so wichtiger ist diese mitfühlende Unterstützung von anderen Frauen. Gerade wenn du wegen schweren Erbrechens oder sonstigen Beschwerden ins Krankenhaus mußt, ist es besonders tröstlich, mit Frauen zu sprechen, die auch schwierige Schwangerschaften hatten.

Siehe: *Anhang: Kräuter, Öle und andere natürliche Wohltaten.* Dort findest du Hinweise, die dir diesen Zustand erleichtern.

Du mußt nicht sinnlos vor dich hin leiden. Wenn du deine Beschwerden ernst nimmst und dir selbst Zeit und Aufmerksamkeit widmest, wirst du dich bald besser fühlen. Du verdienst es, dich um deine elementarsten Bedürfnisse zu kümmern. Sag dir das immer wieder vor, wenn dir die Sorge um dich selbst einmal zuviel wird.

WAS DU FÜR DICH TUN KANNST:

Übelkeit

Nicht alles spielt sich in deinem Kopf ab. Wie du die körperlichen Probleme einer Schwangerschaft überstehst!

Übelkeit kann lästig sein, anstrengend, peinlich, unangenehm, schrecklich und ermüdend. In einer Studie fand man heraus, daß 50 bis 80% der Schwangeren unter derartigen Beschwerden leiden. Einer anderen Studie zufolge klagen 36 bis 86% der Frauen über ständige Übelkeit, vor allem in den ersten drei Monaten. Leider ist über morgendliche Übelkeit bisher wenig bekannt. Die Medizin hat gerade erst angefangen, dieses Problem ernst zu nehmen. (Was für eine Überraschung!) Einige von euch werden diesen Zustand vielleicht gar nicht kennen: Das Gefühl, als würdest du dich rückwärts in einem kleinen Boot durch zehn Meter hohe Wellen kämpfen, wobei dir der Motor stinkende Abgase ins Gesicht bläst und du dich von Pökelfisch und angesäuerter Milch ernähren mußt. Super! Überspringt diesen Abschnitt einfach, wenn ihr zu den 20 % der Schwangeren gehört, die diesen Zustand nicht kennen. Was den Rest angeht: Probiert verschiedene Gegenmittel aus. Morgendliche Übelkeit ist so ein schwieriges Phänomen und über seine Ursachen ist so wenig bekannt! Möglicherweise ist deine Ideallösung bei deiner Freundin völlig fehl am Platz. Gib nicht auf, wenn etwas nicht hilft. Probier etwas anderes, probier dasselbe Mittel zu einem anderen Zeitpunkt, nimm mehr oder weniger davon, kombinier es mit einem anderen Mittel, versuch es später noch einmal – aber *bleib am Ball!* Und laß dir helfen! Morgendliche Übelkeit und Erschöpfung können dich so sehr auslaugen, daß du nicht mehr fähig bist, in den Supermarkt zu gehen, um eine Flasche Mineralwasser zu kaufen. Schon das Lesen dieser Zeilen kann für dich anstrengend sein. *Du brauchst jemanden, der deine Besorgungen für dich machen kann.* Bitte jemanden, daß er dir immer wieder gut zuredet, wenn es darum geht, neue Mittel gegen die Übelkeit auszuprobieren. Das wird dir auf jeden Fall ein bißchen Erleichterung verschaffen, vielleicht sogar ziemlich viel. Und diese Hoffnung hält dich aufrecht, bis die Übelkeit endgültig vergeht.

Schweres Erbrechen

Wenn du unter schwerem und andauerndem Erbrechen leidest, dann wird sich dies auf deine Einstellung zur Schwangerschaft und sogar auf das Muttersein auswirken. Das ist völlig normal. Leide dann bitte nicht im

Siehe: *Deine Hilfstruppe*

Nicht alles spielt sich in deinem Kopf ab. Wie du die körperlichen Probleme einer Schwangerschaft überstehst!

stillen Kämmerchen vor dich hin. *Sprich mit deinem Gesundheitsberater darüber.* Wenn er oder sie deine Beschwerden nicht ernst nimmt, geh zu jemand anderem. Vertrau mir: Du wirst dich bald besser fühlen, du wirst nicht sterben, und deshalb ist es wichtig, für Hilfe zu sorgen. Laß dich nicht von dem Gefühl überwältigen, du seist eine Versagerin, ein Jammerlappen oder ein Hypochonder. Hol dir Hilfe!

Praktische Tips

Für weitere Hinweise, siehe: *Ernährung: Deine Instinkte wiedererwecken*

Das einzig wirksame Mittel gegen Übelkeit war bei mir: Alles zu essen, worauf ich Appetit hatte, ohne Rücksicht darauf, ob es ungesund, schwierig zu bekommen oder teuer war. Frag dich selbst: »Was würde mir in diesem Augenblick helfen?« Miriam Erick empfiehlt in ihrem hervorragenden Buch *No More Morning Sickness* zu diesem Zweck die folgenden Fragen: »Würde ich mich besser fühlen, wenn ich etwas Salziges essen würde?« Oder etwas »Saures, Bitteres, Herbes, Süßes, Crunchiges, Knakkiges, Mildes, Zartes, Breiiges, Fruchtiges, Feuchtes, Trockenes, Sanftes, Pikantes, Aromatisches, Erdiges, Heißes, Kaltes, Dünnes, Dickes«? Die eherne Regel, daß Frauen sich immer zuerst um andere kümmern müssen, führt möglicherweise dazu, daß wir ein Lebensmittel, das wir eigentlich sofort bräuchten, nicht so schnell bekommen, daß wir es auch bei uns behalten können. Stell dir folgendes vor: Du hast Appetit auf etwas. Du hast dir erlaubt, das zu essen, was du wirklich möchtest, um diese Zeit zu überstehen. (Jede Kalorie, die du bei dir behalten kannst, ist eine nahrhafte Kalorie.) Und du brauchst jetzt sofort eine Pizza. Du willst niemanden bitten, dir eine zu besorgen. Dein Partner kann nicht kochen, also tust du es selbst – mit dem einzigen Ergebnis, daß dir von der Anstrengung und von den Kochdünsten so schlecht geworden ist, daß du sie nicht mehr essen kannst. Laß dir helfen! Je schlimmer die Übelkeit ist, um so eher mußt du loslassen, mußt bitten, dafür sorgen, daß man dir hilft, und notfalls dafür bezahlen.

Entwickle ein Gespür dafür, was genau deine Übelkeit hervorruft. Gewöhnlich sind Gerüche jeglicher Art der Grund. Tracey erzählte z. B.: »Zwischen mir und dem Kühlschrank lagen drei geschlossene Türen und verschiedene Räume, aber wenn Paul ihn öffnete, konnte ich sofort riechen, ob etwas schlecht geworden war.« Auch Streß, Autofahren, Brillen oder Kontaktlinsen, helles Licht, laute Geräusche, Menschenmengen, Lesen und Hunger können Übelkeit hervorrufen. Nimm wahr, unter welchen Umständen dir schlecht wird. Wie spät ist es? Was hast du in den letzten paar Minuten getan, gedacht, gerochen, gefühlt? Denk nur ein paar Sekunden darüber nach. Versuch herauszufinden, welche Situationen, Substanzen, Gerüche du in Zukunft lieber meiden solltest. Halt deine »Gegenmittel« bereit, wenn du dich ihnen trotzdem aussetzen mußt. Trau deinen Instinkten! Wenn du das Gefühl hast, daß dir von einer bestimmten Sache übel wird, dann meide sie!

Nicht alles spielt sich in deinem Kopf ab. Wie du die körperlichen Probleme einer Schwangerschaft überstehst!

Einige »Gegenmittel« zum Ausprobieren:

- Iß kleine Mengen von etwas sehr Heißem oder sehr Kaltem – wie z. B. gegrillten Kartoffeln, Eiskrem, Milchshakes oder Suppe. Oder versuch einen stark eiweißhaltigen Snack alle zwei Stunden.

- Schlaf in einem gut gelüfteten Raum, wenn möglich sogar bei gekipptem Fenster.

- Achte darauf, daß die Küche immer gut gelüftet ist, so daß das Haus nicht von Küchendünsten erfüllt ist. Koche bei offenem Fenster.

- Hab keine Angst, deine Arbeitskollegen, Familienmitglieder oder deinen Partner darum zu bitten, in deiner Nähe kein Parfüm oder Aftershave, Haargel oder andere Duftwässerchen zu tragen. Du kannst auch die Kaffeemaschine im Büro ausschalten und in den Schrank stellen, solange du sie nicht benutzt. Wenn du im Büro zur Toilette gehst, halte dir ein Taschentuch unter die Nase, das du mit ein paar Tropfen Lavendel- oder Zitronenessenz (oder jedem anderen Duft, den du magst) beträufelt hast. Bitte darum, daß keine Raumsprays verwendet werden. Du solltest diese Probleme taktvoll angehen, aber trotzdem nicht in aller Stille leiden.

- Bitte deinen Partner liebevoll darum, in einem anderen Raum zu schlafen. Körper sondern nachts Gerüche ab, und was dein Partner tagsüber gegessen hat, kann dich am nächsten Morgen krank machen.

- Möglicherweise macht dich Essensgeruch an den Händen verrückt. Reib sie mit einer Zitrone ab. Zitronen sollen ganz allgemein bei Übelkeit helfen: Lutsch einzelne Zitronenscheiben, trink Limonade aus Zitronensaft (viele Frauen haben Verlangen danach), löffle ein Zitronensorbet, oder riech einfach an einer Zitrone.

Nicht alles spielt sich in deinem Kopf ab. Wie du die körperlichen Probleme einer Schwangerschaft überstehst!

- Avalon, die Töpferin ist und bereits drei Kinder hat, verbrachte so viel Zeit auf der Toilette, daß sie sie zu ihrem »Heiligtum« umgestaltete: »Ich legte Kissen um die Toilette aus, für meine Knie, und hielt die Schüssel peinlich sauber, damit der Geruch mir nicht noch mehr Übelkeit verursachte. Schließlich ließ ich sogar Gardenienblüten im Toilettenwasser schwimmen.«

- Trag Akupressur-Bänder gegen Seekrankheit. Du bekommst sie in Spezialgeschäften, vor allem in Hafennähe, möglicherweise auch in der Apotheke. Sie werden um die Handgelenke gelegt und massieren dort die Punkte gegen Seekrankheit. (Gewöhnlich liegt ihnen eine Anleitung bei.)

- Trink Mineralwasser mit Zitronensaft, koffeinfreie Cola oder Gingerale. Versuch's mit Ananassaft. Oder lutsch Eiswürfel. Nimm immer eine Kühltasche mit, in der du etwas zu trinken oder kühle, feuchte Waschlappen aufbewahrst. Die Waschlappen sind wunderbar, wenn dir schlecht wird und du nicht zu Hause bist.

- Leg dir einen Vorrat dicker Plastiktüten zu, und bewahr sie in deiner Handtasche, deinem Auto und deiner Schreibtischschublade auf. Sue, die zwei Kinder hat und Handelsvertreterin ist, hatte während der Schwangerschaft einen vollen Terminkalender, obwohl sie unter starker Übelkeit litt. Bei einer Verkaufskonferenz saß sie an einem runden Tisch in der Mitte eines riesigen Raumes und mußte einer endlos langen Präsentation zuhören. Sie überstand es, indem sie Plastiktüten unter den Tisch legte und einen vertrauenswürdigen Mitarbeiter, der neben ihr saß, bat, sich immer ein wenig nach vorne zu lehnen, wenn sie sich unter den Tisch beugte. »Wenn jemand fragt, sag bitte, daß ich meine Schuhbänder binde!« Sue ging nie ohne Zahnbürste und Zahnpasta aus dem Haus. Wo immer sie sich aufhielt, brachte sie zuallererst in Erfahrung, wo die Toiletten waren.

Siehe: *Wie beziehe ich meinen Partner ein?: Abhängigkeit und gegenseitige Abhängigkeit;* außerdem: *Wie man angemessen um Hilfe bittet und sie auch annimmt*

- Wenn die Übelkeit längere Zeit anhält, kann das für die Beziehung sehr schwierig sein. Eine Frau erzählte mir, daß sie sich fortwährend bei ihrem Mann entschuldigte, weil er auf sie warten mußte, während sie im Bad war. Danach fühlten sich beide schlecht. Wenn dir jemand Hilfe anbietet, *dann nimm sie auch an!* Es ist schließlich auch das Baby deines Partners. Sich um dich zu kümmern ist für ihn ein wichtiger Weg, an dem Ganzen teilzuhaben. Bedanke dich, aber entschuldige dich nicht. Natürlich tut es dir leid, daß dir übel ist, *aber es ist ja nicht deine Schuld*. Versuch, in einem Gespräch die Gefühle deines Partners/ deiner Partnerin herauszufinden. Sehr oft ist ihm oder ihr alles ein bißchen zu viel − die überwältigende Vorstellung, bald Vater oder Mutter zu sein, die Sorge um dich (er/sie leidet vielleicht mit) und um das tägliche Wohl. Sprich mit ihm/ihr über das Thema Abhängigkeit. Oder darüber, wie ihr die Arbeit teilen könnt, bis das Baby da ist. Sprecht über eure Hoffnungen und Ängste.

Nicht alles spielt sich in deinem Kopf ab. Wie du die körperlichen Probleme einer Schwangerschaft überstehst!

- Sprich mit einem Arzt über Vitamin-B$_{12}$-Spritzen, die zusätzlich noch Vitamin C enthalten. Auch Akupunktur hilft bei vielen Schwangerschaftsbeschwerden. Man sollte sie jedoch nur bei einem Spezialisten machen lassen, der sich auch auf die Behandlung Schwangerer versteht. Und schließlich kannst du immer noch ins Krankenhaus gehen. Eine Frau berichtete mir einmal: »Hätte ich bloß nicht solange damit gewartet! Diese 48-Stunden-Infusion, die ich dort bekommen habe, hat mir wirklich *sehr* geholfen. Aber ich dachte vorher immer, daß ich eine Versagerin sei, wenn ich schon so früh ins Krankenhaus ginge.« Einmal mehr zeigt sich, daß die eigenen Hemmungen, um Hilfe zu bitten und sie anzunehmen, uns daran hindern, Erleichterung zu finden.

Erschöpfung

Du erlebst vielleicht richtiggehende Anfälle von Erschöpfung während deiner Schwangerschaft, vor allem in den ersten drei Monaten. In dieser Zeit bildet dein Körper nämlich die Placenta, die dir später eine Menge Arbeit abnimmt, während das Baby in dir heranwächst. Dann wirst du dich nicht mehr fühlen wie von einer Dampfwalze geplättet.

Kämpf nicht gegen die Müdigkeit

Wenn du deine Energie darauf verschwendest, so zu tun, als ginge es dir glänzend, oder dir Sorgen darüber zu machen, weshalb du so müde bist, dann wirst du davon nur noch matter. Auch dieser Zustand wird vorübergehen. Bis dahin kannst du ja ein Nickerchen machen. Gesteh dir einfach zu, ins Bett zu gehen, egal zu welcher Tages- oder Nachtzeit. Wenn du dich dabei ertappst, wie du dich selbst antreibst (»Ich sollte wirklich mehr Energie haben! Ich habe in der Arbeit so viel zu tun!«) −

Nicht alles spielt sich in deinem Kopf ab. Wie du die körperlichen Probleme einer Schwangerschaft überstehst!

stop! Ich verspreche dir, daß du dich besser fühlen wirst, aber dies wird sehr viel schneller und sehr viel leichter gehen, wenn du nicht kostbare Zeit verschwendest, indem du dir Sorgen machst. Mach das Schlafen zum obersten Gebot!

Das heißt: Schlaf ist wichtiger als die Wäsche, sogar wichtiger, als mit deinem anderen Kind (Kindern) in den Park zu gehen. Wenn es noch klein ist, sag ihm: »Du ruhst dich jetzt ein wenig aus, weil Mami ganz dringend Schlaf braucht. Es dauert ja nicht ewig. Außerdem werde ich viel lieber sein, wenn ich mich jetzt ein bißchen ausruhen kann.« (Einen Versuch ist das allemal wert!) Nimm dir einen Babysitter, damit du dösen kannst. Wenn das Leben bei dir zu Hause zu stressig ist, dann geh in eine billige Pension, und schlaf zwölf Stunden durch. (Paß auf, daß du auch wirklich ein ruhiges Zimmer bekommst.)

Wenn du mit dem Auto zur Arbeit fährst, dann kannst du während der Mittags- oder der Kaffeepause darin ein Nickerchen machen. Nimm dir einen Reisewecker oder eine Digitaluhr mit, damit du rechtzeitig aufwachst. Wenn du ein eigenes Büro hast, bring eine Decke mit, und streck dich während der Mittagspause darauf aus. Auch die Kantine kann ganz entspannend sein, wenn du einen Walkman und Kopfhörer mitbringst, um dich vom Lärm abzuschotten. Auch eine Schlafmaske oder ein Kräuterkissen erweist sich oft als nützlich. (Ja, deine Arbeitskollegen werden vielleicht Witze machen. Zeig ihnen deinen erhobenen Finger (Das versteht jeder!) und schlaf weiter.)

Siehe: *Tu dir gut während der Schwangerschaft: Das Wesentliche entdecken*

Nutz deine Erschöpfung, um im Umgang mit deinen Mitmenschen Grenzen zu setzen.

Laß deine Eisenwerte überprüfen. Wenn sie niedrig sind, was ziemlich häufig der Fall ist, dann hilft dir ein Eisenpräparat über das Gefühl hinweg, seit Tagen durch Watte zu kriechen.

Gymnastik

Wenn du gesund bist und Gymnastik machen kannst, dann tu es. Ehrlich, sogar nur zehn Minuten täglich helfen, mit der Müdigkeit fertig zu werden. Schwangerschaftsgymnastik zahlt sich meist auf Heller und Pfennig aus. Viele von den Frauen, die ich befragt habe, erzählten, daß die

Schwangerschaftsgymnastik das Beste gewesen sei, was sie für sich haben tun können. Die Übungen selbst können bei Erschöpfung und bei Übelkeit helfen, aber häufig bewirkt schon die Tatsache, sich unter lauter gähnenden, furzenden, ihren Bauch vor sich her schiebenden Frauen zu befinden, daß du dich weniger allein fühlst (zumindest solange die Fenster geöffnet bleiben).

Nicht alles spielt sich in deinem Kopf ab. Wie du die körperlichen Probleme einer Schwangerschaft überstehst!

Versuch diese einfache Yoga-Übung: Nimm eine Decke und falte sie einmal. Leg sie vor eine Wand. Dann legst du dich auf den Rücken mit dem Hinterteil gegen die Wand. Streck die Beine aus und laß sie ganz entspannt an der Wand ruhen. Zieh die Schulterblätter zusammen, so daß dein Brustkorb sich weitet. Atme fünf Minuten lang tief ein und aus. (Diese Übung hilft auch gegen Blähungen und Verstopfung.)

Siehe: *Ich bin ein Körper ohne Hirn*. Dort findest du mehr hilfreiche Ideen, wenn du ständig müde bist.

Bequem liegen

Natürlich wirst du nie so schlafen, wie du es ohne diesen sich windenden Breakdancer in deinem Bauch könntest, aber ein paar Tricks gibt es doch:

Umgib dich mit Unmengen von Kissen. Während der ersten sechs Monate kann ein extra-dünnes Kissen zwischen den Beinen oder unter dem Bauch Wunder wirken. In den letzten Monaten hingegen sind diese riesigen, langen Kopfkissen sehr hilfreich. Du solltest sie aber im Laden ausprobieren, denn möglicherweise sind sie für deine Bedürfnisse zu groß oder zu dick. (Außerdem nehmen sie eine Menge Platz weg und landen immer irgendwie zwischen dir und deinem Partner.) Eine Frau, die ich kannte, schwor auf diese kleinen Kissen, die es im Flugzeug gibt, mit denen sie »gegen Ende der Schwangerschaft all die kleinen Zwischenräume auspolsterte, die sonst so unbequem gewesen wären«.

Wenn du nachts öfter wegen Atemnot oder Verdauungsproblemen aufwachst, dann versuch, richtig »aufgebettet« zu schlafen – rundum mit Kissen ausgepolstert, auch unter den Knien.

Wenn du Schmerzen in den Hüften, Oberschenkeln oder im unteren Rückenbereich hast, dann leg dünne Polster unter deine Hüften, nimm eine Extraportion Calcium ein, und laß dich von jemandem massieren, der sich mit Schwangeren auskennt.

Nicht alles spielt sich in deinem Kopf ab. Wie du die körperlichen Probleme einer Schwangerschaft überstehst!

Siehe: *Tu dir gut während der Schwangerschaft: Zen und die Kunst des Pinkelns;* außerdem: *Nach der Geburt: Überleben und Wachsen.* Dort findest du Hinweise, wie du den Schlafmangel bewältigen kannst, wenn das Baby geboren ist.

Wenn du bei fortgeschrittener Schwangerschaft gerne auf dem Bauch schlafen möchtest, dann leg mehrere Kissen unter deine Hüften und eins oder zwei unter Kopf und Brust, um eine Art Höhle für deinen Bauch zu schaffen.

Nimm die zwangsweise Veränderung deiner Schlafgewohnheiten und die häufigen nächtlichen Besuche im Badezimmer als das, was sie sind: Vorbereitung auf mitternächtliches Füttern und Horchen auf die Atemzüge deines Kindchens. Ich haßte es, am frühen Morgen aufzuwachen, aber durch die frühmorgendlichen Toilettengänge in der Schwangerschaft lernte ich, innezuhalten und den Sonnenaufgang zu genießen oder, so sentimental das auch klingen mag, meinen Mann im Schlaf zu betrachten.

Verstopfung und Blähungen

Verstopfung und Blähungen sind darauf zurückzuführen, daß dein Verdauungssystem langsamer arbeitet, weil deine Muskulatur lockerer wird. Die Hormone, die bewirken, daß deine Knochen und deine Muskeln elastisch genug werden, um das Baby durchzulassen, sind auch jetzt schon am Werk. Das macht den Darm träge, führt zu Verstopfung und zu Blähungen. Auch die Ernährungsumstellung kann Blähungen hervorrufen. Du ißt vielleicht so gesund wie nie zuvor, aber − wie dir jeder Vegetarier sagen kann − all diese hübschen Brokkoliröschen und die eiweißreichen Mahlzeiten aus Reis und Bohnen können einen schier zum Platzen bringen.

Schwere Fälle von Blähungen oder Verstopfung sind sehr schmerzhaft und fühlen sich häufig sogar wie Wehen an. Manche Frauen befürchten, daß der Druck dem Baby schadet. Das ist nicht der Fall. Das einzige, was hilft, ist *Entspannung.* Auch hier gilt: Verschwende deine Energie nicht damit, gegen das unangenehme Gefühl anzukämpfen. Eine besonders hartnäckige Verstopfung kann eine gute Übung für die Wehen sein, da auch hier der Schmerz in Wellen kommt. Atme tief durch. Sag dir, daß du auch dieses Problem meistern wirst. Hör eine Entspannungs-Kassette. Laß dich von jemandem bemuttern, und trink soviel wie möglich. Wenn du trotzdem besorgt bist, dann ruf deinen Gesundheitsberater an.

Schnelles Essen, bei dem man die Nahrung hinunterschlingt, oder essen in Gesellschaft von angespannten, steifen Menschen verschlimmert die

Blähungen, weil du dabei zu viel Luft schluckst. Verschluckte Luft wird sich ohnehin noch zu einem Dauerthema entwickeln, da die Menge Luft, die dein Baby schlucken wird, darüber entscheidet, wie oft es aufstoßen oder spucken muß und wie stark seine Blähungen sein werden. Da kannst du jetzt schon ein bißchen üben.

Praktische Hinweise:

Trink gleich nach dem Aufstehen ein Glas warmes Wasser.

Ein Osteopath oder Chiropraktiker kann dir bei allen Problemen mit Darmträgheit auf natürliche Weise helfen.

Yoga ist sehr hilfreich, ähnlich wie ein kurzer Spaziergang oder andere Formen leichter Gymnastik. Probier diese zwei Übungen, solange du dich nicht unsicher oder zu schwer dafür fühlst:

Die Energiepumpe ist gut gegen Verstopfung. Stell dich mit gegrätschten Beinen hin, und komm mit der Ausatmung in die Hocke, senk das Gesäß so weit zwischen die Beine, daß du dich dort so gemütlich wie möglich einrichten kannst. Stell die Hände vor deinem Körper auf. Bleib 20 bis 30 Atemzüge lang in dieser Haltung. Stütz dann mit der Einatmung die Hände hinter dir auf den Boden auf, und setz dich. Optimal ist es, wenn du bei dieser Übung deinen Atem im Beckenboden spüren kannst. Leg dich zum Ausgleich auf den Rücken, und stell die Füße auf. Die Hände legst du locker auf deinen Bauch.[*]

Die Krokodil-Übung verspricht Hilfe bei Blähungen. Leg dich auf den Rücken. Stell die Beine auf und grätsche sie. Streck die Arme waagerecht neben deinem Körper aus mit den Handflächen nach unten. Senk nun bei der Ausatmung beide Beine nach rechts, und dreh dabei den Kopf nach links. Bleib 15 bis 20 Atemzüge lang in dieser Haltung. Stell die Beine mit der Einatmung wieder auf, und dreh den Kopf in die Mitte zurück. Zieh dann die Knie zur Brust (und grätsche sie dabei, wenn dein Bauch schon so dick ist, daß du mit den Knien nicht mehr bis zur Brust kommst). Umfasse mit den Händen deine Knie. Bleib 10 bis 30 Atemzüge lang in dieser Fötus-Haltung. Löse die Hände mit der Ausatmung, stell die Füße wieder auf und senk sie nach links. Dreh den Kopf dabei nach rechts.[*]

Nicht alles spielt sich in deinem Kopf ab. Wie du die körperlichen Probleme einer Schwangerschaft überstehst!

[*] Diese Übung ist mit freundlicher Genehmigung der Autorin dem Buch *Lust auf Yoga* entnommen. (Anm. des Verlags)

Siehe: *Literatur und Tips*

Nicht alles spielt sich in deinem Kopf ab. Wie du die körperlichen Probleme einer Schwangerschaft überstehst!

Auch kleine, aber häufige Mahlzeiten sind hilfreich bei Blähungen, Müdigkeit und Gefühlsschwankungen. Es kommt dir vielleicht so vor, als würdest du ständig essen (genau das tust du nämlich), was dir bald auf die Nerven gehen wird, aber es hilft.

Frag deinen Gesundheitsberater, ob du deine Vitaminpräparate oder andere Zusatzstoffe, die du nimmst, nicht für drei Tage absetzen kannst. Nicht alle Vitaminpräparate sind gleich, und so kommt es durchaus vor, daß einige davon Verstopfung und Blähungen hervorrufen. Wenn dies der Fall ist, sprich mit einem Ernährungsberater. Vielleicht kann er dir besser verträgliche Medikamente empfehlen. Oder frag das Personal in Reformhäusern und Naturkostläden, ob es dir etwas empfehlen könnte. Du kannst auch in den medizinischen oder ernährungswissenschaftlichen Lexika deiner Bücherei unter »Vitamine« nachschlagen.

Meide Nahrungsmittel, die Blähungen hervorrufen, wenn du etwas vorhast, z. B. ins Kino zu gehen oder in ein Flugzeug zu steigen, auf jeden Fall immer, wenn du dich in beengten Räumen aufhalten mußt. Der Genuß von Brokkoli, Bohnen oder Grünkohl – und vieler anderer Dinge, die du eigentlich essen solltest – kann ein Gefühl verursachen, als ob du gleich platzen würdest. Auch kohlensäurehaltige Getränke oder fermentierte Nahrungsmittel wie Käse oder Sojasauce, auch Milch, wenn du Laktose nicht verträgst, können schlimme Blähungen auslösen.

Wenn alles nichts nützt, lache!

Trage T-Shirts mit Aufschriften wie »Nicht zu dicht auffahren!« oder »Vorsicht: Leicht entzündlich!« Bleib in der Schwangerschaftsgymnastik in der letzten Reihe sitzen, und übe nur unter dem offenen Fenster, um keine größeren Störungen zu verursachen. Meide allzu ruhige Räume, und sorg dafür, daß du für den Ernstfall ein paar donnernde Witze auf Lager hast.

Literatur und Tips:

Nicht alles spielt sich in deinem Kopf ab. Wie du die körperlichen Probleme einer Schwangerschaft überstehst!

Hirschi, Gertrud: *Lust auf Yoga. 84 Yogakarten für individuelle Übungsfolgen mit Begleitbuch.* Verlag Hermann Bauer, 1997.

Lanz, Rita: *Hebammen – Rat für Schwangere.* Mosaik Verlag, 1997. Praktischer, übersichtlicher Ratgeber mit Übungen und Tips zu Themen wie: richtige Atmung, tiefe Entspannung, gute Haltung . . .

Weed, Susun S.: *Naturheilkunde für Schwangere und Säuglinge.* Orlanda Frauenverlag, 1989. Ein hervorragendes Buch: Du findest hier zu vielen verschiedenen Symptomen vor und nach der Geburt unterschiedliche Heilmittel.

Erick, Miriam: *No More Morning Sickness.* Plume, 1993. Das einzige gute Buch über dieses Thema. Enthält die oben erwähnte Liste von Geschmacksvarianten wie süß, sauer, knusprig usw., die dir hilft, herauszufinden, was du überhaupt essen kannst.

Johnston, Susan H. und Deborah A. Kraut: *Pregnancy Bedrest.* Holt, 1990. Ein gründliches Buch darüber, wie man Bettruhe akzeptieren lernt. Die beiden Autorinnen zeigen dir Wahlmöglichkeiten auf, mit denen du lernst, Bettruhe als Möglichkeit für persönliches Wachstum zu sehen.

Rich, Laurie: *When Pregnancy Isn't Perfect.* Dutton, 1991. *Hyperemesis gravidarum* ist der medizinische Fachausdruck für das, worunter 1–3 Promille der schwangeren Frauen leiden. Das Buch bietet auch Hilfe an, wenn du Bettruhe brauchst, dich von einem Kaiserschnitt erholen mußt oder andere Schwangerschaftsprobleme hattest.

ERNÄHRUNG

WAS DU DAZU BRAUCHST:

Ein offenes und leicht verständliches Buch über Ernährung. (Siehe *Literatur und Tips*)

Für einige Wochen ein Ernährungstagebuch.

Nahrungsmittel, auf die du Lust hast.

TU DAS:

- Wenn das Thema Ernährung dich verwirrt und ängstlich macht.

- Wenn Du das Gefühl hast, daß du zu schnell und zuviel zunimmst oder zu langsam und zuwenig.

- Wenn Essen für dich früher ein heikles und peinliches Thema war.

- Wenn du dir immer vorgestellt hast, die Schwangerschaft sei gleichbedeutend mit dem Schlaraffenland, wo du essen kannst, was immer du willst.

WORUM GEHT'S?

Als ich erfuhr, daß ich schwanger war, war mein erster Gedanke: »Das ist unmöglich. Ich kann noch nicht Mutter werden, ich bin nicht bereit. Ich bin einfach nicht reif dafür.« Und der zweite: »Endlich kann ich ungestraft essen. Jetzt darf ich haufenweise alles essen, worauf ich Appetit habe. Schließlich enthält Eiskrem auch viel Calcium.«

Wie naiv ich doch war! Ich hatte keine Ahnung, welch überwältigende Bedeutung das Thema Ernährung bekommt, wenn man schwanger ist. Richtig essen, genug essen, zuviel essen, keinen Appetit haben, ein ganzes Buffet voller Schuldgefühle, eine wahre Sintflut an Ratschlägen und ebenso zahllose wie unterschiedliche Meinungen darüber, was nun wirklich gesunde Ernährung ist. Darüber hinaus sollte ich bald Schwierigkeiten mit meiner Einstellung zum Essen als Trostpflästerchen bekommen. Als ich das erste Buch über Schwangerschaft gelesen hatte, schien es mir, als würde ich zwar 23 Stunden täglich essen, aber nichts, was ich wirklich mochte. Das zweite Buch verbot strikt jegliche Form von Zucker. »Keine Schokolade!« gebot meine Hebamme. Das dritte Buch empfahl zwei Eier täglich und einen Viertelliter Milch. Ich wurde zu zehn Monaten Krankenkost verurteilt. Überwältigt von dem Gefühl,

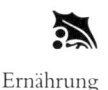

sowieso alles falsch zu machen, steuerte ich die nächste Bäckerei an und kaufte mir ein paar dicke Schokohörnchen.

Sheila Kitzinger, die viele Bücher über das Kinderkriegen geschrieben hat, sagt ganz richtig in *Geburt ist Frauensache* (S. 48):

>»Ich glaube, daß einiges im argen liegt bei der Art der Ernährungsberatung in der Schwangerschaft: Sie erfolgt häufig sehr dogmatisch und vermittelt den Eindruck, daß eine Frau zwei Liter Milch am Tag trinken und dreimal pro Woche Leber essen muß, weil sie sonst ihr Baby nicht ausreichend versorgt. Häufig werden auch nur die Vorteile für das ungeborene Baby betont, jene *für die werdende Mutter aber nicht*. Eine richtige Ernährung ist jedoch für ihre eigene Gesundheit ebenso wichtig wie für das Wachstum und die Entwicklung des Fötus. (. . .) Dennoch soll sie nach herkömmlicher Meinung ihre eigenen Vorlieben ignorieren und das richtige Rohmaterial zu sich nehmen, damit sie am Ende der neun Monate ein der ständigen Qualitätskontrolle unterliegendes Spitzenprodukt hervorbringt. Das ist fast so, als wäre die Frau eine Gebärmaschine. Hält sie sich aus irgendeinem Grund nicht an die Regeln, bekommt sie Schuldgefühle.«

Für fast alle Frauen, mit denen ich sprach, war Ernährung während der Schwangerschaft ein Thema. Sie waren entweder sehr streng mit sich und aßen genau das, was sie sollten, oder sie waren genauso verwirrt wie ich. Natürlich ist es von entscheidender Bedeutung, daß unser Baby im Mutterleib gesund ernährt wird, und die Haltung, die man heutzutage in dieser Frage einnimmt, ist weit sinnvoller, als sie es noch in den späten 60er Jahren war, als man schwangeren Frauen Abführmittel und Diäten verschrieb, damit sie auf keinen Fall mehr als 24 Pfund zunahmen, egal welchem Konstitutionstyp sie angehörten. Trotzdem leiden noch immer viele Frauen unter einem enormen Druck, was ihre Ernährung angeht. Die Bandbreite der Reaktionen reicht von:

>leichten Schuldgefühlen (»Zum Abendessen hatte ich eine Pizza. Ob die wohl viel Eiweiß hat? Ich hätte sie nicht essen sollen. Viel zu fett. Es wäre besser gewesen, ich hätte mir Vollreis und Brokkoli gekocht!«)

über

>helle Aufregung (»39 Gramm Eiweiß zum Mittagessen und 19 zum

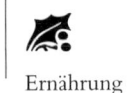

Frühstück. Na ja, ich weiß nicht genau, wieviel es zum Frühstück waren, weil die in der Bäckerei die genauen Nährwerte von dem Kleie-Muffin nicht wußten. Nicht einmal der Bäcker selbst! Na gut, einmal kann ich ja schätzen. Dann bleiben also noch 22 Gramm fürs Abendessen – das läßt sich machen. So, und wie steht es mit dem Calcium?«)

bis hin zu

offener Rebellion. (»Das erste Mal in meinem Leben kann ich essen, was immer ich will. Ich werde jede einzelne Minute genießen. Ist mir egal, wieviel ich zunehme! Das geht beim Stillen schon wieder weg.«)

Keines dieser Gefühle ist sehr angenehm. Außerdem wird keines zu einem gesteigerten Selbstbewußtsein, mehr Würde und einem gesünderen Verhältnis zum Essen führen.

Aber es gibt auch einen anderen Weg. Vermutlich sagt dir zu keiner anderen Zeit in deinem Leben dein Körper so klar, was er braucht. Um in der Schwangerschaft und darüber hinaus mit dem Thema Essen Frieden zu schließen, sollten wir unsere Instinkte wiederentdecken. Die Schwangerschaft macht sie hellwach. Der ganze Trick besteht darin, eine innere Stille zu schaffen, um sie hören zu können, und gleichzeitig diese Informationen mit denen zu vergleichen, die von außen kommen.

WAS DU FÜR DICH TUN KANNST:

Deine Instinkte wiedererwecken

Ein Arzt sagte einmal zu einer Freundin, die schwanger war: »Ich wünschte, alle Frauen hätten dieselbe Einstellung zum Essen wie eine Schwangere.« Damit wollte er sagen, daß ein schwangerer Körper ziemlich unmißverständlich mitteilt, was er haben möchte. Deine Instinkte wiedererwecken heißt, daß du lernst, auf die intuitive, angeborene Weisheit deines Körpers zu hören, auf die innere Stimme, die dir sagen wird, was du und das Baby braucht.

Auf die innere Stimme der Weisheit deines Körpers zu hören kann

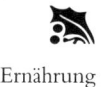

ziemlich schwierig sein. Vielleicht hast du überhaupt keinen Appetit (vor allem in den ersten und den letzten drei Monaten). Oder du hast keine Zeit. Außerdem empfindet man Essen in Streßzeiten fast immer als wunderbar (und die Schwangerschaft bringt häufig eine Menge Streß mit sich), so daß es schwierig ist, zu unterscheiden, ob du dir jetzt einfach ein Trostpflästerchen reinschieben möchtest oder ob dein Körper dir gerade sagt, was er unbedingt braucht. Wenn du in deinem Tagesablauf innehältst, um deiner inneren Stimme zuzuhören, dann nimmst du vielleicht gar nichts wahr. Möglicherweise sind deine Instinkte durch jahrelange Vorschriften darüber, was und wieviel du essen oder wieviel du wiegen darfst, gestört. Vielleicht verwirren dich ja auch die ganzen Regeln über Ernährung in der Schwangerschaft – muß das denn wirklich in eine derartig komplizierte Pflichtübung ausarten? Die folgenden Ideen können dir helfen, dich auf die Weisheit deines Körpers besser einzustimmen.

Setz dich irgendwo ruhig hin, wenn du gerade einmal anfängst, Hunger zu empfinden. Warte nicht, bis du wirklich hungrig bist, denn Hunger läßt keinen Raum für Geduld. Wenn wir hungrig sind, greifen wir eher auf unsere üblichen Eßgewohnheiten zurück als auf den Instinkt. Atme etwa 30 Sekunden lang tief ein und aus, und konzentriere dich auf dein Körpergefühl. Spürst du irgendwo Anspannung? Bist du müde? Spürst du, was dein Baby gerade tut? Nimm dir ein paar Minuten Zeit, um dein Körperbewußtsein zu steigern, und frag dich dann: *»Was braucht mein Baby jetzt zu essen?«* Achte darauf, welche Gerichte dir dann durch den Kopf gehen. Was auch immer es sein mag, richte dich danach. Stärke deine innere Weisheit, indem du sie ernst nimmst. Was, wenn dir etwas durch den Kopf geht, was für das Baby nicht gerade gesund ist? Zum Beispiel ein doppelter Espresso mit einem Schuß Whisky? Nimm dir ein paar Sekunden mehr Zeit für dich und frag dich: »Was enthalte ich mir vor, was ich wirklich brauche?« Diese zweite Frage schlägt den Bogen zu deinen eigenen Bedürfnissen und zu der Art und Weise, wie du Essen als Ersatzmechanismus gebrauchst. Sehr häufig ist die Antwort auf diese Frage nichts, was man essen kann, wie: Ruhe, ein paar Minuten an mich selbst, weder an die Kinder, noch an den Partner oder den Job denken. Auch hier ist es wichtig, das zu akzeptieren, was dir durch den Kopf schießt, wie undeutlich und verschwommen es auch sein mag. Diese Methode wird allerdings nicht funktionieren, wenn du dir selbst sagst: »Natürlich brauche ich Ruhe, aber wer hat für so etwas schon Zeit? Ich muß dieses Projekt unbedingt abschließen, bevor das Baby kommt.« Genau diese Selbstverleugnung macht uns zu der Art von Müttern, die

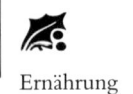

wir nicht sein wollen: selbstlose, verbitterte Märtyrerinnen, die sich und andere immer unter Kontrolle haben wollen. Genau diese Haltung ist es, die uns ausgebrannt zurückläßt und alle möglichen Komplikationen wie zu früh einsetzende Wehen verursacht. Mit dieser Einstellung werden wir niemals eine schöne Zeit haben. (Das hört sich hart an, aber ich weiß, wie heimtückisch diese Stimme sein kann. Sie treibt uns an, wenn wir uns ausruhen und gut zu uns selbst sein sollten. Ich möchte dir nur helfen, die Gegenstimme genauso stark werden zu lassen.)

Wenn du dich nicht auf die Gefühle des Babys konzentrieren möchtest, dann frag dich statt dessen: *»Was braucht mein Körper in diesem Augenblick?«* Mit dieser Frage kommst du genausoweit. Probier mit beiden ein bißchen herum, um herauszufinden, was bei dir besser funktioniert.

Trainier deine Sinne. Spazier durch einen Obst- und Gemüseladen, und probier verschiedene Sorten Erdbeeren, Orangen und Äpfel. Achte darauf, ob du die Unterschiede schmeckst. Faß verschiedene Nahrungsmittel an, um ihre Oberflächenstruktur zu ertasten. Nimm ihre Farben und Gerüche in dich auf. Nimm wahr, was sich in deinem Kopf abspielt, ohne Zensur. Was sagst du zu dir selbst über all das gesunde Essen, das du vor dir siehst? Oder geh in einen großen Naturkostladen, und stöbere dort herum. Mach dir all die verschiedenen Möglichkeiten bewußt. (Selbstverständlich ist das keine gute Übung, wenn dir von Gerüchen übel wird. Mach sie also erst, wenn es dir wieder besser geht.)

Streich das Wort »mogeln« aus deinem Wortschatz. Wenn zu viele Nahrungsmittel für dich *tabu* sind, dann wirst du dich öfter (höchstwahrscheinlich sogar regelmäßig) dabei ertappen, wie du eins davon ißt, gewöhnlich sogar in weit größeren Mengen, als du eigentlich möchtest. Es handelt sich dabei um ein einfaches Naturgesetz: Was verboten ist, wird sofort unwiderstehlich, wird zum Dreh- und Angelpunkt deines Denkens. Und so ruft auch das Wort »mogeln« sofort Vorstellungen von Ungehorsam oder Diät hervor, die nichts mehr mit einer selbstbestimmten Person zu tun haben. Was du während der Schwangerschaft schaffen möchtest, ist doch ein Gefühl von Selbstbestimmung und Selbstliebe. Jemand, der mogelt, empfindet aber sicher keine Liebe zu sich selbst.

Es kann riskant sein, den eigenen Instinkten zu trauen. Deshalb ist es nicht schlecht, wenn man einen Hilfsplan hat, einige einfache Richtlinien, um sich selbst zu überprüfen. Mit Hilfe dieses Plans kannst du auch herausfinden, was deine bevorzugten Trostpflästerchen sind, und sie in deine Ernährung einbauen.

Führe etwa eine Woche lang ein »Eßtagebuch«. Versuch in dieser Zeit, deiner inneren Weisheit zu folgen und dabei deinen normalen Tagesablauf aufrechtzuerhalten. Du hast das gegessen, was deine Schwiegermutter dir als Sonntagsessen vorsetzte. Du warst wirklich zu hungrig und bist im Feinkostladen mehr oder weniger ausgeflippt. Du bist nach Hause gekommen und hast festgestellt, daß zum Abendessen nur noch Butter und Marmelade übrig waren. Sei ganz genau: schreib *wirklich alles* auf. Dabei geht es nicht darum, dir Schuldgefühle aufzuladen. Du wirst nämlich am Ende herausfinden, daß du deine Sache besser machst, als du angenommen hast.

Nach dieser Woche solltest du das Tagebuch aufmerksam lesen. Zunächst einmal: Was hältst du selbst von deinen Ernährungsgewohnheiten? Vertrau dir: Wovon könntest du mehr oder weniger essen? Wie treu bist du dir selbst gewesen, wenn es um deine innersten Bedürfnisse ging? Oder hast du öfter dem Streß nachgegeben, gegessen, was deine Familie wollte? Kein Grund zum Tadel. Versuch nur, dir deine Eßgewohnheiten bewußtzumachen. Schreib danach alles auf, von dem du denkst, daß du es ändern möchtest. Vertrau dir auch dabei. Berechne dann die Nährwerte deines Wochenplans mit Hilfe einer Nährwerttabelle. Rechne immer die ganze Woche aus statt der einzelnen Tage, das ist weniger anstrengend und außerdem genauer, weil dabei die täglichen Schwankungen ausgeglichen werden. Zähl auf, wieviel Eiweiß du zu dir genommen hast, wieviel Calcium, wie oft frisches Obst und Gemüse. Mach dir über die Werte nicht allzuviel Sorgen. Vielleicht liegst du in einem oder zwei Bereichen unter dem Soll. Das ist normal. Halte fest, welche Nahrungsmittel du vermehrt essen, welche du sein lassen möchtest, und häng in deiner Küche und in deinem Büro ein paar Menüvorschläge auf. Laß es dabei bewenden.

Wenn du dich immer noch schuldig fühlst, sprich mit deinem Gesundheitsberater. Ich schreibe das aus gutem Grund erst jetzt. Wenn du dich

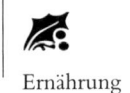

zu sehr auf deinen Arzt oder auf die Hebamme verläßt, kommst du dir vielleicht wie ein kleines Mädchen vor, dem man sagen muß, was es tun oder lassen soll. Außerdem erlegen manche Ärzte Frauen auch bei risikoarmen Schwangerschaften immer noch unnötig strenge Grenzen für die Gewichtszunahme auf und scheuen sich nicht, sie mit Schuldgefühlen bei der Stange zu halten. (»Wenn Sie weiter soviel essen, werden Sie das Gewicht nie wieder runterkriegen.«) Solange du dich die meiste Zeit über gesund und ausgeglichen ernährst und die »Orgien« dabei auf ein Minimum beschränkst, ist deine Gewichtszunahme in Ordnung. Hör ehrlich auf deinen Körper, erlaub dir hin und wieder einen Ausrutscher, und befolge dabei ein paar wichtige Ernährungsgrundsätze, dann kannst du gar nichts falsch machen.

Was sind deine Trostpflästerchen, die Dinge, nach denen dich so lautstark verlangt, daß du, wenn du gestreßt, müde oder hungrig bist, deine innere Stimme immer nur sagen hörst: »Ich brauche jetzt unbedingt ein Vanilleeis.« Ganz gleichgültig, ob dein Körper es in diesem Moment wirklich braucht. Meines ist Schokolade! Und daß sie »verboten« ist, macht sie erst richtig verlockend. Bei dir kann es Tiramisu sein oder Kaffee mit Nußgeschmack oder eine Portion Pommes frites. Richtig, all das ist nicht gerade das Beste für dein Baby, aber wirst du dich nicht jedes Vergnügens beraubt fühlen, wenn du völlig darauf verzichten mußt? Wirst du diesen Weg folgerichtig weitergehen und dich einfach mal so richtig vollstopfen? Und dich danach entsetzlich schuldig fühlen, was unweigerlich zur nächsten Freßorgie führt? Triff eine ehrliche Abmachung mit dir selbst. Zum Beispiel: Ich werde Schokolade nur einmal die Woche essen und zwar nur so viel, daß es dem Kind nicht schaden wird. Oder: Ich werde nur jeden dritten Tag Eis essen. Mach einen realistischen Plan, so daß du ihn auch einhalten kannst. Versuch einen Mittelweg zu finden zwischen Disziplin und Appetit.

Beachte: Koffein und Alkohol schaden dem Baby. Es liegt an dir, zwischen den Risiken für das Kind und deinen Bedürfnissen entscheiden zu lernen. Dieser Prozeß des Abwägens wird dein ganzes Leben, mindestens aber die nächsten 18 Jahre andauern. Der Schlüssel dazu liegt in der Frage: »*Brauche* ich das wirklich?« Manchmal wird die Antwort lauten: »Ja, ich brauche jetzt genau das, um fit zu bleiben.« Zuweilen aber auch: »Nein, ich möchte es zwar, aber ich brauche es nicht.« Genau diese Art von Urteilsvermögen solltest du entwickeln. (Wenn du denkst, daß Suchtprobleme dich daran hindern, eine bewußte Wahl zu treffen, dann such dir *sofort* Unterstützung.)

Der beste Trick beim Essen

Dieser einfache Trick stammt von Laura Whitney, der Fürsprecherin von Hausgeburt und Geburtshilfe durch Hebammen. Gleichzeitig stellt dies eine gute Methode dar, deine Eßgewohnheiten zu überprüfen. Und wenn du dich nach all dem Gerede über die »Weisheit des Körpers« fühlst, als müßtest du mit Carole King »*Natural Woman*« schmettern und die Haare an deinen Beinen zu Zöpfchen flechten, dann liegt dir dieser Weg sicher mehr.

Lauras Farbkreis-Diät für die Schwangerschaft: »Als ich schwanger war, machte ich aus dem Kochen ein ästhetisches Erlebnis . . . eine künstlerische Herausforderung! Wenigstens zu einer Mahlzeit (normalerweise zum Abendessen, manchmal aber auch für Mittag- und Abendessen) bereitete ich ein Gericht in mindestens fünf Farben zu.« Dabei spielt aber nicht nur die Ästhetik eine Rolle, dieses System sorgt dafür, daß du genau die Vitamine und Mineralien zu dir nimmst, die du brauchst:

Rot/Violett
Tomaten, roter Gemüsepaprika, Rhabarber, rote Bete, Rotkohl, Erdbeeren, Kirschen, Zwetschgen, Azuki-Bohnen, Kidney-Bohnen, junge Kartoffeln, Auberginen.

Gelb/Orange
gelber Gemüsepaprika, Kürbis, Karotten, Hirse, Mais, Maisgrieß, Eier, rote Linsen, Melonen, Bananen, Pfirsiche, Orangen, Papaya, Aprikosen.

Weiß
Blumenkohl, Pilze, Kartoffeln, Nudeln, Reis, weiße Bohnen, Tofu, weißer Rettich, weißes Brot mit ganzen Körnern, Zwiebeln, Knoblauch, weiße Rüben, Spargel, Weißkohl, Fisch, Huhn, Hüttenkäse, Joghurt, Käse.

Grün
Brokkoli, Brechbohnen, Erbsen, dicke Bohnen, Zucchini, Artischocken, Kopfsalat, Spinat, Mangold, Grünkohl, Kohlrabi, Staudensellerie, Bohnensprossen, Gurken, grüner Pfeffer.

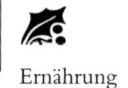
Braun

Vollreis, Bulgur, alles aus Vollkornmehl, Nüsse, Samen, Weizenkeime, Linsen, gefleckte Bohnen, schwarze Bohnen, Fleisch, Kräcker, Miso, Haferkekse, Rosinen, Feigen, Pflaumen.

Das funktioniert auch, wenn du öfter nur eine kleine Mahlzeit zu dir nimmst. Zähl einfach mit, und iß gegen Abend die Farben, die du noch nicht hattest.

Ich möchte meine Eßgewohnheiten ändern

Für diejenigen, die ein gestörtes Verhältnis zum Essen haben, kann die Schwangerschaft eine wunderbare Gelegenheit sein, das in Ordnung zu bringen. Dies kann auch nötig sein, wenn wir zu sehr von Verhaltensmaßregeln beeinflußt sind, was gesundes Essen schwierig macht. Wenn dir das Thema »Essen« jedoch zuviel wird, dann überspring diesen Abschnitt.

Setz dich hin, und halte dein Tagebuch bzw. Papier und einen Stift bereit. Schreib fünf Minuten lang etwas zu der Frage »Was würde ich an meinen Eßgewohnheiten ändern, wenn ich könnte?« Geh über deine ersten Reaktionen und die allzu offensichtlichen Anworten hinaus, indem du einfach immer weiterschreibst, auch wenn es dir wie Unsinn vorkommt.

Lies, was du aufgeschrieben hast. Um welchen Bereich möchtest du dich jetzt, in dieser Zeit der Veränderung, kümmern? Schreib nieder, wie du diese spezielle Änderung angehen könntest. Darunter schreibst du all die Gründe, warum du diesen Punkt nicht schon früher geändert hast. Dann, weshalb die Schwangerschaft die beste Zeit ist, es zu versuchen. Danach: Warum die Schwangerschaft die schlechteste Zeit für so einen Versuch ist. Und dann schreibst du drei ganz konkrete Vorschläge auf, wie du diese Veränderung in Gang bringen, sie verwirklichen kannst. Schreib sie in deinen Kalender, je eine für die nächsten drei Wochen. Ein Beispiel:

Ich möchte weniger industriell veränderte Nahrungsmittel zu mir nehmen.

Ich habe das nicht schon früher geändert, weil ich zu beschäftigt bin; ich Junk food mag; ich mich gut damit fühle; weil es mich an meine Kindheit erinnert; ich immer zu hungrig bin und mir dann nichts anderes einfällt;

man es überall bekommt; mein Partner es mit nach Hause bringt; es zu teuer ist, gesund zu essen; ich nicht glaube, daß ich gesundes Essen verdient habe; Zucker doch gar nicht so schlecht für den Körper ist.

Die Schwangerschaft ist eine gute Zeit, das zu ändern, weil mein Körper mir so deutlich sagt, was er braucht; in den Büchern steht, daß industriell veränderte Lebensmittel am allerschlechtesten sind; die Chemikalien darin schlecht für das Baby sind, auch wenn sie mir nicht schaden; ich von dem Zeug dicker werde; weil ich diese Veränderung wirklich will; der Gedanke an frisches Obst mich anmacht.

Die Schwangerschaft ist eine schlechte Zeit, das zu ändern, weil mir ständig übel ist; ich müde bin und nicht nachdenken mag; wir sparen müssen und ich für Essen nicht mehr ausgeben will; mein Mann jetzt öfter einkauft und es wirklich zu anstrengend ist, ihm dauernd zu sagen, was er kaufen soll; ich manchmal so hungrig bin, daß ich einfach alles essen könnte; ich mich meiner Kindheit sehr nahe fühle und Dinge essen will, die mir vertraut sind; ich verrückt nach Zucker bin; ich manchmal einfach nicht »brav« sein mag.

Drei konkrete, leicht durchzuführende Veränderungen, die ich in den nächsten Wochen vornehmen will: Ich werde eine Woche lang ein Essenstagebuch führen, ohne zu versuchen, meine Eßgewohnheiten zu verändern. Ich werde nur eine Cola pro Woche trinken. Ich werde im Naturkostladen oder im Reformhaus einkaufen und dabei die Sonderangebote nutzen.

Vermeide zu große Veränderungen, sie lösen zuviel Angst aus. Außerdem solltest du dir im klaren sein, daß du dein Vorhaben vielleicht nicht durchführen kannst. Das ist in Ordnung. Nur der langsame Prozeß, in dem du dir deiner Glaubenssätze und Gewohnheiten bewußt wirst und dich allmählich veränderst, bringt dich dazu, auf Dauer so zu essen, wie es für dich und dein Baby richtig ist. Das ist alles, was du brauchst. Und schon mehr als genug.

Überlebenstraining

Am Anfang ist es wichtig, *sofort* etwas zu essen zu bekommen, wenn du Hunger hast. Gegen Ende der Schwangerschaft hingegen sind viele kleine Mahlzeiten oft angenehmer. Aber manchmal ist diese Art zu essen

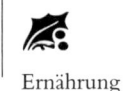

schwer in Einklang zu bringen mit dem Tagesablauf. Und so kann es passieren, daß uns, gerade bevor wir das Haus verlassen wollen, einfällt: »Aber ich habe schon seit zwei Stunden nichts mehr zu mir genommen. Verflixt, ich muß unbedingt noch etwas essen.« Snacks zum Mitnehmen sind da eine gute Möglichkeit. Kauf dir einen Satz verschließbarer Gefäße für Essen bzw. Getränke – oder improvisiere. Achte darauf, daß du in jeder Größe mindestens zwei Tupperdosen hast, damit du sie nicht spülen mußt, wenn du abends völlig erschöpft nach Hause kommst. (Ständig eine Kleinigkeit zum Essen dabei zu haben ist eine andere Form der Vorbereitung auf das Leben mit Kindern.) Verstreue Snacks großzügig auf allen Wegen deines Daseins: bei der Arbeit, im Auto, in der Handtasche, in der Windeltasche (wenn du schon ein Kind hast), im Rucksack. Was gibt es denn so alles als Marschverpflegung? Vollkornbrezen, Karotten, Brokkoliröschen, roten Gemüsepaprika in Streifen, Studentenfutter, Trockenfrüchte (ungeschwefelt), Kräcker, Hartkäse, Trauben, Orangen, Müsliriegel (versuch's im Reformhaus oder im Naturkostladen), Nüsse mit Joghurt-Glasur, Feigen. All das ist nahrhaft und verdirbt nicht so leicht. (Essen zu verstecken hat nämlich auch seine Schattenseiten. Ich habe einige Monate nach Lillians Geburt unter dem Autositz eine Plastiktüte mit schwarz-grünem Schleim gefunden.)

Wenn du dich so richtig voller Energie fühlst, dann versuch herauszufinden, welcher Heimlieferservice die gesündesten Gerichte bietet. Sammle Werbeprospekte mit Speiseangeboten und prüfe nach, welche Mahlzeiten am meisten Gemüse oder Proteine enthalten, welche fettarm sind und was dir am meisten entspricht. Vielleicht kannst du den Laden außerhalb der Geschäftszeiten anrufen und fragen, wie dort ein bestimmtes Gericht zubereitet wird, um festzustellen, ob es viel Fett oder andere Zusatzstoffe enthält, die du meiden möchtest. Markier deine Auswahl, und häng die Werbeprospekte an die Pinnwand neben dem Telefon, damit du sie gleich zur Hand hast, wenn du spät abends einmal vor Hunger fast stirbst. (Heb sie auch für die Zeit nach der Geburt auf.)

Kauf Flaschen, Karaffen und Wasserkrüge, um sie auf deinen Schreibtisch, deinen Nachttisch und an dein Lieblingsruheplätzchen zu stellen. Das macht es dir leichter, genügend Wasser zu trinken. Wenn du stillst, wirst du davon regelrecht begeistert sein.

Laß dir helfen. Alle reden immer davon, daß nach der Geburt jemand da sein sollte, der kocht, aber schwangere Frauen haben gerade zu Anfang Hilfe genauso nötig. Vor allem wenn sie noch andere Kinder haben oder wegen irgendwelcher Komplikationen das Bett hüten müssen.

Siehe: *Wie man angemessen um Hilfe bittet und sie auch annimmt* außerdem: *Deine Hilfstruppe*

Wenn Arbeit, deine anderen Kinder oder Erschöpfung dich daran hindern, dich gesund zu ernähren, dann denk darüber nach, ob du dir nicht folgendes leisten kannst:

- fertige Salatmischungen oder vorgeschnittenes, rohes Gemüse;

- Tiefkühlgerichte aus dem Reformhaus;

- gesunde Fertigsalate aus der Feinkostabteilung des Supermarkts oder dem Reformhaus (Frag nach den Zutaten – Vorsicht bei zugesetzten Fetten oder anderen Zusatzstoffen!);

- Fleischkonserven ohne Natriumnitrat;

- fertige Fruchtshakes;

- Bohneneintopf aus der Dose, den du in einem großen Topf vorbereiten und im Kühlschrank aufheben kannst;

- jemanden, der einmal die Woche für dich kocht, Eintopf, riesige Töpfe voller Suppe und Vollreis für dich zubereitet, der alle möglichen Gemüsesorten kleinschneidet, so daß sie schnell gekocht werden oder roh als Salat oder Imbiß dienen können. Das hört sich vielleicht teuer an, aber denk erst einmal darüber nach. Vielleicht kannst du in dieser »essensreichen« Zeit auf etwas anderes vorübergehend verzichten (natürlich nicht die Autoversicherung, aber vielleicht auf die Putzhilfe, aufs Autowaschen oder die Reinigung), um so das Geld für eine Haushaltshilfe hereinzubekommen.

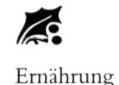

Literatur und Tips:

Aign, Waltraud, Ibrahim Elmadfa u.a.: *Die große GU-Nährwerttabelle.* Gräfe & Unzer, 1993.

Kitzinger, Sheila: *Geburt ist Frauensache. Leitfaden für eine selbstbestimmte Geburt.* Kösel, 1993. Ein hilfreiches und ungeheuer befreiendes Buch über alle Aspekte der Schwangerschaft.

Von Cramm, Dagmar: *Schwangerschaft und Stillzeit. Jetzt das Richtige essen.* Gräfe und Unzer, 1987. Köstliche Rezepte, praktischer Rat und Antworten auf die Fragen »Was esse ich, wenn ...?«

Hess, Mary Abbott und Anne Elise Hunt: *Eating for Two.* Collier Books, 1992. Wenn du dir immer noch Sorgen um deine Ernährung machst, dann greif zu diesem Buch: Es ist leichtverständlich und übt nicht zuviel Druck aus.

Angenehme Kleidung und andere Wege zur Sinnlichkeit

Tu das:

- Wenn du am Montagmorgen oder Samstagabend in Panik verfällst, weil du »vor zwei Tagen noch in diese Hose gepaßt hast«.

- Wenn du nur über ein begrenztes Budget verfügst. (Wem geht es nicht so?)

- Wenn gut gekleidet zu sein ein wichtiger Teil deines Jobs ist.

- Wenn du in Glanz und Gloria erscheinen möchtest.

Worum geht's?

Was ziehe ich bloß an? Diese Frage kann auf die Dauer ziemlich belastend werden. Wie schaffe ich es, daß ich mich attraktiv fühle und im Geschäft nicht jeder auf meinen Bauch starrt? Oder auf eine Party zu gehen und meinen nicht-schwangeren Freundinnen zuzusehen, ohne neidisch zu sein und mich zu fühlen wie ein Wal. »Mode«, »Schönheit« und »Aussehen« können in der Schwangerschaft wieder solche Schreckgespenster werden, wie sie es in der Pubertät gewesen sind. Und richtige Umstandsmode ist teuer! Also habe ich im folgenden ein paar Tips zusammengestellt, wie du es schaffst, dich so schön zu fühlen, wie du bist, und es dabei möglichst bequem zu haben.

Was du dazu brauchst:

Einen Plan.

Freunde, von denen du dir etwas borgen kannst.

Weite, witzige, flippige, wilde Accessoires.

BHs von bester Qualität, die gut halten.

Discountläden, Niedrigpreisläden, Boutiquen für die werdende Mutter.

Angenehme Kleidung
und andere Wege
zur Sinnlichkeit

WAS DU FÜR DICH TUN KANNST:

Am Anfang

Der Anfang. Die Zeit, in der du langsam zunimmst und dir überlegst, ob du dir ein T-Shirt kaufst mit der Aufschrift: »Ich bin nicht dick, ich bin schwanger!« In der dein Dekolleté langsam anschwillt. (Für die einen ein Grund zum Feiern: »Langsam werd' ich vollbusig!«, für die anderen Anlaß zur Klage: »Viel größer können sie ja wohl nicht mehr werden?«) Eine Zeit mit dunklen Ringen unter den Augen und dauerndem Seegang im Magen. Ich schreibe bewußt nicht, »die ersten drei Monate«, denn für einige von uns dauert diese Zeit bis in den sechsten Monat oder noch länger. Wann »es« zu sehen ist und wieviel man zunimmt ist bei jeder Frau anders. Hier also einige praktische Tips für den Anfang, wie lange diese Zeit auch immer dauern mag.

Es kann ganz schön deprimierend und zeitraubend sein, sich immer wieder durch all die Lieblingssachen zu wühlen, in die man nicht mehr paßt. Eine der angenehmen Seiten der Schwangerschaft ist, daß beim Anziehen die Qual der Wahl wegfällt. Besorg dir also große Kartons, die du mit angenehm duftendem Schrankpapier auslegst, und geh deinen Kleiderschrank durch. Laß alles drin, was eine regulierbare Taille hat oder im Empire-Stil geschnitten ist, weite Blusen, Sweat-Shirts und Pullover, Kittelkleider, alles, was du in den nächsten Monaten noch tragen kannst. Pack alles weg, was dir schon zu klein ist. Nach der Geburt und nachdem du die meisten Pfunde wieder verloren hast (Ja, auch das wird passieren!), kannst du die Sachen wieder auspacken und dir vorkommen, wie bei einer gewaltigen Einkaufsorgie. Heb die Kartons hinten im Schrank auf, schieb sie unter das Bett, trag sie auf den Speicher oder in die Garage. Häng gute Hosenanzüge und Kostüme in den Schrank deines Liebsten, wenn du sie nicht falten willst.

Ich wußte nicht, daß ich noch ziemlich lange »normale« Kleidung würde tragen können − Röcke und Hosen mit regulierbarer Taille, weite Tops und sogar eng anliegende Blusen unter Overalls. Ich kam nicht auf die Idee, in normalen Geschäften einzukaufen, obwohl einige Sachen mir leicht fast bis zur Geburt gepaßt hätten. Ich dachte allerdings auch nicht, daß ich meine Jeans schon am Ende des ersten Monats nicht mehr würde zuknöpfen können. Tip Nummer 1: Geh kreativ mit dem um, was du hast. Warte solange als möglich mit dem Kaufen von Umstandskleidern.

Gerade am Anfang der Schwangerschaft kauft man meist mehr, als man braucht. Oder man kauft Sachen, die man zwei Tage später nicht mehr sehen kann – Typus Zirkuszelt. Trotzdem kann es sinnvoll sein, sich gleich am Anfang nach weiten T-Shirts und Accessoires umzusehen. Ich kaufte billige Baumwollhöschen im Bikini-Schnitt eine Nummer größer als normal, so daß der Bund unterhalb des Bauches saß (bei mir war er so »unterhalb«, daß man das Höschen gar nicht mehr sah). Nach der Schwangerschaft verbannte ich sie aus meinem Schrank. Andere Frauen bevorzugen Schwangerschaftshöschen, die ihnen über den Bauch reichen. Kauf einfach eines und probier aus, was dir am besten liegt. Es gibt verschiedene Formen von Unterwäsche für die Schwangerschaft, wenn sich also Bikini- und »Ballon«-Höschen nicht gut anfühlen, dann versuch's in einem Laden für Umstandsmode. Jedenfalls sind weite T-Shirts vom Discountladen während der gesamten Schwangerschaft nützlich.

Zum Thema Accessoires: Nahezu jedes Schwangerschaftsbuch verweist auf sie. Ich dachte, das sei Blödsinn. Bis auch ich wie besessen Schals und andere Dinge kaufte, die mir halfen, Abwechslung in meine Garderobe zu bringen, die genau aus drei Teilen bestand. Tip Nummer 2: Je größer das Accessoire, um so besser. Warum? Der Proportionen wegen.

Tip Nummer 3: Gleichgültig wie oft deine Mutter dir eingeschärft hat, daß »Borgen nur Sorgen« bringt, leih dir aus, was immer du kannst, auch Accessoires, die nicht dein üblicher Stil sind. Aber achte darauf, von wem du dir etwas borgst. Wenn du eine Freundin hast, die sich eine unglaubliche Schwangerschaftsgarderobe zugelegt hat und ausflippen würde, wenn auch nur ein oder zwei von diesen Stücken abgetragen aussehen würden oder Flecken hätten, dann leih dir von ihr nur Sachen aus, die du höchstens ein- oder zweimal anziehst. Du brauchst jemanden wie Tracey, die zu mir sagte: »Wenn du das Gefühl hast, daß du es dir darin nicht bequem machen kannst, dann nimm's nicht. Wenn ich es zurückbekomme, super. Wenn nicht, was soll's.« Am besten schreibst du dir eine Liste, was du von wem geborgt hast, sonst vergißt du es am Ende noch. Biete zum Tausch einige deiner normalen Sachen an. Gerade wenn es kalt wird und ein neuer Wintermantel für die letzten zwei Monate wirklich eine ziemlich unnötige Ausgabe wäre, ist Borgen ein prima Weg. Und plündere ruhig den Kleiderschrank deines Vaters oder Partners.

Siehe: *Deine Hilfstruppe.* Dort findest du Tips, wie man Frauen trifft, die Umstandskleidung haben.

Angenehme Kleidung
und andere Wege
zur Sinnlichkeit

Um die Taille von Röcken und Hosen zu erweitern, kauf kräftiges Gummiband. Zieh es durchs Knopfloch und befestige das andere Ende am Knopf. Laß auch Reißverschlüsse so weit offen, wie es für dich bequem ist. Das fühlt sich am Anfang gefährlich lose an, aber es klappt ganz gut. Trag immer ein bißchen Gummiband bei dir.

Was ist wichtig beim Kleiderkauf

Das Wichtigste ist eine gute Planung. Sie hilft dir, mit dem Geld auszukommen und das Schlimmste abzuwenden. Stell dir vor, du gehst auf eine Reise, die zehn Monate dauert, und du darfst nur einen Koffer mitnehmen. Folgende Regeln gilt es dabei zu befolgen: Die Sachen müssen pflegeleicht sein, weil du in der Schwangerschaft ziemlich müde sein wirst und weil alles, was du in dieser Zeit trägst, vier- oder fünfmal häufiger gewaschen wird als normale Kleidung. (Laß also die Finger von Sachen, die man reinigen lassen muß, das kann ganz schön teuer werden.) Einzelstücke in zwei oder drei komplementären Farben sind am besten. Du solltest außerdem zwei Paar bequeme Schuhe haben. (Wenn deine Füße nicht anschwellen, ist das allerdings weniger wichtig, weil deine alten Schuhe dir ja immer noch passen.) Dazu noch ein paar Accessoires, die die Gleichförmigkeit auflockern helfen. Am schönsten ist es, wenn du deine Garderobe zusammen mit einer Freundin planst, die erst kürzlich schwanger war. Leg alles vor dir aus, was du schon hast: weite T-Shirts, Jogginghosen, Schuhe, Schals. Stell dir folgende Fragen:

- In welchen Situationen *muß* ich gut aussehen?

- Welcher Stil oder welche Stoffe liegen mir besonders? Worin fühle ich mich am schönsten?

- Kommt irgend etwas Offizielles auf mich zu? (Wenn etwas mit Krawattenzwang oder eine Hochzeit ansteht, dann überleg dir nicht erst kurz vorher, was du anziehst.)

Möglicherweise kannst du dir nicht leisten, für jede Situation, in der du traumhaft aussehen möchtest, ein eigenes Outfit zu kaufen. Konzentrier dich also auf die wirklich wichtigen Gelegenheiten: die Arbeit, öffentliche Vorträge, einen alten Freund vom Flughafen abholen, Geschäftsreisen.

Denk daran: Alles soll in einen einzigen Koffer passen. Also – so einfach wie möglich. Du wirst dich wundern, eine oder zwei Stunden Planung machen diese ganze Kleidergeschichte viel weniger anstrengend und deprimierend.

BHs

Du solltest dir sobald als möglich ein paar wirklich sehr gute BHs kaufen. Warte damit nicht zu lange und vor allem – knausere nicht. Kauf dir zwei von den besten BHs, die du dir leisten kannst. Kristina wollte, daß jemand sie »wie eine Mutter behandelte«, also ging sie in die Wäscheabteilung von einem todschicken Kaufhaus. Dort fand sie eine Verkäuferin, die sich gut auskannte, und ließ sich von ihr die richtige Größe anmessen. Wie sieht der ideale BH aus? Er sollte die ganze Brust bedecken, gut stützen, so daß du auch schnell gehen kannst, ohne dir dabei wie ein Wackelpudding vorzukommen, und gut gepolsterte Träger haben. Einige Frauen schwören auf Schwangerschafts-BHs, die ich persönlich sehr mochte. Sie haben vier Reihen Häkchen und verstellbare Träger, so daß sie sich dem Körper gut anpassen. Andere Frauen kaufen normale, gut stützende Bügel-BHs mit größeren Körbchen. Zwäng dich nicht in zu knappe oder zu kleine Büstenhalter; das ist unbequem und belastet dein Brustgewebe.

Warte mit dem Kauf des Still-BHs bis kurz vor dem Geburtstermin, und kauf ihn dann mit ein oder zwei Nummern größeren Körbchen, aber mit derselben Rückenweite (85 z. B.). Besorge höchstens ein oder zwei davon, weil du nicht völlig sicher sein kannst, welche Größe deine Brust schließlich haben wird und welche Art von BH dann am bequemsten ist.

Runter mit dem Bund

Boutiquen für Umstandsmode sind ideal, wenn du dir etwas für »unten herum« kaufen willst – Röcke, Shorts, Hosen. Kauf dir alles in der Größe, die du vor der Schwangerschaft getragen hast. Umstandskleidung sollte normalerweise bis zum neunten Monat passen (was sie auch tut, von den allerletzten Wochen einmal abgesehen). Bis dahin kannst du den Bund einmal umschlagen. Wenn du Kleider in Geschäften für Übergrößen kaufst, kann es dir passieren, daß sie am Bauch und am Hintern gut sitzen, deine Oberschenkel aber irgendwo verschwinden. Du kannst ruhig mal einen Blick in diese Läden werfen, aber hüte dich vor Einheitsgrößen. Geh in deine Stammläden, und schau dich nach Sachen mit regulierbarer Taille um, auch nach Shorts, die vom Schritt bis zur Taille etwas zu lang sind. Du kannst den Bund enger nähen, solange du noch schlank bist, und ihn wieder weiter machen, wenn dein Bauch größer wird.

Such auch in Discountläden und Secondhandshops. Einige große Ketten bieten ein paar wichtige »Basisteile« wie Leggins und Baumwollpullover in guter Qualität und zu günstigen Preisen. Schau auch in der Männerabteilung. Dort gibt es gewöhnlich gute Shorts zum Binden (für die Gymnastikstunden), T-Shirts und Boxer-Shorts, die du danach deinem Liebsten vererben kannst. Secondhandläden erfordern gewöhnlich Geduld, Kreativität und wiederholte Besuche. In letzter Zeit sind auch Läden, in denen Konkursware verkauft wird, in Mode gekommen, weil man dort wirklich sehr günstig einkauft. Paß aber auf: Bei den niedrigen Preisen überkommt einen leicht die Kaufwut, und man bringt Sachen nach Hause, die man nicht wirklich braucht oder die einem später nicht mehr gefallen.

Die Kunst des Kombinierens

Weite Oberteile über schmalen Hosen oder Röcken sehen besser aus als endlose Stoffbahnen, wenn du nicht gerade sehr groß bist. Das beste Umstandskleid, das ich hatte, war ein Trägertop, das ich an einen geraden schwarzen Rock genäht hatte. Das Top hatte verstellbare Elastikbänder um die Taille, so daß dort nichts zwickte und der Saum nicht höher rutschte, als mein Bauch runder wurde. Wenn du nähen kannst, kannst du dir so etwas selbst machen, indem du ein ärmelloses Herren-T-Shirt (Größe L) an ein Stück Stoff nähst, dessen Größe deiner Hüftweite gut entspricht. Das T-Shirt sollte da locker auf deine Hüften fallen, wo der Stoff beginnt. Dehn es beim Nähen, damit es so weit wie der Stoff wird. Darüber kannst du dann nahezu alles tragen, vom weiten Pulli bis zum Flanellhemd deines Partners.

Wenn es für deine Arbeit von überragender Bedeutung ist, was du anziehst, oder du dir wegen deiner Schwangerschaft um deinen Job Sorgen machst, solltest du dir überlegen, mehr als üblich in deine Kleidung zu investieren – sowohl an Zeit wie auch an Geld. Wenn Geld dabei kein Thema ist, dann geh in eine gute Schwangerschaftsboutique oder kauf per Katalog. Hier sind einige Tricks, wie man mit zwei Schwangerschafts-Ensembles auskommt und trotzdem variieren kann: Trag normale Blusen, die du ab der Taille offen läßt, unter einer Weste oder einem Pulli. Nimm einen langen Seidenschal, und binde ihn über einem T-Shirt wie ein Lätzchen. Hefte ihn in der Taille an das T-Shirt, und zieh eine Jacke darüber. Auf einem Blazer oder einer Bluse wirkt ein Schal elegant, den du von der rechten Schulter zur linken Hüfte oder umgekehrt feststeckst. Kämm dein Haar nach hinten oder nach vorne, eben so, wie du es normalerweise nicht trägst. So gucken die Leute auf dein Haar, nicht auf deine Kleidung. Andere Frauen, die während der Schwangerschaft arbeiteten, erzählten mir, daß sie sehr auf ihre Hände geachtet oder sich neues Make-up besorgt hatten, um sich eleganter zu fühlen.

Die verrückteste Idee: Trag Hauskleidung oder einen edlen Pyjama außerhalb des Hauses. Das kann bei Gelegenheiten, wo elegante Kleidung erwünscht ist, sehr effektvoll sein und ist sagenhaft bequem.

Einteilige Gymnastikanzüge in strahlenden Farben, die du unter weiten Pullis tragen kannst, sind ebenfalls toll, weil der elastische Stoff deine Gebärmutter stützt, ohne dich einzuengen. Auch lose, schwingende Kleider, deren Weite du mit einer Spange regulieren kannst, passen gut. Die besten Kleider sind solche im Empire-Stil oder ohne Taille, aber mit Knöpfen knapp unterhalb der Brust. So kannst du das Kleid auch tragen, während du stillst, mußt dir aber keine Sorgen machen, daß die Knöpfe über deinem Bauch aufspringen.

Wohlfühlideen von Frauen, mit denen ich sprach:

- In Cowboystiefeln mit allem Drum und Dran kannst du dich so richtig langbeinig und schlank fühlen.

- Leggins und weite Pullover als Alltagskleidung.

- Nur Naturfasern — ja kein Polyester.

- Geh zur Näherin, und laß dir elastische Einsätze in alte Röcke oder Hosen nähen.

Angenehme Kleidung
und andere Wege
zur Sinnlichkeit

- Keine Strumpfhosen.

- Nur lose Kleider ohne Bund, auch zur Gymnastik.

- Geh häufig zum Friseur, und trag flippige Haaraccessoires.

- Regelmäßig zur Kosmetikerin gehen und eine Gesichtsbehandlung machen lassen, wenn die Haut sich verändert.

Was trage ich während der Wehen?

In den Wehen wirst du dein allerliebstes Lieblingsstück an dir oder um dich haben wollen, weil das beruhigt und besänftigt. Nancy kaufte sich dafür einen weißen Spitzenmorgenmantel, Stacey hingegen ein paar riesige T-Shirts und dicke Socken. Sie wollte sich umziehen können, wenn sie geduscht hatte oder nach Schweiß roch. Margot nahm ihr ältestes Flanellnachthemd mit Morgenmantel, zog beides aber etwa in der Mitte aus, um völlig nackt zu bleiben. Rhonda trug zwei Krankenhaus-Nachthemden, eines wie eine Jacke über dem anderen, um den Schlitz im Rücken zu schließen. Vor den Wehen ließ sie sich noch eine Pediküre machen. »Ich sah während der Kontraktionen immer auf meine perfekt manikürten Zehen, das lenkte mich ab.« Eine andere Frau kaufte sich einen weichen Baumwollschal und hüllte sich darin ein.

Denk darüber nach, in welchem Kleidungsstück du dich stark, nicht beengt und schön fühlen würdest. Wenn du dir im Geburtsvorbereitungskurs Videos von Geburten ansiehst, achte darauf, was die Frauen tragen, wenn sie überhaupt etwas anhaben. Berücksichtige auch dein Schamgefühl – worin kannst du die Wehen gut durchhalten und dich immer noch wohlfühlen?

Es kann nach den Wehen wunderbar sein, etwas Schönes zum Hineinschlüpfen zu haben, vor allem wenn du ein paar Tage im Krankenhaus bleiben mußt (aber auch zu Hause ist das nicht übel). Achte darauf, daß du leicht an die Brust kommst, wenn du stillen willst. Dein Lieblingspulli und ein neues Still-T-Shirt helfen dir vielleicht, dich weniger invalide zu fühlen. Denk daran, einen Beutel mit luxuriösen Toilettengegenständen ins Krankenhaus mitzunehmen – Proben von Shampoos oder Haarspülungen, eine besondere Seife, duftende Körperlotion. (Wenn du zu Hause oder in einem Alternativen Geburtszentrum niederkommst, dann leg diese Sachen im Badezimmer bereit.)

Nach der Geburt

Was ziehst du an, wenn das Baby auf der Welt ist? Diese Frage kann sich zum Problem auswachsen, weil du ja nicht weißt, welche Größe du dann haben wirst. Wie dick wirst du unmittelbar nach der Geburt sein? Und wie sieht es nach zwei Wochen aus? Nach drei Monaten? Wenn du in den Job zurückkehrst? Das Beste ist, die Sachen herauszuholen, die du am Anfang der Schwangerschaft getragen und eine Weile nicht mehr gesehen hast. Häng sie in deinem Schrank nach vorne. Die Umstandskleider, die du nicht mehr anziehst, kannst du jetzt zurückgeben, wegpacken oder gar wegwerfen.

Die Rückkehr an den Arbeitsplatz ist etwas schwieriger. Du willst doch nicht, daß du am Abend vor deinem ersten Arbeitstag feststellst, daß du nichts anzuziehen hast. Und sorg für eine gewisse Auswahl! Stell aus den Outfits deiner ersten Monate eine komplette Wochengarderobe zusammen. Und denk dabei nicht an deine Umstandskleider. Ganz egal, wie du jetzt darüber denkst, aber du wirst mit Sicherheit nicht gerade die Sachen tragen wollen, die du während der letzten drei oder sechs Monate ständig anhattest – zumindest nicht in den nächsten paar Wochen. Du kannst dir auch ein oder zwei Complets von einer Freundin borgen, die etwas fülliger ist, als du es vor der Schwangerschaft warst. Oder mach Katalog-Shopping, wenn du in den frühen Morgenstunden dein Baby fütterst.

Was du in den ersten Monaten zu Hause tragen wirst, ist leicht vorherzusagen: alles, was immer dir in der Eile gerade unter die Finger kommt. Vor allem Oberteile, die sich leicht aufrollen, und Kleider, die sich aufknöpfen lassen, um den Zugang zur »Milchquelle« nicht zu versperren. Und: Du wirst dich ziemlich häufig umziehen. Das kleine Wunder bespuckt, bepinkelt und befleckt dich auch auf andere Weise. Milch rinnt unter deinen Arm. Und deine körperlichen Ausdünstungen ähneln mitunter, höflich ausgedrückt, ziemlich reifem Käse. Möglicherweise findest du gar keine Zeit zum Duschen, so daß der Griff zu einem neuen T-Shirt häufig die einzige Rettung ist. Eine schnelle Erfrischung bietet ein Adstringens, das du mit einem Wattebausch auf den Unterarmen, auf keinen Fall auf der Brust, aufträgst. (Hamamelis ist dafür nicht schlecht, auch eine ihrer duftenden Unterarten.) Parfümierter Puder tut bei Hitzewallungen gut.

Tips für mehr Sinnlichkeit

Zeig deinen Körper − Schwangersein ist schön. Trag tiefe Dekolletés, und protze mit deiner neuen Fülle. Kurze Röcke, nackter Rücken, nackte Schultern, ein wenig Nagellack − und du siehst so strahlend aus, wie du dich fühlst.

Kauf dir etwas wirklich Schönes, Elegantes, das du auch nach der Schwangerschaft noch tragen kannst. Wenn deine Füße nicht geschwollen sind, dann sind Schuhe ideal. Oder eine Ledertasche im Herbst, einen auf antik gemachten Seidenschal im Frühling, kaschmirgefütterte Handschuhe im Winter und erstklassige Laufschuhe im Sommer. Verwöhn dich mit kleinen Dingen, wenn du sparen mußt, etwa mit einem Stirnband aus Leder oder extradicken Baumwollsocken.

Wenn dein Gesicht zu Schwellungen neigt, ist es besser, weniger Make-up zu nehmen. Besorg dir einen Konturenstift oder einen Lippenstift in einer kräftigen Farbe, so daß du deinen Mund statt deiner Augen betonen kannst.

Gönn dir, täglich mehrmals zu duschen mit einem wundervoll duftenden Gel.

Wenn Knöpfe dir am Bauch reiben, kleb einfach Heftpflaster darüber.

Denk vor allem daran, daß du göttlich, einzigartig, vollkommen bist − du sprühst buchstäblich vor Leben. Zeig es!

Literatur und Tips:

Rogers, Jennifer: *Pride and Pregnancy — A Guide to Being A Mother-to-Be.* Fireside, 1993. Ein ausgezeichnetes Kapitel über Kleidung und Preise und eine gute Auflistung von Umstandsboutiquen.

Sutherland, Lynn: *Pregnant and Chic.* Workman, 1989. Von einem ehemaligen Model geschrieben. Super für Frauen, die nähen können und gern kreativ sind, was ihre Kleidung angeht.

Vorbereitung auf die Geburt

Was du Dazu Brauchst:

Bücher über die Geburt.

Einen Kurs zur Geburtsvorbereitung, damit du dich über die verschiedenen Möglichkeiten informieren kannst.

Dein Tagebuch bzw. Papier und einen Stift.

Die Erfahrungen anderer Frauen.

Tu das:

• Irgendwann nach der Empfängnis, spätestens aber ein paar Monate vor deinem Geburtstermin. (Je früher, um so besser. Wenn du es lange hinausschiebst, kann das heikel werden, da du ja nie genau weißt, wann sich das neue Leben in dir zum Auszug entschließt.)

• Wenn dir all das Gerede über die »beste« Geburt zuviel wird, du Angst davor hast, daß etwas schiefgehen könnte, oder überzeugt bist, daß dein Baby nie, niemals aus dir herauskommen wird.

• Wenn du einen heftigen Drang zum »Nestbauen« verspürst, aber nicht ausreichend »in Form« bist, um das Haus neu zu streichen oder das Eßzimmer zu tapezieren.

Worum Geht's?

Den besten Rat zum Thema Geburt habe ich in Polly Berrien Berend's Buch *Whole Child / Whole Parent* gefunden:

»Wenn du aus dem Haus gehen willst, kommst du als erstes an die Tür. Stell dir nun vor, daß dich plötzlich die Tür als solche mehr interessiert, als die Tatsache, daß du da durch mußt. (So eine wundervoll geschnitzte Tür!) Vielleicht hast du auch Angst, daß sie gar nicht aufgeht oder daß du ganz persönlich sie nicht öffnen kannst ... Solange du dich hauptsächlich mit der Tür beschäftigst, wirst du niemals auf die andere Seite gelangen.«

Der Geburtsvorgang ist für die meisten von uns solch eine Tür, in der wir steckenbleiben − wir verbringen unsere ganze Schwangerschaft damit, uns vor Schmerzen und möglichen Komplikationen zu fürchten, statt uns darauf zu konzentrieren, daß wir nun Eltern werden. »Die Geburt ist kein Vorgang, in dem einfach etwas ausgestoßen wird. Sie ist eine Offen-

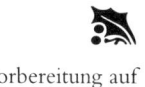
barung, denn was wirklich geschieht, ist, daß das, was wir und das Baby wahrhaft sind, ans Licht kommt.«

Vorbereitung auf die Geburt ist also durchaus notwendig, da sie − obwohl sie keineswegs den Endpunkt der Entwicklung darstellt − ein sehr bedeutendes, ehrfurchteinflößendes Durchgangsstadium ist, der dramatischste und geheimnisvollste Teil dieses Übergangs in ein neues Leben. Unglücklicherweise ist dieser Übergang heute entweder zu einem hochromantischen oder zu einem medizintechnischen Ereignis verkommen. Es sieht so aus, als hättest du nur die Wahl zwischen Kaiserschnitt und religiöser Offenbarung. Wenn du jetzt herausfindest, welche Form der Geburt dir persönlich etwas gibt, und dir erlaubst, diese Art der Entbindung dann auch zu erleben, durchläufst du einen entscheidenden Lernprozeß, der dazu führt, daß du auch später für dein Baby die richtigen Entscheidungen triffst und es freudvoll und friedlich in diese Welt hineinführst. Dieser Prozeß wird auch dein Selbstwertgefühl als Mutter heben und dir Spielraum für Veränderungen geben.

WAS DU FÜR DICH TUN KANNST:

Deine Vision einer idealen Geburt

Wie würde für dich eine ideale Schwangerschaft und Geburt aussehen? Je umfassender und besser dein Vorstellungsvermögen funktioniert, desto reicher sind deine Wahlmöglichkeiten. Laß den folgenden Bericht der baskischen Ethnologin Angeles Arrien auf dich wirken, den Leni Schwarz in *Bonding Before Birth* wiedergibt:

»Die Basken in Spanien haben eine sehr hohe Auffassung von der Geburt. Sie wird dort als ›heilige Kunst‹ behandelt. Traditionsgemäß warten die baskischen Paare mit dem Kinderkriegen, bis sie 30 oder 40 sind, da sie dann mehr Reife besitzen. . . . Bei der Niederkunft versammelt sich die ganze Großfamilie: Geschwister, Onkel, Tanten, Großeltern. Sie werden samt und sonders als Geburtshelfer angesehen. Man achtet sehr auf die Umgebung, und wenn das Wetter es erlaubt, findet die Entbindung im Freien, oft an einem fließenden Gewässer, statt. Sie wird von fröhlicher Musik begleitet. Es wird gesungen und getanzt, Flöte und Trommel gespielt. Jemand erzählt Geschichten oder Witze, um die werdende

Wir tun uns gut! Das Wohlfühlbuch für Schwangere

151

Mutter aufzuheitern. Sie nennen das: ›Mutter und Kind mit Lachen massieren.‹ Die ganze Familie bleibt sieben Tage zusammen, und am Ende des Rituals feiert das ganze Dorf mit ihnen.«

Laß dich von dieser Geschichte inspirieren, wenn du einen eigenen kurzen Text über deine ideale Geburt, deinen »Geburtsplan«, schreibst. Laß dich nicht von der Wirklichkeit bremsen, nur deine Einbildungskraft kann dir Grenzen setzen. Stell dir vor, du bist eine Göttin aus uralten Zeiten. Oder daß du in das Land deiner Vorfahren zurückkehrst, um nach alten Riten und mit der Unterstützung deiner ganzen Familie zu gebären. Oder versetz dich auf die *Enterprise,* und laß dein Baby herausbeamen. Deine Quellen können überall sein. Gab es bei deiner Schwester etwas, was du haben oder tun möchtest? Nimm es in deine Vision auf. Wenn du ohne Partner bist und gerne einen hättest, dann gönn dir einen. Wenn du zwar einen Partner hast, er oder sie dich aber nicht unterstützt, dann nutz die Chance, um dir über deine Wünsche klarzuwerden. Vielleicht schwebt dir vor, daß diese Erfahrung dich verändert, daß Engel dir helfen und Gottes Hand sanft über dich streicht, wenn du gebärst. Nimm das auf, was *du* möchtest. Denk über folgendes nach, wenn du deiner Phantasie freien Lauf läßt: »Welche Handlungen, welche Art von Hilfe, welche Form der Entbindung würden meinen Selbstwert als Mutter stärken?« Kümmere dich nicht darum, ob es wirr klingt oder Sinn hat, diese Geschichte ist nur für deine Augen bestimmt!

Wenn du damit fertig bist, leg sie erst einmal weg. Wir werden später darauf zurückkommen.

Erzieh dich selbst

Die Geburt ist mittlerweile ein sehr gut dokumentiertes Ereignis. Es gibt massenhaft Material dazu, in dem du herumstöbern kannst. Wenn du dich geistig mit den verschiedenen Formen der Geburt beschäftigst, verlier nie die Frage aus den Augen, welche Art der Entbindung dein Selbstgefühl als Mutter stärken würde. So ziehst du wie ein Magnet die Information und Unterstützung an, die es dir ermöglicht, die Geburt zu einer zutiefst bereichernden Erfahrung zu machen.

Für Buchtips, siehe die Quellenangaben *Literatur und Tips* zu diesem Kapitel.

Lies Bücher über die verschiedenen Methoden, ein Kind zu gebären. Du erfährst so, welche Möglichkeiten es gibt, und wirst angeregt, dich mit neuen Ideen und Gedanken, auf die du selbst vielleicht nicht gekommen wärst, auseinanderzusetzen.

Bitte die Menschen, die du bei der Niederkunft dabei haben möchtest (deinen Partner, deine Freundin), ihre Vorstellung von einer idealen Geburt für dich aufzuschreiben. Sie sollten das nach Möglichkeit machen, bevor sie deine Version lesen.

Sprich mit anderen Frauen, die bereits geboren haben. Frag sie, was ihnen an ihrer Geburtserfahrung gefallen oder nicht gefallen hat. Quetsch alle aus, die dir über den Weg laufen, Fremde im Obstgeschäft (das funktioniert am besten, wenn sie ein Baby dabei haben), die dritte Cousine vierten Grades, Familienmitglieder und enge Freunde.

Mach nicht den Fehler, dich auf die gleiche Art und Weise vorzubereiten wie deine beste Freundin, nur weil dir das vertraut und leicht erscheint. Deine Wehen und deine Niederkunft werden so einzigartig sein wie du selbst. Wenn du aus der Entbindung eine bereichernde Erfahrung für dich machen willst, mußt du das bewußt anstreben. Das soll aber nicht heißen, daß du nicht trotzdem das gleiche machen darfst wie deine Freundin. Und auch nicht, daß du jetzt neun Monate lang wie besessen herumforschen mußt. Finde für dich einen fröhlichen Mittelweg.

Frag dich, ob du nicht einen Kurs zur Geburtsvorbereitung besuchen möchtest. Bevor ich schwanger wurde, dachte ich, daß die einzig »natürliche« Methode, Kinder zu bekommen, die von Lamaze sein müsse. Das stimmt nicht. Es gibt auch andere Methoden, wie z. B. die von Bradley, die von Leboyer, oder solche, die Elemente aus verschiedenen Methoden mischen. Erkundige dich bei deinem Gesundheitsberater, welche Arten der Entbindung an deinem Wohnort praktiziert werden. Ruf in den Krankenhäusern an, frag die Kursleiter in der Schwangerschaftsgymnastik aus oder die Verkäuferinnen in den Geschäften für Babyausstattung und Umstandsmode usw. Du kannst dich auch an die *Caritas* oder an *Pro Familia* wenden.

Achte darauf, daß du dich nicht mit Wertvorstellungen belastest, die dich in ein steifes Korsett von Erwartungen zwängen. Wenn du dir die Entbindung nur auf eine Art und Weise vorstellen kannst und nur diese akzeptierst, dann hast du nicht genug Raum für die Einzigartigkeit des Gebärens. Es ist bei weitem besser, offenzubleiben und sich über alle Möglichkeiten gut zu informieren.

Vorbereitung auf
die Geburt

Siehe: *Wie du einen
tollen Gesundheits-
berater findest*

Natürlich wird deine Geburt auch weitgehend davon abhängen, welchen Typ von Gesundheitsberater oder welchen Arzt du dir ausgesucht hast. Daher solltest du nicht zögern, ihn zu wechseln, wenn du das Gefühl hast, daß eine andere Art der Geburt für dich besser wäre. Gerade Frauen satteln ja häufig mittendrin um. Ich z. B. Du bist deinem Gesundheitsberater schließlich nichts schuldig. Es ist aber ungeheuer wichtig, daß deine Wahl dir Vertrauen und Zuversicht einflößt. Bleib nicht aus falsch verstandener Loyalität bei einem Gesundheitsberater, bei dem du dich nicht wohl fühlst.

Wie du dich auf Überraschungen vorbereiten kannst

Wenn du deine Vision von der Entbindung entwickelst, solltest du in deinen Plänen und Erwartungen auch mögliche Enttäuschungen berücksichtigen. Gerade weil die Geburt das beste Symbol für das Leben an sich (d. h. durch und durch unberechenbar) ist, hat es Sinn, auch über das nachzudenken, was auf keinen Fall geschehen sollte. Warum? Weil du dann Schritte unternehmen kannst, es auch tatsächlich abzuwenden. Außerdem: Wenn du etwas denkst wie »Das kann mir nicht passieren!«, dann wirst du doppelt verwirrt sein, wenn du plötzlich Überraschungen wie endlos lange Wehen oder einen Kaiserschnitt erlebst. Pamela drückte es so aus: »Verrenn dich nicht in eine einzige Vorstellung von deiner Entbindung. Du solltest in jedem Augenblick Veränderungen zulassen können. Was mir bei meiner Geburt am meisten leid tat, war, daß sie mir völlig entglitten ist.« Wenn du dich auch mit anderen Bildern vertraut gemacht hast, behältst du die Kontrolle, auch wenn die Dinge nicht so laufen, wie du sie dir vorgestellt hast.

Überleg, wie du deine Geburtsvorstellungen flexibel gestalten kannst. Nimm folgende Fragen zu Hilfe:

Wenn du eine natürliche Geburt planst, solltest du darüber nachdenken, was du tun wirst, wenn du Schmerzmittel möchtest oder brauchst? Sprich mit deinem Partner oder deinem Gesundheitsberater darüber. Bist du gegen Schmerzmittel? Überleg genau, warum. Geht es dabei mehr um die Meinung der anderen? Untersuche, wie sehr dein Selbstbewußtsein davon abhängt, daß du keine Schmerzmittel nimmst. Kommst du dir wie ein Versager vor, wenn du darum bittest? Informiere dich über die verschiedenen Schmerzmittel und ihre positiven und negativen Auswir-

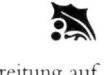

kungen. Ich arbeite keineswegs für einen Pharmakonzern, aber ich werde einfach das Gefühl nicht los, daß viele Frauen sich selbst nichts Gutes tun, wenn sie diese Möglichkeit von vornherein ausschließen. Sie setzen sich selbst unter Druck, obwohl sie ja noch gar nicht wissen, wie sie sich während der Wehen fühlen werden und was bei der Entbindung alles passiert. Ob du während der Geburt auf Schmerzmittel verzichten willst, ist nur eine der vielen Entscheidungen, die du als Mutter treffen mußt.

Was wirst du tun, wenn es zu einem Kaiserschnitt kommt? Kannst du das akzeptieren? Oder leidet dein Selbstbewußtsein als Mutter darunter, wenn du nicht auf normalem Wege niederkommst?

Wie denkst du über eine Geburt mittels Zange oder Saugglocke? Wie kannst du dich darauf vorbereiten, so etwas anzunehmen, wenn es sein muß?

Was passiert, wenn du das Bett hüten mußt? Wie würdest du dich fühlen, wenn du wochenlang Bettruhe bräuchtest?

Was geschieht, wenn du planst, zu Hause oder in einem unabhängigen Geburtszentrum zu entbinden, und dann doch ins Krankenhaus mußt? Kannst du dich gefühlsmäßig darauf einstellen? Was kannst du tun, damit du dich trotzdem sicher fühlst? Würdest du das als Versagen empfinden?

Viele Frauen, mit denen ich sprach, erzählten mir, daß sie sich nie mit Alternativen zu ihrer Vorstellung von einer idealen Entbindung auseinandergesetzt hatten. Das liegt häufig an den Büchern und Geburtsvorbereitungskursen, die den Wehenschmerz schönfärberisch als »Unannehmlichkeiten« oder »Krämpfe« beschreiben. Sammle Informationen über Schmerzmittel, Kaiserschnitt und Schwierigkeiten, die bei der Geburt auftreten können. Sprich darüber mit deinem Partner und deinem Gesundheitsberater. Auf lange Sicht ist es angenehmer, sich mit dem, was du nicht möchtest, auseinanderzusetzen als davor die Augen zu verschließen.

Du verdienst es

Obwohl niemand den Ablauf der Geburt vorherbestimmen kann, hast du doch die Möglichkeit, ihn zu beeinflussen. Das wirksamste Mittel liegt im Glauben, daß du die Entbindung, die du dir wünschst, auch wirklich verdienst. Lies die Geschichte von der idealen Geburt, die du erst kürzlich verfaßt hast, deinen Geburtsplan, durch. Und paß beim Lesen genau auf, ob dein innerer Kritiker dazu etwas zu sagen weiß. Schreib ohne nachzudenken auf, was diese Stimme dir zuflüstert.

Ein Beispiel:

Die ideale Geburt: Die Wehen fangen am frühen Nachmittag an. Ich fühle mich plötzlich zum Bersten voll mit Energie. Trotzdem bleibe ich ruhig. Im Frühstadium kann ich noch ein bißchen malen. Ich fühle mich sehr schöpferisch, lebendig, angenehm erregt. Langsam werden die Krämpfe stärker, aber in dem Moment, in dem ich mich auf die Wehen konzentrieren muß, hat der Muttermund sich schon um fünf Zentimeter geweitet. Jerry macht sich fertig, um mich ins Krankenhaus zu bringen, aber vorher spazieren wir noch unsere Straße hinauf und hinunter und betrachten einen schönen Sonnenuntergang.

Im Krankenhaus nehme ich während der Wehen leichte Schmerzmittel. Alles ist sehr friedlich und intim. Ich habe Bilder von zu Hause mitgebracht, meine Steppdecke und andere vertraute Dinge. Ich dusche ein paarmal, esse Joghurt-Eis und trinke Energiedrinks. Die Herztöne des Babys müssen nicht von innen aufgezeichnet werden. Bei der Überwachung von außen ist die Hebamme äußerst behutsam. Jerry und ich verstehen uns blendend. Er massiert mir die Schultern und ist die ganze Zeit über nah bei mir. Ich kann umhergehen. Niemand sagt mir, was ich tun soll. Wenn ich das Gefühl habe, daß ich es nicht mehr aushalte, ist der Muttermund ganz offen, und ich kann anfangen zu pressen. Ich nehme die Position ein, die ich instinktiv für die beste halte, und kann so gebären. Ich habe keinen Dammriß. Das Baby lege ich mir auf die Brust. Wir werden jetzt eine Stunde lang zu dritt allein gelassen. Unser Baby ist einfach vollkommen und wunderschön. Wie es so auf meiner Brust liegt, lösen sich alle Ängste, die ich vor dem Muttersein hatte, in nichts auf. Ich habe mich noch nie besser gefühlt.

Der innere Kritiker sagt: Du hast dich noch nie besser gefühlt. Ha! Du wirst völlig fertig sein und um Schmerzmittel betteln. Du glaubst, daß du so eine sanfte, einfache Geburt haben wirst. Warum sollte bei dir alles so perfekt laufen? Warum solltest gerade du etwas Besonderes sein? Du brauchst jemanden, der dir sagt, was gut für dich ist. Schließlich wirst du

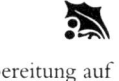

es wohl kaum besser wissen als der Doktor. Und außerdem tut eine Entbindung einfach weh. Warum sollte das bei dir anders sein?

Nimm dir Zeit, mit deinem inneren Kritiker zu arbeiten. Frag dich:

- Wo habe ich diese Einstellungen und Gefühle gelernt?

- Was erreiche ich, wenn ich so denke oder fühle?

- Will ich diese Einstellungen wirklich ändern?

- Was kann ich tun, um meine Entbindung so zu gestalten, daß sie mir Kraft gibt?

Ein Beispiel: »Du hast dich noch nie besser gefühlt. Ha! Du wirst völlig fertig sein und um Schmerzmittel betteln.«

Wo habe ich diese Einstellung gelernt? Als ich mir den Arm gebrochen habe, konnte ich die Schmerzen nicht aushalten und habe mich lächerlich gemacht, weil ich so um Schmerzmittel gefleht habe. Ich kam mir wie ein Idiot vor, weil meine Mutter immer eine so hohe Schmerzschwelle hatte. Sie hat mich immer wie eine Heulsuse behandelt, wenn ich mir wehgetan hatte und geweint habe.

Was erreiche ich mit diesem Gefühl? Ich kann mich später selbst niedermachen, weil ich nicht stark genug war.

Will ich diese Einstellung wirklich ändern? Vielleicht möchte ich gar nicht stark sein. Ich möchte keine Schmerzen haben. Ich möchte so etwas nicht aushalten müssen.

Was kann ich tun, um meine Entbindung so zu gestalten, daß sie mir Kraft gibt? Ich informiere mich genau, wie und ob Schmerzmittel dem Baby schaden. Ich frage nach anderen Möglichkeiten der Schmerzbekämpfung wie Visualisationen, Hypnose oder Akupressur. Ich versuche, genau auseinanderzuhalten, was meine Freunde mir empfohlen haben (natürliche Geburt) und was ich selbst möchte.

Ein anderes Beispiel: »Warum sollte bei deiner Entbindung alles so perfekt laufen? Warum solltest *gerade du* etwas Besonderes sein?«

Wo habe ich diese Einstellung gelernt? In der Schule. Zu Hause sagte man mir, ich sei etwas Besonderes, aber in der Schule schien das nicht zu gelten. Ich kann mich besonders an Mrs. Millers böses Gesicht erinnern, als sie mir sagte, daß ich etwas Bestimmtes nicht tun dürfte, weil ich auch nichts Besseres sei als die anderen Kinder.

Was erreiche ich mit diesem Gefühl? Ich fühle mich sicher, aber ziemlich niedergeschlagen. Ich stehe nicht für meine Bedürfnisse ein aus Angst, daß jemand glauben könnte, ich hielte mich für etwas Besonderes.

Will ich diese Einstellung wirklich ändern? Die Geburt meines Babys ist eine perfekte Gelegenheit, um endlich zu sagen: »Ja, ich bin etwas Besonderes.«

Siehe: *Tu dir gut während der Schwangerschaft: Erlaub dir, dir gutzutun.* Die dort entwickelte Methode des Dialogs mit deiner inneren Stimme kann dir auch helfen, dir eine wunderbare Geburt zuzugestehen.

Was kann ich tun, um meine Entbindung so zu gestalten, daß sie mir Kraft gibt? Meine Zeit und Energie darauf verwenden, mir meine Entbindung vorzustellen. *Jeden Tag* etwas Besonderes machen, was mir guttut. Wenn ich mich wieder dabei ertappe, wie ich mir selbst einrede, daß ich etwas Bestimmtes, was ich mir für die Geburt wünsche (z. B. den Gebärraum mit dem Whirlpool), nicht verdiene, sofort hinsetzen, diesen Gedanken erforschen und ihn durch das Gefühl ersetzen, daß ich es sehr wohl wert bin.

Die beste Gelegenheit, uns selbst zu lieben

Was wäre, wenn wir – statt zu versuchen, uns während der Geburt zu beweisen, statt von uns eine perfekte Darbietung zu verlangen – den Geburtsvorgang als unglaubliche Chance begreifen würden, uns selbst zu lieben, anzunehmen, wer wir sind, und die Dinge einfach geschehen zu lassen? Hören wir auf, die Geburt kontrollieren zu wollen und uns selbst als Versager zu verurteilen: »Ich habe mich schon daran erinnert, daß ich leise stöhnen sollte, aber trotzdem bat ich um Schmerzmittel. Das war alles andere als vollkommen!« Ergreifen wir statt dessen die Gelegenheit, »unseren Mut, zu gebären, zu feiern. Das eigentliche Problem ist ja nicht die Frage, ob du deine Atemübungen gemacht hast, sondern: ›Kannst du dich selbst lieben, egal wie, wann oder mit welchem Ergebnis du entbindest?‹ « schreibt Claudia Panuthos in ihrem Buch *Transformation through Birth.*

Es ist ungeheuer wichtig, daß du mit viel Selbstbewußtsein in die Wehen gehst, mit der Überzeugung: »Ich kann das! Mein Körper weiß, wie er gebären muß!« Das heißt nicht, daß keine Überraschungen auftreten können oder daß die Entbindung nur in einer bestimmten Art und Weise ablaufen kann. *Übe, dich so anzunehmen, wie du jetzt bist.* Das ist die Grundlage, von der du bei den Wehen ausgehen solltest. Dann wird die Entbindung, ganz gleich wie sie verläuft, genau das bringen, was für dich richtig ist.

Lies deine Geschichte von der idealen Geburt noch einmal durch. Wie kommst du in dieser Geschichte vor? So wie du jetzt bist? Oder ein bißchen stärker, perfekter, kaltblütiger? Damit will ich nicht sagen, daß du während der Geburt nicht über dich hinauswachsen kannst. In Wirklichkeit muß das meist sogar sein. Aber es gibt immer einen feinen Unterschied zwischen Sich-nach-der-Decke-Strecken und niemals mit sich zufrieden, niemals genug sein. Wie ist das bei dir?

Überleg dir auch, wenn du deine Geschichte liest, ob du bereit bist, sie loszulassen und das anzunehmen, was statt dessen geschieht. Das hat nichts mit Passivität zu tun. Du entscheidest, was du haben möchtest, und unternimmst realistische Schritte, um es in die Tat umzusetzen. Dann läßt du los. Auch wenn du dich wirklich engagierst und die feste Absicht hast, Erfolg zu haben, bist du so in der Lage, Veränderungen anzunehmen und das Mysterium der Geburt zu akzeptieren, ohne dich selbst einen Versager zu schimpfen. Eine der wesentlichen spirituellen Lehren, die die Geburt uns erteilt, ist, daß das Leben unvorhersehbar ist und wir es nicht kontrollieren können. Eine andere, daß wir nichts perfekt tun können. Diese beiden Grundsätze anzuerkennen ist ein Akt tiefer Liebe zu sich selbst.

LITERATUR UND TIPS:

GfG – Gesellschaft für Geburtsvorbereitung e.V. – Bundesverband, Dellestr. 5, 40627 Düsseldorf, Tel. 0211/25 26 07.
Gegen Rückporto erhältst du Adressen anerkannter Geburtsvorbereiterinnen der GfG; außerdem Informationen über die Aus- und Weiterbildung zur Geburtsvorbereiterin sowie über Fortbildung. Die GfG verkauft und verleiht auch Videos zu Themen rund um Schwangerschaft und Geburt.

Kitzinger, Sheila: *Das Erlebnis der Geburt. Mütter und Väter berichten.* Kösel, 1992. Hier sind 21 faszinierende Geburtserlebnisse ausgewählt und kommentiert.

Kitzinger, Sheila: *Geburt ist Frauensache. Leitfaden für selbstbestimmte Geburt.* Kösel, 1993. Ein sehr gelungenes Buch über Schwangerschaft und Geburtspläne.

Kitzinger, Sheila: *Natürliche Geburt. Ein Buch für Mütter und Väter.* Kösel, 1994. Ein hervorragendes Werk, das auch ausführlich auf die Psychologie der Schwangerschaft eingeht.

Klaus, Marshall H., John H. Kennel und Phyllis H. Klaus: *Doula. Der neue Weg der Geburtsvorbereitung.* Mosaik Verlag, 1995. Eine detaillierte Beschreibung der richtigen Betreuung vor, während und nach der Geburt.

Leeuwen, Christa van und Bartholomeus Maris: *Schwangerschaftssprechstunde. Medizinische, seelische und geistige Aspekte von Schwangerschaft und Geburt.* Urachhaus, 1995. Einfach empfehlenswert und anthroposophisch.

Peterson, Gayle: *9 Monate . . . und viele Fragen. Wie ich mich emotional auf die Geburt vorbereite.* Kösel, 1995. Ein Selbsthilfeprogramm für den besten Start in den neuen Lebensabschnitt.

Berrien Berends, Polly: *Whole Child / Whole Parent.* Harper-Collins, 1987. Ein Klassiker in bezug auf spirituelles und kreatives Leben mit Kindern. Wunderbar und praktisch!

Davis-Floyd, Robbie: *Birth as an American Rite of Passage.* University of California Press, 1992. Faszinierende Interviews mit über 100 weißen Mittelklassefrauen bezüglich ihrer Geburtserfahrungen. Robbie Davis-Floyd ist Anthropologin, und ihre Ergebnisse sind umwerfend.

Schwarz, Leni: *Bonding before Birth.* Sigo Press, 1991. Hilft, das Baby noch vor dem Geburtstermin Wirklichkeit werden zu lassen. Hauptsächlich für Paare.

GEBEN UND SICH-HINGEBEN

TU DAS:

- Wenn du dich weigerst anzuerkennen, daß dein Leben sich verändert.

- Wenn jede Einzelheit deiner Schwangerschaft dir Angst macht, vor allem aber die Entbindung.

- Wenn du glaubst, daß Schwangerschaft eine spirituelle Komponente hat.

WORUM GEHT'S?

Das Thema »Geben« zieht sich wie ein roter Faden durch Schwangerschaft, Wehen und Geburt und ganz sicher auch durch das Elterndasein. Du übergibst deinen Körper dem kleinen Wesen in dir. Du gibst alle Kleider auf, die eine feste Taille haben. Du gibst dich dem Wehenschmerz hin, genauso wie du dich »dem süßen Chaos« der ersten Monate der Mutterschaft hingibst.

Die Art von Hingabe, die während der Schwangerschaft nötig ist, läßt sich am besten umschreiben mit dem Bild eines Flusses, der da und dort über Felsen fließt. Schlüpf in die Rolle des Wassers. Du kannst entscheiden: Willst du dich über die Steine zwingen oder sie umrunden? Vielleicht mußt du dich dabei in viele kleine Bächlein aufteilen, vielleicht mußt du Umwege machen, manchmal sogar durch stehende Altwasser. Aber im Fluß zu bleiben wird dir ein Gefühl für die Lebenskraft vermitteln, die dich durchfließt. Nach John Welwood, der Klinischer Psychologe ist und *Dem Herzen folgen* geschrieben hat, hat Hingabe zu tun mit loslassen − loslassen von dem, was man bereits weiß oder besitzt − und geschehen lassen, d. h. sich den Situationen öffnen, die das Leben mit sich bringt. Das Leben setzt dich einer Situation aus, in der du um Hilfe und Unterstützung bitten, Erwartungen aufgeben, dich dem Vertrauen öffnen mußt. Das bedeutet nicht, daß du deinen Ärger, Unmut oder andere gemischte Gefühle vergessen bzw. nicht ernst nehmen sollst. Aber gleich-

WAS DU DAZU BRAUCHST:

Dein Tagebuch bzw. Papier und einen Stift.

Große Bögen Zeichenpapier, Acryl-, Öl-, Finger- oder Wasserfarben, Farbstifte.

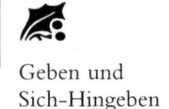
gültig, wieviel wir lernen, wie sehr wir auch kämpfen mögen, es gibt Zeiten, in denen das Leben von uns verlangt, nachzugeben und uns zu öffnen. In der Schwangerschaft ist dies unvermeidlich und gleichzeitig lehrreich.

WAS DU FÜR DICH TUN KANNST:

Schreib es auf

Du kannst mit den Worten *Hingabe, Sich-Fügen, Mit-dem-Fluß-Gehen* frei assoziieren. Schreib dabei auf, was immer dir einfällt, ohne den Gedankenfluß zu bremsen oder ihn zu »überarbeiten«. Überlaß dich zehn Minuten lang dem Schreiben. Schreib immer weiter, auch wenn du längst aufhören möchtest. Lies, was du geschrieben hast. Was sagen dir deine Assoziationen? Irgendwelche Einsichten, auf denen du aufbauen möchtest? Dinge, die du tun möchtest? Susan z. B. erkannte, daß sie mehr üben sollte, sich zu entspannen. Sie beschloß also, sich regelmäßig massieren zu lassen, abends vor dem Zubettgehen eine Entspannungskassette zu hören und in kleinen Dingen (wie der Frage, ob das Bett perfekt gemacht oder ihre Nägel vollkommen lackiert waren) mit dem Loslassen zu beginnen. Sandra spürte, wie beim Schreiben Bilder von Wasser in ihr aufkamen, und fuhr daraufhin an ein paar Wochenenden allein an den Strand, um die Wellen zu beobachten. »Wenn ich den Strand entlang wanderte, dachte ich immer – eigentlich war es mehr Fühlen als Denken: ›Geh mit dem Fluß.‹ Als würde mein Körper für die Wehen proben!«

Mal es

Male, was Hingabe für dich bedeutet. Versuch dabei nicht, etwas Bestimmtes darzustellen, sondern gib dich ganz den Farben und abstrakten Formen hin. Um über die Oberfläche hinaus zu gelangen, ist es sinnvoll, auf große Bögen Papier zu malen und mehrere Bilder zu machen.

Übe es

Übe Hingabe in kleinen Dingen. Der Orgasmus ist eine gute Gelegenheit dazu – gib dich ihm ganz hin. Vielleicht spürst du dabei eine Angst, die dich zurückhält – die Angst, ausgelöscht, weggeschwemmt zu werden. Versuch, diese Grenze ganz langsam zu überwinden, indem du dich dem Gefühl immer ein bißchen mehr überläßt.

Auch morgendliche Übelkeit kann eine Gelegenheit darstellen, Hingabe zu praktizieren. Lehn die Übelkeit nicht ab, geh in ihr auf. Gib die Kontrolle auf. Geh tiefer in die Übelkeit hinein. (Das hört sich verrückt und unglaublich an. Versuch es trotzdem!)

Es ist nicht das erste Mal

Ruf dir eine Situation ins Gedächtnis, in der du loslassen konntest und alles sich daraufhin zu aller Zufriedenheit geregelt hat – eine Zeit, in der du aufgehört hast, dich anzustrengen, in der du eine Kraft verspürt hast, die größer war als du und die dein Leben ordnete, eine Zeit, in der du aufgehört hast, mit dem Kopf durch die Wand zu wollen, und auf deine inneren Führer oder auf den Rat eines Freundes hören konntest. (Wenn du dich an keinen derartigen Vorfall erinnerst, erfinde einen.)

Was wirst du auf-geben müssen?

Welche ungewollten Veränderungen wirst du während deiner Schwangerschaft, der Entbindung und später, wenn das Baby da ist, hinnehmen müssen? Erstelle drei Listen. Hier sind Beispiele:

Während der Schwangerschaft:

• Keinen Marathonlauf mehr mitmachen können.

• Jede Viertelstunde auf die Toilette müssen.

• Um neun zu Bett gehen, ganz allgemein langsamer machen.

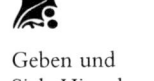

Geben und
Sich-Hingeben

Während der Wehen

- Mein Baby nicht mehr sicher in mir zu haben; Trennungsängste.

- Vor den Schmerzen nicht weglaufen, die Wehen nicht aufhalten und wegrennen können.

- Ein Kaiserschnitt, wenn alles schief geht.

Wenn das Baby da ist

- Gestört zu werden, wenn ich lesen oder Tagebuch schreiben möchte.

- Mich hin- und hergerissen fühlen, wenn ich wieder arbeiten gehe.

- Keinen spontanen, ungeplanten Sex mit meinem Partner mehr haben.

Siehe auch die Rituale in: *Zwiespältigkeit: Wie man um den Wandel trauert!*

Die Veränderungen, die auf dich zukommen, zu akzeptieren hilft schon beim Loslassen. Manchmal genügt das. Wenn du, nachdem du diese Liste erstellt hast, glaubst, das sei noch nicht genug, dann mach ein Trauer-Ritual.

Spirituelle Hingabe

Wenn du dazu in der Lage bist, kannst du Blähungen und Übelkeit, Ängste und Erschöpfung deinem Gott, deiner Göttin, einer Höheren Kraft oder auch der Erde opfern. Sag laut: »Dir übergebe ich all das.« Laß es los! Hör auf, allein weiterzukämpfen.

Denk dir eine kleine Meditationsübung aus, die dich beim Nachgeben und Loslassen unterstützt. Meine Übung war eine Geh-Meditation: »Sanftes Öffnen, Dankbarkeit und Freude.« Ich stellte mir vor, daß ich − immer meine Beschwörungsformel rezitierend − einen wunderschönen Weg entlangging, durch ein kleines Wäldchen kam, den Mission Creek überquerte und dann steile Stufen hinaufstieg, bis ich zu einem Altar aus Stein kam, der der Jungfrau Maria geweiht war. Dort betete ich oder erlaubte mir, ganz einfach ich selbst zu sein. Auf dem Rückweg wiederholte ich dann wieder bei jedem Schritt: »Sanftes Öffnen, Dankbarkeit und Freude.«

Eine Freundin praktiziert Hingabe an ihr neugeborenes Baby, indem sie bei jeder kleinen Katastrophe, bei allen unvorhergesehenen Änderungen ihrer Pläne still vor sich hin sagt: »Ich bin ganz Hingabe.« Wenn sie gerade gemütlich am Telefon plauscht und ihr Söhnchen viel zu früh aufwacht, hat sie zwei Möglichkeiten: Entweder sie läßt Spannung aufkommen – »Eigentlich hatte ich ja länger telefonieren wollen« – oder sie sagt sich: »Ich bin ganz Hingabe.« (Sie kann ihn natürlich auch im stillen verfluchen.)

Die Hingabe ans Muttersein entwickelt sich stufenweise. Jede neue Wachstumsstufe bringt eine neue Form der Hingabe mit sich, aber auch einen neuen Kampf um Geduld, Verständnis und Freude auf einer höheren Ebene. Die Verpflichtung des Mutterseins gehst du daher jeden Tag von neuem ein.

Literatur und Tips:

Levine, Stephen: *Geleitete Meditation. Orientierung und Heilung.* Context Bielefeld, 1995. Wenn du dich weiter mit dem Thema »Hin-gabe« beschäftigen möchtest, dann sind vielleicht Levines Meditationen »Das Herz des Bauches öffnen« und »Geleitete Visualisierung zum Thema Widerstand« interessant.

Welwood, John: *Dem Herzen folgen. Durch Liebe und Freundschaft zu sich selbst finden.* Knaur 1996. Welwoods Buch hat nichts mit Schwangerschaft zu tun, aber seine Gedanken zu Beziehung und Hingabe sind jetzt vielleicht ganz nützlich.

ZWIESPÄLTIGKEIT: WIE MAN UM DEN WANDEL TRAUERT!

WAS DU DAZU BRAUCHST:

Ein paar Minuten, in denen du ungestört für dich sein kannst.

Zwei Kerzen.

Einen Wecker.

TU DAS:

- Wenn du dich am Anfang der Schwangerschaft dabei ertappst, wie du die Kaulquappe in deinem Bauch verfluchst, weil es dir so schlecht geht oder du einen Schock hast oder weil einfach nichts so läuft, wie du es dir gedacht hast.

- Wenn du Angst hast, daß dein Partner das Baby mehr lieben wird als dich.

- Wenn du davon träumst, zu den Fidschi-Inseln zu fliegen und deinen Uterus zurückzulassen.

- Wenn du deine Arbeit aufgeben, umziehen, ein Haus kaufen oder verkaufen oder dein Leben auf andere Weise umkrempeln willst.

- Wenn du schon ein oder mehrere Kinder hast.

- Wenn dein Baby schon da ist und du deine Gefühle seltsam findest.

WORUM GEHT'S?

Auf den ersten Blick mag sie seltsam anmuten, diese Verbindung zwischen Trauer und Schwangerschaft. Jetzt, wo du die Schwelle zur Mutterschaft überschreitest, möchtest du dich vielleicht einzig auf das konzentrieren, was nun beginnt, nicht auf die Dinge, die zu Ende gehen. Das klingt sehr optimistisch und voll gesunden Menschenverstandes, doch es setzt gleichzeitig voraus, daß diese neue Erfahrung ausschließlich positiv ist. Da ist kein Raum mehr für das große Z in unserem Leben: Zwiespältigkeit. Zwiespältigkeit bedeutet, daß wir zur selben Zeit widersprüchliche Gefühle empfinden wie z. B. Liebe und Haß. *Zwiespältigkeit war bei all den Frauen, mit denen ich gesprochen habe, der vorherrschende Gefühlszustand.*

Du brauchst nicht geschockt zu sein oder dich betrogen zu fühlen, nur weil du während deiner Schwangerschaft nicht ständig wie auf Wolken schwebst. Innere Konflikte wegen des Babys, so starke Übelkeit, daß du am liebsten gar nicht mehr schwanger sein willst, Wut über alles, was du aufgeben mußt – all das sind völlig natürliche Gefühle. Die Schwangerschaft ist eine emotional schwierige Zeit, und fast jede Frau hat dabei auch hin und wieder negative Empfindungen. Zum Problem wird dies erst, wenn du dir nicht erlaubst, um das, was sich in deinem Leben verändert, zu trauern. Wenn du, wie die Familientherapeutin Laura Evans meint, dich »nur auf das Baby« konzentrierst, und es versäumst, die sich wandelnden Teile deiner momentanen Identität zu verabschieden, ob sie nun die einer Frau ohne Kinder, einer Mutter von nur einem Kind oder die eines Paares war.

Ein Kind zu haben löst eine Unmenge widersprüchlicher Gefühle aus: Aufregung, weil ihr nun eine Familie werdet, und Angst, daß die Beziehung zu deinem Partner darunter leiden könnte; Ehrfurcht vor dem Wunder des Lebens und Traurigkeit, weil deine Zeit nun nicht mehr dir gehört; Stolz, weil dein Körper ein Kind trägt, und Ärger, weil er sich dabei so sehr verändert; Freude bei dem Gedanken, jetzt zu Hause bleiben zu können, und Panik bei der Vorstellung, dein Leben als erwachsene Frau nun aufgeben zu müssen. Gerade für Frauen, die unbedingt schwanger werden wollten und möglicherweise den richtigen Zeitpunkt abwarten mußten, sind zwiespältige Gefühle besonders unverständlich und erschreckend: »Ich habe mich bewußt dafür entschieden! Ich will es! Da kann es doch nur gut sein!«

Wenn du versuchst, mit Freunden über diese Gefühle zu sprechen, erhältst du vielleicht nur zur Antwort: »Laß nur! Du wirst eine großartige Mutter sein!« oder »Du wirst genug Zeit für dein erstes Kind haben!« oder »Du liebst dieses Baby so sehr, das ist doch alles, was zählt!« All das mag richtig sein, aber es ändert nichts an deinen Gefühlen. Vielleicht fühlst du dich nach solch optimistischen Ratschlägen sogar noch schlechter als vorher.

Zu trauern über das, was sich in deinem Leben ändern wird (oder bereits geändert hat, wenn du diese Zeilen nach der Geburt liest), ist weder ungebührlich noch sentimental. Indem du deinen Ängsten, deinem Zweifel, deinem Ärger im Hinblick auf das Baby nachgehst und sie freilegst, gewinnst du Abstand zu deinen zwiespältigen Gefühlen und kannst das Leben sehen, wie es wirklich ist: Dauernd im Wandel begriffen, und nichts ist nur schwarz oder nur weiß. Deine widersprüchlichen Gefühle verschwinden dadurch nicht (Wie das Muttersein überhaupt eine Erfahrung ist, die den Blick für die zwei Seiten einer Medaille schärft), aber sie haben keine Macht mehr über dich. Du brauchst deine Energie nicht mehr für Schuldgefühle oder den Kampf dagegen zu verschwenden. Wenn du akzeptierst, daß eine so tiefgreifende Veränderung auch Probleme mit sich bringt, öffnest du deinen Blick für eine reichere, freudvollere, weniger konfliktgeladene Sicht deiner neuen Rolle. Du liebst es, Mutter zu sein, und gleichzeitig haßt du es? Das ist in Ordnung, denn wenn du deine Traurigkeit, deinen Ärger, deine Zweifel leugnest, wirst du auch die schönen Momente nicht mehr so intensiv erleben. Das Verleugnen dieser natürlichen Ambivalenz der Gefühle ist häufig auch ein Kernpunkt der emotionalen Konflikte, die nach der Geburt auftauchen und oft in Depressionen münden.

Trauern heißt ja nicht, daß dein Leben mit dem Baby schrecklich sein wird. *Keineswegs*. Aber wenn du erkennst, was du befürchtest zu verlieren, was dir fehlen wird, dann kannst du dich auf dein Leben mit dem Baby schneller einstellen, und dein »Baby-Schock« wird eher gering ausfallen. Wenn du dir nun ein wenig Zeit nimmst, das zu betrauern, was du verlierst und was alles nicht sein wird, wirst du viel positiver und bewußter in die neue Erfahrung gehen. Das trifft auch auf die Zeit nach der Geburt zu. Wenn du jetzt trauerst über alles, was dir furchtbar, traurig oder unwiederbringlich verloren scheint, heißt das nicht, daß diese Gefühle nicht in ein paar Tagen oder sogar Minuten vergehen können. Es bedeutet aber auch nicht, daß du über deine augenblicklichen Gefühle traurig sein mußt.

WAS DU FÜR DICH TUN KANNST:

Es folgen ein paar einfache Rituale, die sich kombinieren lassen. Du kannst sie auch öfter ausführen. Sie sind besonders wirksam, wenn das Baby schon da ist. Am tiefsten wirken sie, wenn du entspannt, allein und ungestört bist. Nimm dir für jedes Ritual fünf bis zehn Minuten Zeit.

Seifenblasen-Visualisation

Je nach Stimmung kann melancholische oder aggressive Musik bei diesem Ritual unterstützend wirken.

Schließ deine Augen. Stell dir vor, du befändest dich in einer Seifenblase. Wie diese Seifenblase aussieht, bleibt dir überlassen. Sie muß nur groß genug sein, damit du darin Platz hast. In dieser Seifenblase kannst du *alles* sagen oder tun, ohne jemanden zu *verletzen*. Du kannst darin all deine Gefühle loslassen, gleichgültig wie stark sie sind. Visualisiere dich selbst in der Blase. Mal dir aus, wie die Wände aussehen. Wie sie sich anfühlen. Taste ruhig die Wände ab, damit du siehst, daß sie undurchlässig sind. Wenn du dich darin sicher fühlst, sprich alles aus, was dich stört, dir Sorgen oder Schmerzen verursacht, dich reizbar, traurig, unausgeglichen, schwermütig macht. Sei genau. Sei so ehrlich und bildhaft, wie du ertragen kannst. Sieh, wie die Seifenblase deine Worte verschluckt. Vielleicht ändert sich die Farbe der Wände kurzzeitig, wenn sie deine Gefühle in sich aufnehmen. Oder es gibt ein Zischen. Oder einen leichten Knall. Alles, was du dabei siehst oder hörst, ist in Ordnung. Wenn du deinen Gefühlen soweit Luft gemacht hast, wie du das möchtest, mach ein kleines Loch in die Blase, oder reiß sie auf, und komm heraus. Beobachte nun, wie die Seifenblase in sich selbst zusammenfällt wie ein Gummiball, dem die Luft ausgeht. Am Ende ist sie so klein, daß sie in deine Hand paßt. Spür ihr Gewicht. Und nun stell dir vor, daß du den Ball irgendwie entsorgst. Mach das, worauf du gerade Lust hast: Schleudere ihn über den Mond hinaus in den Weltraum. Laß dich vom Wind nach Alaska tragen, und versteck ihn dort unter einem Eisberg. Verbrenn ihn in einem Vulkan. Versichere dich, daß die Seifenblase und alles, was sie enthielt, weg ist. Wenn du dieses Gefühl nicht hast, wiederhol den Vorgang des Entsorgens.

Kerzen-Ritual

Schaff dir einen heiligen Raum. Verbrenn ein wenig Weihrauch. Meditiere für ein paar Minuten, oder versuche auf andere Art, in deine Mitte zu kommen. Stell zwei Kerzen vor dich hin. Zünde eine davon an, und sprich dabei folgende Worte: »Mit dem Anzünden dieser Kerze gedenke ich all der Teile meines Selbst und meines Lebens, die ich zu verlieren fürchte. (Wenn du dein Baby schon geboren hast, ändere die letzten

Worte um in ›Teile meines Selbst, die ich vermisse.‹ Ich blicke in die Flamme und sehe vor meinem inneren Auge mein Leben, wie es war, bevor ich schwanger wurde.« Denk ein paar Minuten über dein Leben »vor dem Baby« nach. Versuch dabei nicht, nach Zeit oder Bedeutsamkeit zu unterteilen. Ich erinnerte mich z. B. an fröhliche Spaziergänge mit meinem Hund, monatelange Kanufahrten, die Stunden, die ich lesend oder mit Chris zusammen verbringen konnte, die Zeit, die ich für mich allein hatte, und an meine Regel. Ich wußte, daß diese Augenblicke wiederkehren würden, aber ich war mir auch im klaren, daß sie viel seltener und von anderer Qualität sein würden. Erlaub dir ruhig, darüber nachzudenken und in Erinnerungen zu schwelgen.

Wenn du fertig bist, zünde die zweite Kerze mit der ersten an. Sprich dabei folgende Worte: »Mit dem Anzünden dieser neuen Kerze feiere ich das neue Leben, das für mich und mein Baby beginnt. (Wenn du dieses Ritual nach der Geburt durchführst, ändere den Satz um in ›. . . mein neues Ich und mein neugeborenes Baby.‹) Ich blicke in die Flamme und sehe mein künftiges Leben mit diesem wunderbaren, gerade geborenen Menschen.« Nimm dir ein paar Minuten Zeit, um dir ein Leben mit dem Kind auszumalen. Auch hier ist alles erlaubt, ob du dir nun das erste Lächeln vergegenwärtigst oder dir ausmalst, wie du bei ihrem oder seinem ersten Liebeskummer genau die richtigen Worte findest.

Am Ende bläst du die erste Kerze aus und sprichst dabei folgende Worte: »Obwohl dieses Licht nun erlischt und mit ihm ein Teil meines Lebens, wird die neue Flamme auch diesen Teil meines Selbst unterstützen. Neue Teile werden ans Licht kommen. Alles, was in mir ist, das Vollendete und das Unvollendete, Glück und Unglück, bringe ich ein in meine neue Rolle als Mutter dieses Kindes.«

Du kannst dieses Ritual auch mit Freunden, deinem Partner oder einer Gruppe frischgebackener Mütter durchführen. Dabei spricht jede Person laut aus, worum sie trauert und was sie feiert. Dazu braucht es natürlich eine dicke Portion Vertrauen, aber das Ritual gewinnt dadurch an Kraft.

Nach der Geburt

Führst du dieses Ritual nach der Geburt des Kindes durch, ist dir vielleicht die folgende Aufzählung nützlich, da du ja um Dinge trauerst, die du wirklich verloren hast:

- Spontaneität, Freiheit, auch einmal unverantwortlich sein können.

- Individualität, Unabhängigkeit, sich nur um sich selbst kümmern müssen.

- Zeit für dich selbst, dein Privatleben.

- Deine Karriere, über eigenes Geld verfügen.

- Schlaf, Energie, Gesundheit.

- Vertrauen.

- Die Schwangerschaft, das Kind in dir, der erste Schritt zur Unabhängigkeit.

- Kontrolle über dein Leben.

- Konzentrationsfähigkeit und die Fähigkeit, eine Sache auch zu Ende zu führen.

- Sich nicht unbedingt mit Problemen aus der frühen Kindheit auseinandersetzen müssen.

- Freundschaften, vor allem mit Singles oder kinderlosen Bekannten. Fühlst du dich von aller Welt verlassen?

- Papas oder Mamas kleiner Liebling zu sein.

- Die Jugend, den Körper, den du dir wünschst oder den du hattest.

- Zeit mit deinem Partner oder die Möglichkeit, dich zu verabreden. Bist du traurig, daß das Baby schon so bald nach der Hochzeit kam?

- Deine sexuelle Identität.

- Gesellschaft von Erwachsenen.

- Deine Wunschträume von dir als perfekter Mutter.

- Deine Wunschträume über das Aussehen oder Verhalten deines Kindes.

- Deine Vorstellungen von Familienleben.

- Die besondere Aufmerksamkeit, die einer Schwangeren überall entgegengebracht wird.

- Frühere Schwangerschaftsabbrüche oder Fehlgeburten.

- Für alleinerziehende Mütter: Trauer um den Mangel an Unterstützung für euch als Schwangere oder Mütter.

Was trifft davon auf dich zu? Lies jede Zeile, die auf dich paßt. Konzentriere dich schweigend auf das Gefühl dieses Verlustes. Wird es dir zuviel, stell einen Kurzzeitwecker auf zwei Minuten ein. Wenn er läutet, kannst du dieses Thema fallenlassen.

Es ist völlig natürlich, daß die Veränderungen, die du jetzt erfährst, dich traurig machen. Das geht nahezu allen Müttern so. Es ist vollkommen normal, traurig zu sein, wenn man ein zweites Kind bekommt, weil das Leben mit zwei (oder mehr) Kindern viel komplizierter und härter wird. Es ist auch natürlich, über den Verlust der eigenen Freiheit traurig zu sein, sich zu wünschen, man hätte noch ein paar Jahre gewartet. *All diese Gedanken machen aus dir noch keine schlechte Mutter.* Verschwende keine Energie darauf, die Traurigkeit, die Angst und den Schock zu unterdrücken. Wenn möglich, solltest du dir täglich zeitlich begrenzte Trauersitzungen erlauben. Fühl deine Traurigkeit und geh hindurch.

Ein Paar-Ritual

Begebt euch zusammen an einen intimen und besonderen Ort, der eure Beziehung symbolisiert. Einen romantischen Campingplatz, euer Bett oder einen Aussichtspunkt mit Panoramablick. Jeder von euch sollte dabei zwei kleine Geschenke für den anderen mitbringen. Sie müssen nicht teuer sein, vielleicht habt ihr sie sogar irgendwo gefunden. Das erste steht für euer Leben bis jetzt. Das zweite stellt euer neues Leben als Liebende und Eltern dar.

Entspannt euch. Erinnert euch gemeinsam an euer bisheriges Leben zu zweit. Dabei geht es nicht um die Dinge, die ihr nicht mehr miteinander unternehmen könnt. Es geht vielmehr darum, das zu würdigen, was euch verbindet: von mitternächtlichen Kegelpartien über die Tour mit dem Mountain-Bike durch Sri Lanka, vom gemeinsamen Gemüsegarten bis zum Aussuchen des schönsten Sofas.

Sprecht dann abwechselnd aus, welche Befürchtungen ihr im Hinblick auf eure Beziehung hegt, wenn das Baby da sein wird. Seid so ehrlich wie möglich. »Ich habe Angst, daß du das Baby mehr lieben wirst als mich« oder »Ich befürchte, daß wir den Anforderungen, die das Erziehen eines Kindes mit sich bringt, nicht gewachsen sind« oder »Ich habe Angst, daß ich zu ungeduldig bin. Ich weiß, daß du das nicht magst. Außerdem befürchte ich, du könntest mich häßlich finden«. Wenn ihr jetzt über eure Sorgen sprecht, hilft euch das, spätere Probleme zu umgehen. (Wenn ihr bereits Kinder habt, dann sprecht nach Möglichkeit nicht darüber, wie euer älteres Kind das Baby aufnehmen wird, sondern über eure Beziehung. Über das ältere Kind könnt ihr euch ein andermal unterhalten.)

Wenn ihr das Gefühl habt, genug miteinander geredet zu haben, tauscht eure Geschenke aus. Erklärt eurem Partner, was sie bedeuten, falls das nötig ist. Du kannst deinem Liebsten z. B. ein Stück einer kaputten Fahrradkette schenken als Symbol für die Hunderte von Kilometern, die ihr miteinander geradelt seid. Und einen kleinen Terminkalender, in den du eure »Paar-Verabredungen« einträgst – von der achten Woche nach der Geburt an.

Am Ende sprecht ihr mit eurem Baby. Erklärt ihm, wie sehr ihr es liebt. Sagt ihm, daß ihr euch darauf freut, aber daß ihr lange Zeit ein Paar ohne Kind gewesen seid und daß ihr deshalb Zeit braucht, um den Abschied von der Vergangenheit ebenso zu feiern wie die künftigen Veränderungen.

Zwiespältigkeit:
Wie man um den
Wandel trauert!

LITERATUR UND TIPS:

Kitzinger, Sheila: *Mütter*. Econ, 1995. Vergleicht Geburt und Mutter-schaft in vielen verschiedenen Kulturen. Aus diesem Vergleich geht klar hervor, wieviel angenehmer Schwangerschaft, Geburt und Mutterschaft in Gesellschaften sind, wo Frauen unterstützt werden.

Childs-Gowell, Elaine: *Good Grief Rituals*. Station Hill Press, 1992. In diesem Buch geht es nicht um Schwangerschaft, sondern um Trauer über alle möglichen Arten von Ereignissen, wie z. B. den Tod eines Haustieres oder den Verrat eines Freundes. Bietet eine große Auswahl an Ritualen.

ANGST

TU DAS:

- Wenn du an jemandem vorbeigehst, der gerade seinen Rasen mäht, und du plötzlich Horrorvisionen hast, von einem wildgewordenen Rasenmäher niedergemäht zu werden. (Dieser Alptraum wurde mir von drei verschiedenen Frauen erzählt.)

- Wenn du dich nach einer Krankheit wieder besser fühlst, aber glaubst, du hättest dein Baby verloren.

- Wenn du dir den gräßlichen Unfall auszumalen beginnst, in den dein Partner verwickelt ist, nur weil er zehn Minuten zu spät kommt, und dir Gedanken machst, wie du als alleinerziehende Mutter zurechtkommen wirst.

WAS DU DAZU BRAUCHST:

Einen guten Kurs zur Geburtsvorbereitung.

Den Mut, deinen Gesundheitsberater auszuquetschen und über gruselige Situationen zu reden.

WORUM GEHT'S?

»Geht es dem Baby gut?« »Werde ich die Wehen überstehen?« »Wie kriege ich nur seine kleinen Ärmchen durch die winzigen Ärmel des Hemdchens?« »Und wenn ich es furchtbar finde, Mutter zu sein?« »Was mache ich nur, wenn meinem Partner etwas passiert?« Bestürzende Vorstellungen, schreckliche Bilder, wahre Horrorszenen, die dich um drei Uhr morgens aufwecken oder deine Aufmerksamkeit während einer wichtigen Besprechung blockieren. Du wagst schon gar nicht mehr, dich über die Wehen und den Geburtsvorgang zu informieren. Diese Bilder nagen an dir, bis dein Nervenkostüm komplett durchgescheuert ist. Angst ist die dunkle Seite der Liebe. Und die Liebe überflutet dein Leben, wenn du schwanger bist. Außerdem schärfen Schwangersein und Mutterschaft den Sinn für die Gefahren des Lebens. Du wirst empfänglicher für die Furcht vor dem Unbekannten. Häufig werden dir dabei auch bisher versteckte Aspekte deines Unterbewußten klar, da Teile, denen du bisher keine Aufmerksamkeit geschenkt hast, nun plötzlich ans Licht kommen. All das zusammen kann zu einer sehr verwirrenden, schokkierenden, ursprünglichen Erfahrung werden. Möglicherweise rührt dies von den hormonellen Umstellungen in deinem Körper her und der erhöhten Bewußtheit gegenüber dem Kreislauf des Lebens, die der nahende Geburtstermin mit sich bringt. Denn je deutlicher man den Fötus in seinem Bauch spürt, um so empfänglicher wird das Vorstellungvermögen offenbar auch für mögliche Katastrophen (dasselbe geschieht nach der Geburt).

Wenn du dich mit deinen Ängsten auseinandersetzt und mit ihnen arbeitest, wirst du nicht nur mehr Frieden empfinden. Auch die Geburt wird leichter − vielleicht nicht weniger schmerzhaft, aber auf jeden Fall weniger schreckenerregend und beängstigend. Deinen Ängsten entgegenzutreten kann der erste Schritt zur Veränderung bestimmter Lebensbereiche sein, denen du bisher nicht genügend Aufmerksamkeit gezollt hast. Jede schwangere Frau und jede frischgebackene Mutter hat Angst. *Kein Grund zur Verzweiflung.*

WAS DU FÜR DICH TUN KANNST:

Der Geist als Affe

Das Bild vom Affen beschreibt, was dein Geist tut, wenn er ständig damit beschäftigt ist, sich Sorgen zu machen und sich in Gedanken das Schlimmste auszumalen. Deine Phantasie jagt ihrem eigenen Schwanz nach, schwatzt unaufhörlich alles Negative vor sich hin, was geschehen kann, und du bist außerstande, sie zu kontrollieren. Ein wunderbares Gegenmittel ist die folgende einfache Meditation. Wenn du dich das nächste Mal angstschlotternd fragst, was du wohl zum Debüt deiner Kleinen in der Mailänder Scala anziehen wirst (wo sie gleichzeitig Klavier und Geige spielen wird), dann versuche es mal damit:

Schließ deine Augen. Stell dir um dein Angstbild einen Kreis vor. Dann zieh einen dicken Strich durch. Wenn du z. B. fürchtest, schreckliche Wehen zu erleben, stell dir das zuerst bildlich vor. Und zieh einen dicken, roten Strich durch. So ausdrucksvoll wie möglich! Spür dann in deinen Körper hinein. Wo fühlst du Spannung? In deinem Nacken, deinem Magen? Auf der Stirn? Massiere diese Stelle sanft, während du tief einatmest und leise vor dich hin sprichst: »Friede ist in mir.« Beim Ausatmen sagst du »Mmmmh!« So als würdest du etwas ganz Köstliches schmecken. Wiederhol das, bis du dich ruhig fühlst.

Deb, Yogalehrerin und Mutter von drei Kindern, hat mir zum selben Zweck folgende Übung verraten: Sie atmet einen violetten, kühlenden, heilenden Nebel mitten in ihre Angst hinein. Beginn bei deinen Füßen und stell dir vor, wie dieser beruhigende Nebel innerhalb und außerhalb deines Körpers langsam hochsteigt. Während du diesen süßen, belebenden Dunst einatmest, entspannt er alle die Stellen in deinem Körper, wo Spannung, Härte und Furcht sitzen. Schick beim Ausatmen ein bißchen von der Furcht weg. Atme den erfrischenden, violetten Hauch ein, und spüre, wie er seine heilende Wirkung in deinem Körper entfaltet. Atme deine Angst aus, deine negativen Gedanken, deine Sorgen.

Leidest du unter besonders hartnäckigen störenden Vorstellungen (dazu gehören auch bestimmte obsessive Gedanken nach der Geburt), dann stell dir das Wort STOP vor. Nimm dir Zeit, um jeden einzelnen Buchstaben zu zeichnen und auszumalen. Du kannst das S mit Leopardentupfen verzieren, das T mit heilenden Symbolen besticken, aus dem O einen kugelrunden Ball malen oder das P zu einem auffliegenden Vogel umgestalten.

Ist das Baby gesund? Geht es ihm gut?

Ängste, die die Gesundheit des Babys betreffen, sind am schlimmsten, weil man sie rational nie völlig überwinden kann. Was kann man dagegen tun?

Frag deinen Gesundheitsberater: »Wie groß ist die Wahrscheinlichkeit, daß mit meinem Baby etwas nicht stimmt?« Achte darauf, daß er dir alles genau erklärt. Alles, was er über mögliche Schädigungen sagt, wird sich tief in dein Gedächtnis einprägen. Es ist also wichtig, daß du nachfragst, sonst verstehst du am Ende etwas falsch und ängstigst dich noch mehr als vorher.

Wenn du wirklich besorgt bist, laß eine Ultraschalluntersuchung vornehmen. Und wenn du gar nicht mehr schlafen kannst, laß eine Fruchtwasser-Untersuchung machen. Aber besprich zuvor mit deinem Partner, deinem spirituellen Lehrer oder einer anderen Vertrauensperson, was du tun willst, wenn wirklich etwas nicht in Ordnung sein sollte. Willst du das Kind trotzdem behalten? Und wenn nicht? Möchtest du eine Beerdigung haben, eine Trauerfeier? Das hört sich schrecklich an, aber wenn du deine Ängste mit anderen teilst, ist es leichter, sich ihnen zu stellen, und herauszufinden, was du im schlimmsten (und unwahrscheinlichsten) Fall tun könntest.

Kopier dir ein Bild eines noch ungeborenen Kindes, oder nimm deine Ultraschallaufnahme, wenn du eine hast. Häng dieses Bild an einen Ort, wo du es täglich sehen kannst. Leg deine Hand auf deinen Bauch, sobald dein Blick darauf fällt, und stell dir vor, wie dein heranwachsendes Baby dir zuhört. Sag ihm: »Du wächst auf vollkommene Weise heran. Du bist gesund und heil. Alles ist gut.«

Informier dich darüber, was in deinem Körper vorgeht. Über jedes Stadium der Schwangerschaft. Besorg dir *Ein Kind entsteht*, Lennart Nilssons klassische Bilderserie über ein ungeborenes Baby.

Jemand erzählte der schwangeren Diane über ein Baby, das kurz nach seiner Geburt gestorben war. »Das hat mich drei Tage lang flachgelegt. Ich habe mich gehenlassen, konnte mich von dem Gedanken, wie das wohl für mich wäre, nicht mehr befreien. Ich konnte an nichts anderes mehr denken, so durcheinander war ich.« Diane hat sich mit dem Schlimmsten auseinandergesetzt, hat ihm in ihrem Geist Raum gegeben. Auf diese Weise schloß sie ihren (wenn auch wackligen) Frieden mit dieser Möglichkeit.

Wie weh tut so eine Geburt eigentlich?

Kinder zur Welt bringen tut weh. Für einige Frauen ist es die schmerzhafteste Erfahrung ihres Lebens. Andere wiederum spüren es kaum. Wenn du zum ersten Mal ein Kind bekommst, kannst du eigentlich kaum begreifen, wie es sein wird, oder dich darauf vorbereiten, weil niemand weiß, wie es bei dir ablaufen wird. Mütter, die schon öfter geboren haben, wissen, daß jede Entbindung anders verläuft. Die eine sagt, es ist, als müßtest du eine Bowlingkugel aus dir herauspressen. Die andere meint, es fühle sich an wie ziemlich starke Krämpfe. Und dann gibt es wieder welche, die nach zwei, drei Wehen bereits entbunden haben. Und du fragst dich weiter: »Wie schlimm kann es wohl werden?«

Informier dich über *normale* Geburten. Schau dir Videos von Entbindungen ohne Komplikationen an. Du kriegst sie bei deinem Gesundheitsberater, in deiner Klinik, deinem Geburtszentrum oder deiner Bücherei. Jodie z. B. stöberte die Schwarz-Weiß-Fotos von der Entbindung ihrer Freundin durch, um eine Vorstellung davon zu bekommen. Hör dich nach positiven, ausführlichen Geburtsgeschichten um. Frag Frauen, die erst vor kurzem entbunden haben. Das soll nicht heißen, daß du dich über Kaiserschnitt, Saugglocken- und Zangengeburt nicht informieren sollst. Nichtsdestotrotz solltest du dir deine Entbindung so normal wie möglich vorstellen. Such einen Geburtsvorbereitungskurs aus, in dem viel über normale Geburten gesprochen wird, aber meide solche, in denen das Wort *Schmerz* nicht ausgesprochen wird. Du brauchst einen Kurs, wo du konkrete Ratschläge erhältst, wie du mit Schmerzen und Komplikationen umgehen kannst und wo du entsprechende Informationen über Schmerzmittel oder Kaiserschnitt bekommst. Wo du erfährst, mit welchen Rekonvaleszenzzeiten du nach Problemgeburten rechnen mußt. Und wo du trotzdem lernst, daß du wenigstens *versuchen* kannst, so zu gebären, wie du gerne möchtest.

Siehe: *Vorbereitung auf die Geburt*

Andererseits mußt du dich nicht zum Geburtshelfer weiterbilden, nur weil du ein Baby bekommst. Es ist nicht nötig, neun Monate lang nur Bücher zu wälzen und mindestens zehn Kurse zu besuchen. Manchmal ist es sogar besser, nicht zuviel zu wissen. Je mehr du weißt, um so leichter gerätst du in Panik. Also bewahre ruhig Blut, was die Gelehrsamkeit angeht.

Die eigentliche Herausforderung besteht darin, deinem Kind beim Heranwachsen zu helfen. Wehen und Entbindung sind nur ein winziger Teil des Elternseins. Ganz gleichgültig, wie schlimm deine Wehen sind oder wie lange sie dauern, sie sind nicht mehr als ein Bruchteil deines Lebens.

Milliarden von Frauen haben es vor dir getan.

Es wird ein Ende haben. Es wird nicht ewig dauern.

Geh Frauen aus dem Weg, die dir mit ihren Geschichten Angst machen wollen. Sag ihnen in höflichem, aber festem Ton: »Ich kann verstehen,

Angst

was für eine schreckliche Zeit Sie hatten, aber ich fühle mich unwohl, wenn ich Ihnen zuhöre.« Einige Frauen erzählen dann trotzdem weiter. Hör nicht zu, nur weil du höflich sein möchtest! Erinnere dich daran, daß die Entbindung *bei jeder Frau anders* verläuft.

Siehe: *Vorbereitung auf die Geburt* und *Geben und Sich-Hingeben*

Wenn du Angst davor hast, bei der Geburt zu versagen, die Kontrolle zu verlieren, um Schmerzmittel zu betteln oder sonst irgendwie dem vorgefertigten Bild der gebärenden Powerfrau nicht zu entsprechen, dann ist es nun an der Zeit, diese Vorstellungen aufzugeben. *Es gibt keinen vollkommenen Weg, ein Kind zu bekommen.* Obwohl es wichtig ist, aktiv an der Geburt teilzuhaben, wurde diese Vorstellung in letzter Zeit erheblich überbewertet. Aktiv teilzuhaben heißt nicht, daß du dich selbst und deine Umgebung ständig unter Kontrolle haben mußt, weil du sonst ein Versager bist. Die Angst vor dem, was geschieht, ist bei der Geburt mittlerweile ein richtiges Problem geworden. Doch die Entbindung ist wie das Muttersein: Du tust dein Bestes, aber letztendlich liegt das Ergebnis nicht in deiner Macht. Die Geburt ist ein großes Mysterium. Aber wir leben in einer rationalen, von der Wissenschaft geprägten Welt, in der für Mysterien kein Platz ist. »Es muß doch heutzutage bessere Möglichkeiten geben, ein Kind auf die Welt zu bringen.« Aussagen wie diese setzen voraus, daß du die Geburt kontrollieren kannst, wenn du stark genug, informiert genug bist. Jede Frau, die schon geboren hat und wirklich ehrlich ist, wird dir sagen, daß das Gegenteil der Fall ist. Es gibt keinerlei Garantien. Es ist eine absolut unkontrollierbare Erfahrung. Auf dich selbst achtzugeben, dich zu informieren und dich stark zu fühlen, das alles ist wichtig. Aber das Geschehenlassen ist es nicht minder. Laß den Gedanken fallen, eine perfekte Geburt hinzulegen. Versuch nicht, jemand anderen zufriedenzustellen – nicht deinen Arzt oder deine Hebamme und vor allem nicht deinen Partner.

Wenn du fürchtest, daß dein Partner es nicht ertragen und etwas Unüberlegtes tun könnte, wenn du große Schmerzen hast, wenn du Angst hast, daß du dich vor ihm oder ihr schämst, dann solltet ihr darüber sprechen. Formuliere diese Ängste in Ich-Sätzen, damit dein Partner sich nicht angegriffen fühlt. »Ich mache mir Sorgen, wie du dich fühlen wirst, wenn du siehst, daß ich Schmerzen habe. Können wir darüber sprechen?« Frage: »Wovor hast du Angst, wenn du an die Geburt denkst? Was kann ich tun, damit das Ganze dir leichter fällt?« Wenn es nötig sein sollte, geht für ein oder zwei Sitzungen zu einem Familientherapeuten, der euch hilft, über dieses Thema zu reden. Schließlich möchtest du dich während der Entbindung nicht belastet fühlen, sondern sicher und unterstützt. Überleg, ob ihr nicht eine Geburtsassistentin einstellt, die deinen Partner während der Entbindung von dem Druck, ja das Richtige zu tun, befreien kann.

Siehe: *Wie du einen tollen Gesundheitsberater findest: Die magische Wirkung einer »rechten Hand in Sachen Geburt«*

Wie du deine Ängste vor der Geburt überwinden kannst

Besuch den Ort, an dem du entbinden willst. Visualisiere dich in dieser Umgebung. Achte auf Gerüche, Geräusche, auf das, was du sehen kannst. Fühlt sich dieser Ort gut an? Was gefällt dir nicht? Ich wollte Lillian eigentlich zuerst in einem Alternativen Geburtszentrum zur Welt bringen, aber als ich dort einen Rundgang machte, spürte ich, daß ich mich nicht sehr wohl fühlte. Das Personal war wunderbar, aber ich konnte mir nicht vorstellen, dort zu entbinden. Achte auf deine Sinne, deine Eindrücke und vor allem auf deine Ängste. Erlaube ihnen, dich anzutreiben, so daß du so hartnäckig und ausdauernd sein kannst, wie es eben nötig ist, um dich 100%ig sicher zu fühlen. Die Schwangerschaft ist die beste Übung für das Elternsein, wo es darum geht, Verantwortung zu übernehmen. Übe jetzt, Verantwortung für dich selbst zu übernehmen. Wenn dich Kleinigkeiten beschäftigen, wie z. B. wo man parken kann, wie man diese Knöpfe am Bett bedient oder wie das sein wird, wenn alle möglichen Leute in deinem Zimmer aus- und eingehen, dann nutz diesen Besuch, um eine *Menge* genauer Fragen zu stellen. Du solltest jetzt wirklich hartnäckig sein.

Nimm dir ein paar Augenblicke Zeit, wann immer es dir möglich ist (ein- bis zweimal pro Woche ist super, aber auch ein einziges Mal während deiner ganzen Schwangerschaft ist schon hilfreich), und stell dir vor, wie du entbindest. Hör dir eine Entspannungskassette oder beruhigende Musik an, bis du dich fühlst wie Wasser, das abwärts fließt – leicht und im Fluß. Visualisiere dich in der Umgebung, die du für die Geburt ausgewählt hast. Schau zu, wie dein Geburtshelfer, dein Gesundheitsberater und alle anderen Teilnehmer sich hervorragend um dich kümmern und dich vollkommen unterstützen. Achte darauf, daß du schwierige Situationen so visualisierst, daß sie gut verlaufen und nicht etwa schrecklich. Wenn du dir z. B. unwillkürlich ausmalst, daß du die Kontrolle verlierst und deinem Partner (im wahrsten Sinne des Wortes) den Kopf abreißt, dann stell dir gleichzeitig vor, daß du mit dem Streß in einer Art und Weise umgehst, die du gut findest. Wenn du deine Visualisation beendest

Angst

(mach es so lange, wie es dir Spaß macht – zwei Minuten oder zwanzig, das bleibt ganz dir überlassen), dann sprich laut vor dich hin: »Mein Körper besitzt das notwendige Wissen, um ein Baby zu bekommen. Wehen und Geburt werden vollkommen verlaufen.«

Liste deine Ängste auf, und überleg dir dann, was du tun kannst, um jede einzelne zu überwinden. Zum Beispiel:

Angst	*Tun*
Kontrollverlust	Jetzt schon üben, weniger kontrolliert zu sein
Mein Tod oder der des Kindes	Statistiken lesen, um sicherzugehen
	Darüber nachdenken, wie ich mich trösten könnte, wenn ich das Baby verlieren würde
	Über mein Leben nachdenken und erkennen, worauf ich stolz bin
Dammschnitt	Einen Gesundheitsberater wählen, der ihn nicht grundsätzlich durchführt
	Mir während der Geburt vom Gesundheitsberater den Damm mit warmen Ölkompressen massieren lassen
	Atemübungen machen, so daß ich in der Lage bin, das Pressen zu kontrollieren, während der Kopf des Babys kommt
Hämorrhoiden	Herausfinden, weshalb es dazu kommt und wie schlimm sie wirklich sind
	Cremes und Heilkräuter kaufen
	Mich fragen, warum ich davor Angst habe

Siehe *Anhang: Kräuter, Öle und andere natürliche Wohltaten*

Such dir einen stillen Platz und entspann dich. Stell dir deine Angst bildlich vor. Benutz das Bild oder Symbol, das dir spontan dazu einfällt, auch wenn es dir vielleicht nicht logisch erscheint. Das ist gut so, schließlich versuchst du, eine emotionale Verbindung herzustellen. Visualisiere dich, wie du das Bild oder Symbol in eine Schachtel legst. Setz den Deckel fest darauf. Stell dir dann vor, wie du diese Schachtel mit Bildern und Symbolen verzierst, die in dir ein Gefühl von Geborgenheit und Stärke hervorrufen. So als würdest du eine lebende Collage schaffen. Vielleicht steht dein Partner auf dem Deckel und lächelt dir zu. Du magst sehen, wie Gott diese Schachtel in der Hand hält, wie perlweißes Licht sie umgibt oder goldene Sterne. Vielleicht siehst du sie auch geschmückt mit all dem Wissen über Geburt, das du bisher schon gesammelt hast. Nimm dir Zeit. Laß deine Phantasie spielen.

Am Ende wirfst du einen Blick in die Schachtel. Schau nach, ob das Bild von deiner Angst sich verändert hat. Vielleicht ist es kleiner, weniger furchterregend geworden. Vielleicht ist es auch verschwunden. Sei nicht enttäuscht, wenn das Bild immer noch stark ist. Wiederhol einfach diese Übung. Ihr Ziel ist nicht, deine Angst zu leugnen oder unter den Teppich zu kehren, sondern dein bewußtes und unbewußtes Selbst davon zu überzeugen, daß du geliebt und unterstützt wirst, daß du Helfer hast.

Je mehr du in der Lage bist, dich mit deinen geheimen Ängsten und Befürchtungen auseinanderzusetzen, um so besser kannst du dich auf das Loslassen während der Geburt und auf das weit größere Geschehenlassen der Mutterschaft einstellen. Zwing dich nicht, loszulassen. Weich deinen finstersten Befürchtungen nicht aus. Versuch aber auch nicht, strikt alles zusammenzuhalten. Behalte die Vorstellung von »sanftem Sich-Öffnen« im Hinterkopf, wenn du mit deinen Ängsten arbeitest. Hör auf, wenn du in Panik verfällst oder dich in der Furcht verlierst. Wenn du aber das Gefühl hast, zu dir selbst nicht ehrlich gewesen zu sein, dann gib dir einen Ruck.

Bin ich eine schreckliche Mutter?

Die Angst, eine schlechte Mutter zu sein, wird dich bedauerlicherweise wohl bis an dein Lebensende begleiten. Trotzdem kann sie während der Schwangerschaft und in den ersten beiden Monaten besonders schlimm sein.

Angst

Sammle also noch während der Schwangerschaft *Erfahrung.* Besuch eine Freundin, die ein Baby hat, und hilf ihr. Das ist eine ausgezeichnete Übung. Wechsel die Windeln, versorg den Nabel des Kindes, zieh es an. Tu einfach alles, was dir besonders schwierig erscheint. Wenn du niemanden kennst, der ein Baby hat, dann biete doch einer Frau in deinem Geburtsvorbereitungskurs deine Hilfe an (einer, die ein paar Wochen vor dir fällig ist). Du kannst auch in deiner Gemeinde, im Krankenhaus oder im Pfarramt nachfragen, ob es Programme zur Unterstützung frischgebackener Mütter gibt, die eventuell freiwillige Helfer benötigen. Beachte: Solltest du diese Dinge unangenehm und widerlich finden, ist das noch kein Grund, dein Baby auf der Stelle zur Adoption freizugeben. Das Phänomen der Mutterliebe wird, so albern sich das auch anhört, deine Einstellung verändern. Die Qual, die du angesichts dieses runzligen, brüllenden, saugenden »Bündels« empfindest, wird schnell in helle Begeisterung umschlagen, wenn es *dein* »Bündel« ist.

Siehe in diesem Kapitel: *Wie du deine Ängste vor der Geburt überwinden kannst?* und *Der Geist als Affe*

Frag dich, warum du glaubst, daß du eine schreckliche Mutter sein wirst. Vielleicht weil es einfach eingebildet und unmöglich klingt, eine gute Mutter zu sein? Weil du als Kind einen Schock erlitten hast? Weil du dich nicht reif genug fühlst? Nicht klug genug? Nicht voller Energie und zu jedem Opfer bereit? Vielleicht weil du nicht arbeiten gehst? Oder eben weil du arbeiten gehst? Weil du zu jung bist oder zu alt? Weil du alleinstehend bist? Oder deine Partnerschaft nicht so super läuft? Versuch, deine Ängste zu visualisieren! Mach die weiter oben beschriebene Übung zum Thema »Ängste und Tun« oder die Schachtel-Meditation.

Siehe: *Ich will zu meiner Mama!*

Finde mehr über das Verhältnis zu deiner Mutter heraus, wenn du das Gefühl hast, daß es etwas mit deiner Angst zu tun hat. (Bei vielen Frauen ist das der Fall.)

Siehe: *Was geschieht mit mir, wenn das Baby auf der Welt ist?*: *Der Mythos von der perfekten Mutter*

Die Angst, eine schlechte Mutter zu sein, rührt vielleicht aus dem Streben nach einer falsch verstandenen Perfektion. »Frauen, die sich fremden Vorstellungen über die vollkommene Mutter unterwerfen, egal ob sie vom Ehemann, der Mutter oder irgendeinem Fachmann stammen, verlieren sich selbst und möglicherweise sogar ihre Beziehung zu ihrem Kind. Es reicht völlig aus, gut genug zu sein«, schreibt Jane Price in *Motherhood: What It Does to Your Mind.* Leg fest, was es für dich heißt, eine gute Mutter zu sein, und beginne bei dem, was du jetzt schon für dein Kind tust. Du triffst Entscheidungen für dein Wohlergehen und das deines Kindes, wählst zwischen Gymnastik und Fernsehen, zwischen

Schokolade und Brokkoli. »Aber sieh doch!« wirst du einwenden, »Ich mache ja jetzt schon Fehler! Wie kann ich mir da vertrauen?« Aber genau das ist der entscheidende Punkt! Du machst Fehler, weil du nicht in allem perfekt sein kannst, aber das Baby lebt, und es geht ihm gut dabei. Nun wirst du sagen: »Aber woher soll ich denn wissen, daß es dem Baby gut geht? Woher weiß ich, ob ich nicht schon riesengroßen Mist gebaut habe?« Du kannst es nicht wissen. Du kannst dir nur selbst vertrauen und Frieden mit diesem ewigen Rätsel des Elternseins schließen.

Jetzt, wo du noch über genügend Energie verfügst, solltest du dir angewöhnen, innerlich ruhig zu werden und auf deine innere Weisheit zu hören. Diese Gewohnheit wird dir als Mutter außerordentlich nützlich sein. Entwickle sie, bevor das Baby auf der Welt ist. Danach wirst du dafür keine Zeit mehr finden.

Siehe: *Die spirituelle Seite der Schwangerschaft: Wie du deine Intuition stärken kannst*

Die Angst, eine schlechte Mutter zu sein, resultiert häufig aus der Vorstellung, wir seien prinzipiell nicht gut genug. Stärke dein Selbstwertgefühl, indem du dir während deiner Schwangerschaft soviel als möglich guttust.

Ideen dazu findest du in: *Tu dir gut während der Schwangerschaft; Wie man angemessen um Hilfe bittet und sie auch annimmt; Bin ich dick und häßlich oder rund und schön?* Außerdem: *Was geschieht mit mir, wenn das Baby auf der Welt ist?*

Sprich mit Müttern aller Altersgruppen. Erkundige dich, wie sie es schaffen, ihre Aufgabe gut zu machen. Frag sie nach ihren Ängsten, nicht gut genug zu sein. Besuch eine Müttergruppe und hör zu.

Denk daran: Du wächst an der Aufgabe. Du hast keine Ahnung, wie man ein Kleinkind oder einen Teenager erzieht, weil du es jetzt nicht zu wissen brauchst. Du weißt nicht, wie man zwei Kinder versorgt, weil das nicht nötig ist, bevor das zweite auf der Welt ist. Du wirst es lernen, wenn es soweit ist. Mach dich nicht verrückt, weil du etwas nicht weißt, was du noch nicht brauchst. »Vergiß deine Ängste. Zur gegebenen Zeit wirst du das Richtige tun«, sagt Michele Wild, Familientherapeutin und Mutter von drei Jungs.

Die Angst, dich selbst zu verlieren

Die Angst, mich zu verlieren, war die stärkste Angst, unter der ich während der Schwangerschaft litt. Aus diesem Grund habe ich ihr ein eigenes Kapitel gewidmet.

Siehe: *Was geschieht mit mir, wenn das Baby auf der Welt ist?*

LITERATUR UND TIPS:

Initiative REGENBOGEN − »Glücklose Schwangerschaft e.V.«,
Bundesgeschäftsstelle, Burgstr. 6, 73614 Schorndorf, Tel.: 07181/2 12 75

Vorsorge-Initiative der Aktion Sorgenkind e.V.,
Lersnerstr. 40, 60322 Frankfurt/Main, Tel.: 069/55 06 51

Nilsson, Lennart: *Ein Kind entsteht. Bilddokumentation über die Entwicklung des Kindes im Mutterleib.* Mosaik/VVA, 1990. Ein außerordentlich guter Bildband über das Leben im Mutterleib.

Peterson, Gayle: *9 Monate . . . und viele Fragen. Wie ich mich emotional auf die Geburt vorbereite.* Kösel, 1995. Peterson war eine der ersten Personen, die die Probleme bei der Geburt in Zusammenhang mit Ängsten gesehen hat. Dies ist von ihren Büchern das am leichtesten verständliche und auch ein wenig Anstrengung wert, wenn Angst für dich ein Thema ist.

Jones, Carl: *The Expectant Parent's Guide to Preventing Cesarean Section.* Bergin & Garvey, 1991. Wenn du dich vor einem Kaiserschnitt besonders fürchtest, solltest du dieses Buch oder eines der im Kapitel »Preparing for Birth« angegebenen lesen. Dort findest du Hinweise, wie du dich speziell davor schützen kannst.

Panuthos, Claudia und Catherine Romeo: *Ended Beginnings: Healing Childbearing Losses.* Bergin & Garvey, 1984. Ein sehr persönliches und konstruktives Buch.

Price, Jane: *Motherhood: What It Does to Your Mind.* Pandora, 1988. Verständnisvolle Studie über die psychologische Wirklichkeit des Mutterseins.

ARBEIT

TU DAS:

- Wenn du dich ständig hin- und hergerissen fühlst zwischen deinem Wunsch, zu Hause zu bleiben, und der Notwendigkeit bzw. dem Bedürfnis, weiterhin zu arbeiten.

- Wenn du Arbeit und Schwangerschaft nicht so recht unter einen Hut bringen kannst.

- Wenn du früher immer gedacht hast: »Wenn ich einmal schwanger werde, dann werde ich Arbeit und Kind sicher auf die Reihe kriegen. Das läuft dann schon von selbst«, jetzt aber voller Panik und Verwirrung bist und vielleicht auch noch wütend auf deinen Partner, weil er nicht mit diesen Problemen zu kämpfen hat.

WORUM GEHT'S?

Während der Schwangerschaft zu arbeiten gibt dir ein Vorgefühl darauf, wie es sein wird, als Mutter berufstätig zu sein. Es kann fast unmöglich werden, unser Bedürfnis nach Ruhe und Selbst-Zuwendung zu erfüllen. Doch am stärksten bedrückt berufstätige Frauen gewöhnlich die Frage: »Was wird aus meinem Job, wenn das Baby einmal da ist?«

Viele von uns formulieren diese Frage aber so: »Soll ich weiterarbeiten oder nicht?« Der Witz am Ganzen ist jedoch, daß wir als berufstätige Mütter eigentlich Unterstützung und größere Freiheit bei der Wahl verdienen. Doch nur die wenigsten haben diese Möglichkeit zu wählen, und weil wir sie nicht haben, glauben wir auch nicht, sie zu verdienen. Der Schwarze Peter liegt auf jeden Fall bei uns: Arbeiten wir nicht, stellen wir unseren Selbstwert, unsere Vorstellung von unserer Rolle als Frau in Frage. Wir langweilen uns vielleicht und fühlen uns vom »richtigen Leben« abgeschnitten. Bleiben wir hingegen berufstätig (weil wir es wollen oder müssen), fragen wir uns ständig, ob es unseren Kindern schadet, kämpfen gegen einen unglaublichen Zeitdruck an und

WAS DU DAZU BRAUCHST:

Papier bzw. dein Schwangerschaftstagebuch und einen Stift.

Gute Bücher über berufstätige und nicht-berufstätige Mütter. Siehe *Literatur und Tips*

Unterstützung von anderen Frauen, die die gleiche Entscheidung getroffen haben.

Eine gute Versorgung für das Kind.

Siehe: *Was geschieht mit mir, wenn das Baby auf der Welt ist?* Dort findest du mehr Hinweise zum Thema Identität und Mutterschaft.

fühlen uns nur in den seltensten Fällen frei von energieraubenden Schuldgefühlen.

Wenn wir uns selbst vertrauen, unseren Ansichten, unseren Entscheidungen, wenn wir darauf hinarbeiten, von unseren Familien und der Gesellschaft bei dieser Entscheidung mehr Unterstützung zu bekommen, wird der Konflikt zwischen Mutterschaft und Selbstverwirklichung, zwischen Mutterschaft und Arbeit sich weniger bemerkbar machen. Aber woher kommt dieses Selbstvertrauen? Es entsteht nur durch ständige Übung und Liebe zu uns selbst. So sentimental es auch klingt: Lieben wir uns selbst, so können wir uns auch in den meisten Fällen vertrauen. Nur indem wir liebevoll auf unsere Bedürfnisse achten, gelangen wir zu der Selbstliebe, die gerade in den ersten Monaten der Mutterschaft so wichtig ist. Zweifeln wir hingegen unsere Entscheidung, ob wir weiterhin berufstätig sein wollen oder nicht, ständig an, so führt das nur dazu, daß wir uns ständig in Frage stellen. (Ironie des Schicksals: Wir können bei dieser Frage gar nicht gewinnen.) Wir bezweifeln im nachhinein unsere Fähigkeit, Kinder zu erziehen, und haben Schwierigkeiten, unseren Nachwuchs als eigenständige Menschen mit einem eigenen Gefühlsleben zu sehen. Am Ende führen wir alles, was unsere Kinder tun, auf unsere Entscheidung bezüglich der Arbeit zurück. Das ist einfach zu viel Druck.

Bevor das Baby da ist, kannst du gar nicht wissen, ob du weiterarbeiten möchtest. Aber du kannst dir ein Fundament schaffen, das dir für später möglichst viele Wege offen läßt. Denk darüber nach, welche Arbeitsbedingungen dir als Mutter am meisten entgegenkommen würden. Überleg, wie du mit dem Druck zurechtkommst, sehr viele Dinge gleichzeitig tun zu müssen. Auch wenn du zu Hause bleibst, mußt du für regelmäßige Pausen für dich selbst sorgen. Schaff dir eine Atmosphäre von Respekt für den harten Job, den du auf dich nimmst. Eine gute Mutter zu sein heißt: ein Selbst zu haben, das einem erlaubt, für andere zu sorgen. Schenkst du diesem Teil deines Lebens und deiner Identität während der Schwangerschaft ein wenig liebevolle Aufmerksamkeit, so wirst du später reich ernten können, auch wenn du dich jetzt viel zu erschöpft und schwach fühlst, um auf dieses Thema auch nur einen Gedanken zu verschwenden. Es lohnt sich, auch wenn du denkst, daß du in den nächsten zehn Jahren bestimmt nicht arbeiten wirst. Es lohnt sich, auch wenn du weißt, daß du überhaupt keine andere Wahl hast, als nach der Geburt schleunigst an deinen Arbeitsplatz zurückzukehren, weil es da diese kleine Unannehmlichkeit namens Geld gibt.

WAS DU FÜR DICH TUN KANNST:

Wie du Arbeit und Schwangerschaft unter einen Hut bringst

Wenn du fast die ganze Zeit deiner Schwangerschaft hindurch arbeitest, brauchst du vielleicht ein paar Extra-Tips. Versuch es einmal damit:

Denk daran, daß dich um deine Karriere zu kümmern auch bedeutet, daß du dich um dich selbst kümmerst. Stell dir vor, du bist ein Sportler im Training. Wie dieser Sportler mußt du darauf achten, daß du gut und regelmäßig ißt, genügend Schlaf bekommst und dich nicht überanstrengst, weil du sonst nicht in Form bist. Das heißt auch, daß du im Job vielleicht etwas weniger arbeiten und hin und wieder zu Hause bleiben mußt, wenn du dich nicht wohl fühlst. Wenn du jetzt etwas kürzer trittst, ist die Wahrscheinlichkeit, daß du zusammenbrichst und dann eine ziemlich lange Ruhepause brauchst, viel geringer. Sorge für genügend Energie und Konzentrationsmöglichkeiten. Du mußt das bei deinem Chef und deinen Kollegen nicht an die große Glocke hängen, aber *du* solltest dir darüber klar werden, daß du jetzt andere Bedürfnisse hast. Erfüllst du diese Bedürfnisse, so wirkt sich das auch auf die Arbeit positiv aus.

Wenn du an deinem Arbeitsplatz lange sitzen mußt, sorge für einen guten Bürostuhl und einen Hocker für die Beine. Gewöhn dir ab, mit übereinandergeschlagenen Beinen zu sitzen. Es begünstigt das Entstehen von Krampfadern. Jede Stunde einmal solltest du dich gründlich strecken und ein wenig im Büro herumgehen. Ein Patentrezept gegen Müdigkeit und Hämorrhoiden. Kleinere Arbeiten wie Rückrufe kannst du auch im Stehen erledigen. Wenn du bei der Arbeit viel stehst, dann bitte um einen hohen Stuhl mit Rädern, auf dem du dich ausruhen kannst. Und besorg dir vor allem ein paar erstklassige Schuhe.

Wenn es dir in den ersten drei Monaten besonders schlecht geht, dann überleg, ob du nicht jetzt ein paar Tage frei nimmst. Du glaubst vielleicht, du müßtest dir deinen Urlaub für das Ende der Schwangerschaft aufsparen, aber einige Frauen brauchen eben zu Anfang der Schwangerschaft ein paar Tage frei, um in puncto Arbeit und Gesundheit auf dem Damm zu bleiben. Viele Frauen fanden, es wäre besser gewesen, zu Anfang einige Zeit zu Hause zu bleiben, um dann bis kurz vor der Entbindung weiterzuarbeiten. »Ich habe mich in den ersten drei Monaten in den Laden geschleppt und mir ständig Sorgen gemacht, wie ich es nur schaffen sollte, auf den Beinen zu bleiben. Vor meiner Entbindung habe ich dann drei Wochen Urlaub genommen, aber nach einer Woche, als ich das Kinderzimmer und die Geburtsanzeigen fertig hatte, gingen mir die Warterei und das Herumsitzen ganz schön auf die Nerven. Am liebsten hätte ich gearbeitet, bis die Wehen losgingen«, erzählte Becka, die eine Tochter namens Jenna hat.

Sehr häufig benutzen wir die Arbeit aber auch, um den Gedanken an die Geburt und die enorme Veränderung, die das Muttersein mit sich bringt, auszuweichen. Nimm dir während der letzten beiden Monate, vor allem aber in den vier Wochen vor der Geburt, genügend Zeit, um dich seelisch darauf einzustellen. Erlaub der Arbeit nicht, dich von dir selbst abzulenken.

Wenn du nach der Geburt weiterarbeiten möchtest, teste jetzt schon, wie hilfsbereit dein Chef und deine Kollegen und wie flexibel deine Arbeitsbedingungen sind. Denk daran: Flexibilität ist das höchste Gut für berufstätige Eltern. Stell dir folgende Fragen:

- Wie behandelt mich mein Chef, seit er weiß, daß ich schwanger bin? Und die Kollegen? Fühle ich mich unterstützt oder unter Druck gesetzt?

- Wie einfach ist es für mich, frei zu nehmen, um meinen Bedürfnissen in der Schwangerschaft gerecht zu werden? (Zum Beispiel: Ein paar Stunden frei am Morgen, weil dir übel ist; wegen Müdigkeit abends mal früher gehen; längere Mittagspausen für die nötigen Arztbesuche.)

- Wie stark bin ich an eine bestimmte Arbeitszeit gebunden? Sind meine Arbeitsabläufe flexibel? Ist es einfach, einmal den Dienst zu tauschen oder eine Vertretung zu finden?

- Gibt es regelmäßige Besprechungen am Morgen, bei denen ich anwesend sein muß? (Gerade morgens wirst du häufig verzweifelt nach einem Babysitter suchen oder dein krankes Kind pflegen.) Könnte man sie jetzt auf einen anderen Termin legen (möglichst auf einen, der für jedermann günstig ist, nicht nur für dich)?

- Welche Teile meiner Arbeit sind überhaupt nicht flexibel? Kann ich mir vorstellen, daß mich hier jemand anders zu 95 % der Zeit vertritt, weil ich das Kind versorgen muß?

- Gibt es in meinem Beruf eine größere Aufgabe, die ich täglich oder wöchentlich ganz allein erledige, ohne meinen Chef, die Kollegen, Akten oder sonstige Ausrüstung? Könnte ich das auch zu Hause erledigen? Oder könnte ich meine jetzige Arbeit so einteilen, daß ich solche Aufgaben bekomme?

- Welche Fähigkeiten kann ich mir jetzt aneignen, die meine Arbeit flexibler und mich für die Firma wertvoller machen? (In Abendkursen, Seminaren oder auf anderen Wegen.)

Während der Schwangerschaft den Arbeitsplatz oder gar den Beruf zu wechseln, um besser mit deinem Leben als Mutter zurechtzukommen, ist ungefähr so toll wie der zu kurze Pony, den Mama dir verpaßt hat, als du 13 warst. Wenn dein augenblicklicher Job aber jegliche Flexibilität vermissen läßt und dein Chef meint, er glaube nicht, daß du nach der Geburt wieder arbeiten wirst und schon gar nicht so gut wie vorher, dann solltest du diese Radikallösung in Betracht ziehen. Geh dabei langsam vor, und behalte folgendes im Auge:

- Dein Selbstwertgefühl. Du hast ein Recht auf einen guten Arbeitsplatz, an dem du als Mutter Unterstützung findest. Geh nicht mutlos und voller Selbstzweifel auf Jobsuche. Gib dir selbst Unterstützung: Du bist eine tüchtige, einfallsreiche Frau, die eine Menge zu bieten hat. Und du tust dein Bestes, um deine Bedürfnisse und die deines Kindes zu erfüllen.

- Für viele Frauen ist es am besten, in der Mitte der Schwangerschaft auf Jobsuche zu gehen, weil sie dann am besten aussehen und sich am wohlsten fühlen.

- Vergiß nicht, weshalb du auf der Suche bist: Deine neue Stelle muß dir das bieten, was deine augenblickliche nicht hat − Unterstützung für berufstätige Mütter. Beurteile also alle Angebote danach.

- Wenn du in einer großen Firma arbeitest, erkundige dich nach Umstiegsmöglichkeiten in flexiblere Jobs.

- Wenn du dir jetzt die Mühe machst, einen neuen Arbeitsplatz zu suchen, hast du ganz offenkundig die Absicht, nach dem Mutterschutz in den Job zurückzukehren. Um dies deutlich zu machen, solltest du bei Bewerbungsgesprächen hervorheben, daß dein Einkommen für die Familie sehr wichtig ist.

- Der zukünftige Arbeitgeber darf dich beim Vorstellungsgespräch nicht fragen, ob du verheiratet bist, wie viele Kinder du hast und wie viele du gerne haben möchtest.

- Stell bei jedem Bewerbungsgespräch klar, daß du schwanger bist, um Mißverständnisse von vornherein zu vermeiden.

Arbeiten oder nicht arbeiten: Was willst du wirklich?

»Eine werdende Mutter, die berufstätig ist, verbringt viel Zeit damit, ihr Bedürfnis nach dem Beruf zu rechtfertigen. Sie fragt sich, ob sie die Schwangerschaft wirklich will, und stellt sich vor, daß sie den Fötus abstößt. Wenn sie nicht schwanger wäre, könnte das Leben wieder so einfach sein. Weil sie diese Ausstoßungsphantasien nicht akzeptieren kann, können sie sich in die Angst verwandeln, daß sie dem Kind geschadet hat.«

Dieses Zitat stammt aus T. Berry Brazeltons Buch *Und was ist mit den Kindern* (S. 33). Dies kann auf dich zutreffen, muß aber nicht. Bei mir war es so. Und die beste Art und Weise, mit dem Konflikt zwischen Mutterschaft und Arbeit umzugehen, war das bewußte Erforschen meiner Möglichkeiten.

Für folgende Übung solltest du ein paar ruhige Minuten haben, ein bißchen übrige Energie und vielleicht sogar einen Hauch von Innerlichkeit. Leg deine Schreibsachen neben dich. Entspann dich mit ein paar tiefen Atemzügen. Laß zu, daß die ganze Spannung aus Körper und Geist abfließt. Beantworte nun die untenstehenden Fragen. Laß alles, was in deinem Geist entsteht, einfach auf das Papier fließen.

- Weshalb arbeite ich?

- Weshalb arbeite ich gerade in diesem Beruf?

- Wie geht es mir mit meiner Arbeit? (Werde dir der gesamten Bandbreite deiner Gefühle bewußt.)

- Wenn ich mir eine Arbeit aussuchen könnte, welche wäre das? (Ohne jede Einschränkung!)

- Wenn ich Mutterschaft und Beruf problemlos vereinbaren könnte, ohne auf Geld, den Beruf meines Partners, die Meinung meiner Familie, Freunde oder Kollegen Rücksicht nehmen zu müssen, wie würde mein Leben dann aussehen? Wie verliefe ein typischer Tag für mich?

Möglicherweise brauchst du mehrere Anläufe, um diese doch schwierigen Fragen zu beantworten. Du denkst vielleicht: »Ich lebe nun mal nicht in einer vollkommenen Welt! Plag mich also nicht mit solchen Idealvorstellungen herum!« Selbstverständlich will ich dich nicht ärgern oder quälen. Ich möchte dir nur helfen, über das Offensichtliche hinauszugelangen, damit du deine Grenzen vergißt und deine Träume aktiv werden läßt.

Was fängst du mit dem dadurch gewonnenen Wissen an? Sprich mit deinem Partner darüber. Meditiere über das, was du entdeckt hast. Macht eine Brainstorming-Sitzung mit Freunden, Nachbarn, die ihr schätzt, oder anderen Müttern in derselben Lage. Du erklärst dein Problem, und jeder deiner Bekannten liefert einen Lösungsvorschlag. Laß jede mögliche Lösung zu; nichts ist zu weit hergeholt. Wenn du nicht berufstätig sein willst, such Mittel und Wege, deine Träume umzusetzen. Stärke deine Identität als Nicht-Mutter, indem du dir Freiraum für regelmäßige kreative Arbeit schaffst. Versuche, ehrenamtliche Jobs zu finden, wo du mit Menschen arbeitest, und schau, zu welchen Ergebnissen sie führen. Abonniere Fachzeitschriften, und werde Mitglied in einem Berufsverband. Werde politisch tätig, um deiner Überzeugung Ausdruck zu verleihen, daß Mütter mehr Wahlmöglichkeiten im Leben verdienen. Schreib einmal pro Woche einen Brief an einen verwantwortlichen Politiker. Arbeite in der Gemeinde mit, um die Kinderbetreuung zu verbessern. Schließ dich einer politischen Gruppierung an, die für die Rechte berufstätiger Mütter eintritt.

Die Schuldgefühle berufstätiger Mütter

Wenn du als Mutter berufstätig bist, dich dabei aber nicht in regelmäßig wiederkehrenden Abständen mit Schuldgefühlen oder Zweifeln herumplagst, dann solltest du verlangen, unter das Artenschutzabkommen gestellt zu werden. Und zwar so schnell als möglich, bevor dieses gefährliche, ekelhafte Schuldmonster auch dich bei lebendigem Leibe auffrißt. Für uns, die übrigen berufstätigen Mütter, ist der ständige Kampf mit Schuldgefühlen (und Zeitdruck) längst zu einem wunden Punkt im Leben geworden.

Hier sind einige Gedanken als Trost und als Hilfe beim Pläneschmieden und Entscheidungentreffen und zu deiner inneren Entlastung, wenn du als berufstätige Frau bereits ein oder mehrere Kinder hast. Möglicherweise sind sie dir auch nützlich, wenn du mitten in der Nacht mit klopfendem Herzen aufwachst und überzeugt bist, daß dein Baby sich gerade seine eigenen Gedanken über *Lieb' Mütterlein* macht.

Die Entscheidung, wieder arbeiten zu gehen, ist niemals endgültig. Du kannst deine Meinung schließlich jederzeit ändern. Es gibt Frauen, die zunächst drei Monate zu Hause bleiben, dann wieder zwei Jahre arbeiten, und schließlich nochmals ein Jahr Erziehungsurlaub nehmen. Oder ein Jahr zu Hause bleiben und dann wieder arbeiten. Oder Frauen, die sich mit ihren Männern/Partnern immer abwechselnd der Karriere oder dem Kind widmen, so daß Dreiviertel der Zeit immer ein Elternteil für das Kind da ist. Es gibt unendlich viele Möglichkeiten, Berufstätigkeit und das Dasein als »Vollzeit-Mutter« zu kombinieren. Nichts ist unveränderlich.

Gleichgültig aus welchen Gründen du weiterarbeiten möchtest, *wenn sie für dich zählen*, dann sind sie wichtig.

Du bist nicht allein. Etwa 59 % der Frauen kehren bei uns nach der Geburt an ihren Arbeitsplatz zurück.

Wenn die Rückkehr in den Job kurz bevorsteht, egal ob das nach sechs Wochen oder sechs Jahren ist, suche andere Mütter, die denselben, oft schmerzhaften Weg gegangen sind. Wenn du erzählen kannst, wie dein Kind ins Krabbelstadium zurückgefallen ist, nachdem es zur Tagesmutter mußte, wie eifersüchtig du auf die Beziehung des Kindes zu seinem Babysitter bist, bist du auf dem besten Weg zu erkennen, was diese Dinge wirklich sind: *normal*. Teile mit anderen, was du empfindest: das Gefühl ständig abnehmenden Könnens, den Eindruck, daß der Babysitter, die Großmutter oder die Haushaltshilfe alles besser weiß, und natürlich deine Sorgen, deine Schuldgefühle. Allein-Sein ist dein Feind.

Vielleicht tröstet es dich, daß sich immer jemand finden wird, der mißbilligend die Augenbrauen hochzieht – ganz egal, was du tust. Das ist der »Fluch des Mutterdaseins«. Wenn du dich entscheidest, zu Hause zu bleiben, werden frühere Kollegen und Freunde fragen: »Was *tust* du nur den ganzen Tag über?« und dich geringer achten als eine berufstätige Frau. Wenn du hingegen arbeiten gehst, gibt es bestimmt genügend Leute, die dich für eine schlechte, selbstsüchtige Mutter halten (obwohl sie das ganz offensichtlich nichts angeht). Mach gleich zu Anfang klar, daß dir egal ist, was andere denken, auch deine engere Familie. Richtest du dich nach anderen, bringt dir das nur eine Menge Kopfschmerzen.

Mütter, die seelisch im Gleichgewicht sind, versuchen nicht, perfekt zu sein. Stell *erfüllbare* Anforderungen an dich selbst. Das ist vielleicht der wichtigste Satz, den du dir einprägen solltest. Es geht nicht darum, daß du eben »nicht alles haben« kannst (auch wenn ich nie so recht gewußt habe, was das heißen soll). Du kannst nur nicht alles sofort und perfekt haben, schon gar nicht, wenn du alles alleine machen möchtest. Eine Mischung, die hinhaut, besteht aus: realistischen Erwartungen, einem ebenbürtigen Partner (wenn du einen hast), einer funktionierenden Hilfstruppe, einer guten Kinderbetreuung, dem Gefühl, daß deine Arbeit dich ausfüllt, und regelmäßiger Zuwendung zu dir selbst.

Unterstützung ist lebenswichtig!

Berufstätige Mütter leiden viel weniger unter Streß, wenn sie von ihrem Partner unterstützt werden (alleinstehende Mütter von ihrer Hilfstruppe), eine verläßliche Kinderbetreuung und einen flexiblen Arbeitsplatz mit einem hilfsbereiten Team haben. Du solltest dich also bereits während der Schwangerschaft, wenn noch Zeit ist, um diese Dinge kümmern. Lies ein Buch über berufstätige Eltern. Sieh dich *jetzt schon* nach einer guten Tagesmutter um. Das ist nämlich gar nicht so einfach. Eine gute Kinderbetreuung zu haben wird in deinem Arbeitsleben fast noch wichtiger sein als ein flexibler Arbeitsplatz. Da dieses Thema so wichtig ist, habe ich es den Experten überlassen.

Siehe: *Literatur und Tips*

Der beste Rat, den ich im Hinblick auf die Kinderbetreuung je gehört habe, war der, daß es besser sei, jemanden zu suchen, der uns *ergänzt*, als eine Person, die uns ersetzt. »Ein Babysitter ist gut genug, wenn man von ihm oder ihr nicht erwartet, auf jedem Gebiet perfekt zu sein, sondern nur dort, wo die Eltern eben Hilfe brauchen«, schreibt Melinda Marshall in *Good Enough Mothers*. Sie schlägt weiter vor, uns, wenn wir jemanden suchen, der unsere Kinder betreut, zwei sehr harte Fragen zu stellen: Was können wir unseren Kindern nicht geben und was wollen wir ihnen geben? Als Eltern gestehen wir uns nur ungern unsere Schwächen ein, um wieviel weniger noch das, was wir absolut nicht geben oder opfern wollen. Stellen wir uns unseren eigenen Schwächen und Wünschen nicht, werden wir mit unserer Tagesmutter niemals zufrieden sein, weil wir uns selbst gegenüber unrealistische Erwartungen hegen und diese dann auf sie übertragen. Wie wäre es statt dessen, wenn du dich bei deiner Suche von dem leiten läßt, was deine Kinder brauchen, auch wenn du es ihnen nicht geben kannst? Laß dir dabei von der Machbarkeit der Vorschläge keine Grenzen auferlegen. Ganz im Gegenteil: Frag dich, von welcher Art von Betreuung dein Kind am meisten hätte und welche das ausgleichen würde, was du ihm nicht bieten kannst. Kombiniere diese beiden Dinge dann mit den Anforderungen deines Berufes. Das ist nicht ganz einfach, aber es hilft dir, all deine Möglichkeiten zu durchdenken und eine bewußte Wahl zu treffen.

Siehe: *Tu dir gut während der Schwangerschaft; Der Aufruhr der Gefühle; Wie man angemessen um Hilfe bittet und sie auch annimmt; Bin ich dick und häßlich oder rund und hübsch?; Deine Hilfstruppe; Die spirituelle Seite der Schwangerschaft* und *Was geschieht mit mir, wenn das Baby auf der Welt ist?* Dort findest du Wege, deinen Glauben zu stärken, daß du es wert bist, die Wahl zu haben.

Denk immer daran, daß der Balanceakt zwischen Beruf und Kind keineswegs nur Angelegenheit der Mütter ist. Er geht *beide Elternteile* an. Wir nehmen immer schon automatisch an, daß die Mutter ihre Karriere aufgibt, nicht etwa der Vater. Diese grundlegende Einstellung in uns selbst und innerhalb unserer Gesellschaft zu verändern ist vielleicht der wichtigste Schritt, den wir unternehmen können. Und er hat sehr viel mit Sich-selbst-Guttun während der Schwangerschaft zu tun, denn wenn wir erst einmal verstanden haben, daß wir wundervolle Wesen sind, begreifen wir auch, daß wir ein Recht darauf haben, als Mütter nicht benachteiligt zu werden.

Für dieses Gespräch siehe auch: *Wie beziehe ich meinen Partner ein?: Wie ihr eure Erwartungen bewußtmachen könnt*

Sprich mit deinem Partner so offen wie möglich über deine Ansichten und familiären Einflüsse im Hinblick auf Kindererziehung, berufstätige Mütter und die Rolle des Vaters. Dringt vor bis zu den Dingen, die ihr beide für richtig, gut und heilsam haltet. Es kommt sehr häufig vor, daß Männer sich in ihrer Rolle als Familienernährer bedroht fühlen, wenn ihre Frau arbeitet. Viele Frauen sind auch wütend, daß sie arbeiten müssen. Diese Art von Gefühlen bedeutet nicht, daß du wieder zurück an den Herd sollst, aber ihr müßt auf jeden Fall darüber sprechen. Erzählt, wie ihr erzogen worden seid, was für euch normal ist. Ob ihr in einer schicken Stadtwohnung aufgewachsen seid oder in einem Haus in der

Vorstadt oder gar auf einem weitläufigen Bauernhof. Ob eure Mutter gearbeitet hat oder bei euch zu Hause war. Ob euer Vater häufig nicht daheim war. All diese Dinge beeinflussen eure Vorstellungen über berufstätige Frauen sehr stark. Manchmal drängen sich auch ziemlich altmodische Ideen über das Muttersein in euer Leben – von beiden Seiten. Gefährlich ist es nur, diese Ideen nicht auszusprechen und zu warten, bis sie nach der Geburt des Babys zuschlagen.

Dein Mutterschaftsurlaub

Das Mutterschutzgesetz besagt, daß du nicht während deiner Schwangerschaft gefeuert werden kannst. Wenn du also arbeitest, hast du einen Anspruch auf die gesetzlichen Mutterschutzfristen. Der Kündigungsschutz für Schwangere erstreckt sich auch auf die Mutterschutzzeiten und den Erziehungsurlaub. In Deutschland haben berufstätige Frauen sechs Wochen vor und acht Wochen nach der Niederkunft Urlaub. In dieser Zeit erhalten Sie Mutterschaftsgeld von ihrer Krankenkasse. Die Differenz zum Nettolohn bezahlt der Arbeitgeber. Danach kann die frischgebackene Mutter Erziehungsurlaub nehmen. Während dieser Zeit muß ihre Stelle für sie freigehalten werden. Unter bestimmten Umständen kannst du in dieser Zeit Erziehungsgeld erhalten. Erkundige dich bei deinem für dich zuständigen Jugendamt danach. Trotz dieser Regelungen ist die Lage von berufstätigen Müttern alles andere als rosig. Eine 1994 in Amerika vom *Families and Work Institute* durchgeführte Studie ergab, daß nur 16 % der Frauen ihren unmittelbaren Vorgesetzten hilfsbereit fanden und daß sich nur 7 % der Frauen von ihren Kollegen ausreichend unterstützt fühlten, wenn sie aus familiären Gründen mehr Freizeit brauchten.

Bevor du deinem Chef mitteilst, daß du schwanger bist, solltest du dir ein paar konkrete Vorschläge darüber zurechtlegen, was du nach dem Mutterschutz machen willst. Betrachte deinen Ausfall einmal vom Standpunkt deines Arbeitgebers aus. Versetz dich in seine Lage. Wenn du z. B. über die gesetzliche Mutterschutzfrist hinaus frei nehmen oder weniger arbeiten möchtest, ohne in Erziehungsurlaub zu gehen, könntest du ja anbieten, Arbeit mit nach Hause zu nehmen oder Teilzeit zu arbeiten. Du könntest dir beispielsweise deine bisherige Stelle mit einer anderen Mutter teilen. Erträume dir kreative Lösungen, und behalte eines im Hinterkopf: Wenn du nicht fragst, wirst du nie herausfinden, ob so etwas möglich wäre. Du kannst gar nicht genau wissen, ob und wie du nach der Geburt weiterarbeiten möchtest. Acht Wochen Mutterschutzfrist hört sich wie eine Ewigkeit an – vor dem Baby. Wenn die Zeit erst um ist, hat man eher das Gefühl, als wäre gerade mal ein Nachmittag verstrichen.

Wenn du dich vor der Mitteilung über deine Schwangerschaft gut informierst (durch Nachlesen und Gespräche mit anderen berufstätigen Müttern), wenn du vorher herausfindest, was du selbst wirklich willst, dann bist du bei dem Gespräch in einer weit besseren Position.

Wenn du in einem größeren Betrieb arbeitest, wirst du vielleicht mit deinem Chef ein Gespräch über deine Vorstellungen führen müssen, nachdem du die Neuigkeit verkündet hast. Zeig, daß du dir über deine Rückkehr an den Arbeitsplatz bereits Gedanken gemacht hast. Leg deine Ideen dar und stell unbesorgt Fragen. Frag deinen Chef, wieweit deine Schwangerschaft deine Karriere und dein Vorwärtskommen beeinflußt. Ob er glaubt, daß du nach dem Baby nicht mehr im selben Maß oder mit demselben Engagement weiterarbeiten kannst? Wer dich während deiner Abwesenheit vertreten wird? Wenn ihr euch geeinigt habt, halte die Ergebnisse schriftlich fest.

Besprich gegen Ende der Schwangerschaft mit deinem Chef und deinen Kollegen, wie und wann du an deinen Arbeitsplatz zurückkehren möchtest. Werden deine Kollegen unter deiner Abwesenheit leiden? Beruhige sie und mach klar, daß man sich auf dich verlassen kann. Betone immer wieder, daß du zurückkommen wirst. Mach kleine Bemerkungen wie: »Wenn ich aus dem Mutterschutz zurückkomme, werden wir ja wohl alle an dem neuen Katalog arbeiten.« Oder: »Ich freue mich schon, wenn wir im Frühling dieses Projekt durchziehen.« Oder: »Ich glaube nicht, daß ich lange brauche, um mich in das neue Computerprogramm gut einzuarbeiten.«

Laß den Kontakt auch während deiner Mutterschutzzeit nicht abreißen. Geh mit deinen Kollegen hin und wieder zum Mittagessen, und paß auf, ob du nicht ein wenig Klatsch aufschnappen kannst. Hol sie im Betrieb ab und begleite sie zurück. Rede so wenig als möglich über das Baby. Achte aber auch darauf, daß du dich während dieser für dich und das Baby außergewöhnlichen Zeit nicht zu sehr in die Arbeit verstrickst. Deine Besuche sollten nur den Kollegen gelten. Nur zu leicht geht man am Ende mit einem Arm voller Arbeit nach Hause. Wenn es auf längere Sicht für deine Karriere nicht absolut unumgänglich ist, solltest du während deines Mutterschutzes nicht arbeiten. Genieß diese terminlose Zeit mit deinem Baby. Mach öfter mal ein Nickerchen.

Vollzeit-Mütter und Schuldgefühle

Die Gesellschaft läßt Frauen eine Wahlmöglichkeit, die sie Männern immer noch nicht zugesteht: Wenn wir wollen, können wir aufhören zu arbeiten, und zu Hause bei unseren Kindern bleiben. Der Konflikt dabei liegt für die meisten Vollzeit-Mütter in der Frage der Bewertung ihres Tuns: Bin ich immer noch ein wertvoller Mensch, obwohl ich nicht arbeiten gehe und keine eigenständige Identität als berufstätige Frau habe? Andere Probleme sind: Schuldgefühle, wenn du dir Zeit für dich nimmst, oder das Gefühl von Isolation. Manchmal kommt auch zuwenig Unterstützung vom Partner, weil alles, was mit Haus oder Kind(ern) zu tun hat, nur allzuleicht als deine Sache angesehen wird.

Tu dich mit anderen Müttern zusammen, und gründe eine Babysitter-Inititative. Auf diese Weise kannst du deine Isolation überwinden und mußt keine Angst haben, nie mehr Zeit für dich allein zu haben. Um eine gute Mutter zu sein, *brauchst* du entsprechend Zeit zur Erholung! Auch wenn du nichts von all dem glaubst, was in diesem Buch steht, diese eine Tatsache solltest du annehmen. Mach ein paar konkrete Pläne, wie du Zeit für dich selbst schaffst, wenn das Baby geboren ist. »Der allgegenwärtige Mythos von der Mutter, die sich selbst aufopfert, die realen Anforderungen, die bei der Betreuung jüngerer Kinder bewältigt werden müssen, und die Monotonie der häuslichen Pflichten sind eine hochexplosive Mischung einer Frau, ein eigenständiges Leben führen zu können, und ihren Sinn für persönliche Leistung untergraben«, schreiben Darcie Sanders und Martha Bullen in *Ich bleibe jetzt zu Hause*. Anders gesagt: Es ist ziemlich einfach, plötzlich mit dem Selbstwertgefühl eines Wurms aufzuwachen. Es ist für alle Mütter ungeheuer wichtig, ein bißchen Zeit für die eigenen Belange zu haben. Vor allem aber für diejenigen, die zum ersten Mal Mutter geworden sind.

Mach dir die Gründe für deine Entscheidung, zu Hause zu bleiben, bewußt. Und mach dir klar, daß dein Kind nicht deine Karriere ersetzen kann. Dein Selbstwertgefühl kann nicht auf deinem Kind aufbauen. Sonst verwandelt sich dein Wunsch, eine gute Mutter zu sein und das Beste für

Siehe: *Vorbereitung auf die Zeit nach der Geburt*. Dort findest du Hinweise, wie du deine Zeit planen kannst.

dein Baby zu tun, langsam und schleichend in deine einzige Möglichkeit, dich als wertvoller Mensch zu fühlen. Und die Tatsache, ob dein Baby sich schon auf den Bauch drehen, sitzen, gehen kann, ob es schon Zähne hat oder allein essen kann, wird zum Beweis dafür, daß du deine Sache gut gemacht, daß du also durchaus einen Wert hast. Du mußt den Teil deiner Persönlichkeit, der nicht Mutter ist, durch Zuspruch von außen stärken.

Vergiß deine Schuldgefühle! Ich weiß, daß ist leicht gesagt und schwer getan. Aber nimm dir einmal zu Herzen, was Diane meinte, die zwei Kinder hat: »Darwin ist jetzt fünfeinhalb, gerade so alt, daß man sehen kann, was für eine Art Mensch er ist. Er ist ein tolles Kind. So lange hat es gedauert, bis ich sehen konnte, daß ich meine Sache gut gemacht habe, daß sich das Zuhausebleiben gelohnt hat.« Eine andere Frau erzählte: »Manchmal mache ich meine Sache gut, manchmal nicht. Es gibt Tage, wo ich es toll finde, daheim zu sein, und andere, wo ich alles am liebsten hinwerfen würde!« Schlag dir aus dem Kopf, daß du, um eine gute Mutter zu sein, ständig von deiner Aufgabe begeistert sein mußt. Kein Mensch tut das! Ich wiederhole: kein Mensch!

Siehe: *Was geschieht mit mir, wenn das Baby auf der Welt ist?*: *Der Mythos von der perfekten Mutter*

Finde heraus, was eine gute Mutter deiner Ansicht nach tun müßte. Das ist ungeheuer wichtig, denn der Mythos von der perfekten Mutter erniedrigt, ja erstickt uns mitunter.

Wenn du vor der Geburt gearbeitet hast, ist es für dich und deinen Partner finanziell und emotional manchmal sehr schwierig zu verkraften, daß du nun kein eigenes Einkommen mehr hast. Geld ist Macht, und viele Frauen empfinden tiefe Schuldgefühle, weil sie nichts verdienen und so nichts mehr zum Familieneinkommen beitragen können, was häufig auch die Partnerschaft belastet. Nur wenige Paare sind bereit, sich diesem Gefühlssumpf zu stellen, obwohl dies dringend nötig wäre. Schuldgefühle äußern sich nämlich nur selten direkt. Aber plötzlich entsteht, nachdem du schon einige Monate lang nicht gearbeitet hast, ein Streit über eure Ausgaben, vielleicht auch nur über ein paar Mark fürs Kino. Eine praktikable Lösung ist hier, daß Mutter ein »Taschengeld« hat, das auf ein eigenes Konto (oder in einen Umschlag) kommt. Dies Geld gehört ihr und nur ihr. Wie sie es ausgibt, steht ihr frei.

LITERATUR UND TIPS:

Barrett, Nina: *Die natürlichste Sache der Welt!* Lübbe, 1995. Nina Barrett ist eine gute Autorin, und die Tips, die sie hier zusammengetragen hat, sind super, vor allem der Abschnitt über das Finden eines Babysitters.

Brazelton, T. Berry: *Und was ist mit den Kindern.* Piper, 1989. Ausgezeichnete Ratschläge darüber, wie man Arbeit und Kinder unter einen Hut bringen kann. Enthält auch Vorschläge zur Auswahl der Tagesmutter und spezielle Tips für Alleinerziehende.

Sanders, Darcie und Martha M., Bullen: *Ich bleibe jetzt zu Hause. Von der berufstätigen Frau zur Ganztagsmutter.* Knaur 1994. Bietet Hilfe beim Übergang und Tips beim Gründen einer Babysitter-Selbsthilfegruppe.

Davidson, Christine: *Staying Home Instead.* MacMillan, 1992. Wie man einen Haushalt auf ein Einkommen umstellt.

Marshall, Melinda M.: *Good Enough Mothers.* Kitty Colton Peterson's, 1993. Eine sehr wirklichkeitsnahe Untersuchung des Mutterseins, vor allem im Hinblick auf Arbeit und Tagespflege.

Morrone, Wenda Wardell: *Pregnant While You Work.* Macmillan, 1984. Ein bißchen veraltet, aber gute Ratschläge, vor allem für Angestellte größerer Unternehmen.

Schwartz, Marla: *The Working Woman's Baby Planner.* Prentice-Hall, 1993. Nützlich für die Organisation von Babysitting und Mutterschaftsurlaub.

ICH WILL ZU MEINER MAMA!
WIE DU DEINE WURZELN FINDEN UND
DICH SELBST BEMUTTERN LERNST!

WAS DU DAZU BRAUCHST:

Papier bzw. dein Tagebuch und einen Stift.

TU DAS:

- Wenn du dich irgendwie traurig oder allein fühlst und gern deine Mutter sehen würdest, euer Beisammensein dich aber nicht befriedigt.

- Wenn du etwas über deinen Stammbaum mütterlicherseits erfahren möchtest, der dich hervorgebracht hat.

- Wenn du dich am liebsten mit deiner Schmusedecke auf der Couch zusammenrollen möchtest, um nie wieder aufzustehen.

- Wenn deine Mutter bereits gestorben ist.

WORUM GEHT'S?

»Als ich erfuhr, daß ich schwanger war, war ich richtig erschüttert. Mein einziger Gedanke war, daß ich sofort zu meiner Mutter wollte. Ich brauchte wirklich jemanden, der sich um mich kümmerte. Ich ging also nach Hause. Zum ersten Mal konnte ich meiner Mutter völlig ohne egoistische Wünsche gegenübertreten. Und ich bekam von ihr endlich, was ich brauchte: umhegt zu werden wie ein kleines Mädchen.« Wendys Geschichte dreht sich um das starke Bedürfnis, das viele schwangere Frauen und frischgebackene Mütter verspüren: umsorgt zu werden. Auf dem Sofa zu liegen und mit Götterspeise gefüttert zu werden. Sich bei Gewitter in die Decke zu kuscheln und dem Donner zu lauschen im Wissen, daß nichts und niemand ihnen etwas anhaben kann. Das Bestreben, alles zu kontrollieren, alles richtig zu machen, jeden Moment des Lebens zu planen, loszulassen in der Gewißheit, daß jemand anders sich um alles kümmern wird. Auf Hilfe angewiesen zu sein ohne Angst vor Verletzung oder Konsequenzen für die Persönlichkeit. Sich vollkommen sicher, zufrieden und erfüllt zu fühlen. Das ist die Sehnsucht nach mütterlicher Liebe.

»Damit eine Mutter auf die völlige Abhängigkeit ihres Säuglings reagieren kann, muß sie die Sehnsucht, die sie einst nach ihrer eigenen Mutter verspürte, ein zweites Mal erleben und verarbeiten«, schreibt Jane Swigart in *Von wegen Rabenmutter*. Das Baby beschwört deinen Wunsch nach einer immerwährenden, alles gebenden Quelle unbedingter Liebe ebenso herauf wie die Wut über seine Nichterfüllung. Wir wollen geliebt und umsorgt werden, diese warme, kuschlige, absolute Sicherheit wiedererleben. Die Geburt kann bestimmte Aspekte der Beziehung zu deiner Mutter enthüllen. Sie kann Erinnerungen an die Art und Weise hervorrufen, wie deine Mutter sich um dich gekümmert hat. Ist deine Mutter bereits gestorben oder hast du eine besonders spannungsreiche Beziehung zu ihr, dann brechen diese alten Wunden durch deine Schwanger- und Mutterschaft möglicherweise wieder auf.

Die Sehnsucht nach Mutterliebe bricht irgendwann zwischen dem 3. Monat der Schwangerschaft und den ersten Lebenswochen des Babys (da vor allem) mit Macht los. Bohrende Fragen kommen auf: »Wer wird sich um mich kümmern?« und »Muß ich jetzt wirklich erwachsen werden?« oder »Bin ich immer noch etwas Besonderes?« Du solltest diese aufkommende Sehnsucht als Weckruf verstehen, dich um dich selbst zu kümmern − Verständnis dafür zu entwickeln, wie verzweifelt jedes Wesen wünscht, geliebt, festgehalten und beschützt zu werden, und diese Liebe für dich selbst aufzubringen. Dich selbst zu bemuttern mag auch heißen, Frieden mit deiner Mutter zu schließen und sie als Individuum zu akzeptieren. Und was noch wichtiger ist: Zu begreifen, daß diese Sehnsucht nach mütterlicher Liebe im Grunde nichts anderes ist als die schwer zu erklärende Suche nach spiritueller Einheit, die am Anfang allen Strebens nach Selbstliebe steht.

Was du für dich tun kannst:

Was wünschst du dir von einer Mutterfigur?

Der erste Schritt hin zur Selbstfürsorge ist es, herauszufinden, was wir von einer Mutterfigur überhaupt wollen. Ich spreche von einer »Mutterfigur«, weil es ja verschiedene Ebenen des Sich-bemuttert-Fühlens geben kann, die nicht alle mit unseren realen Müttern zu tun haben.

Die beiden Fragen weiter unten sind zur inneren Einkehr gedacht. Wenn du das Bedürfnis empfindest, bemuttert zu werden oder mit deiner Mutter in Kontakt zu treten, dann halte inne, und denk über die erste Frage nach. Entspann dich und laß die Antwort in deinem Geist wachsen. Wenn du bemerkst, daß du abschweifst (was normal ist), dann kehr einfach zu dem Thema zurück, indem du dich bewußt wieder der Frage widmest.

- Was wünsche ich mir in diesem Augenblick von einer Mutterfigur?

Wenn dir dazu etwas einfällt, dann stell dir die zweite Frage:

- Kann meine reale Mutter mir das geben? Oder ist es sinnvoller/ möglich, jemand anders darum zu bitten? Kann ich selbst es mir geben? Wenn keine der drei Möglichkeiten zu verwirklichen ist: Wie kann ich mich damit abfinden, daß dieses Bedürfnis nicht erfüllt wird, und trotzdem Frieden finden?

Shawn z. B. träumte im sechsten Monat fast jede Nacht von ihrer Mutter. »Ich hatte jeden Tag das Bedürfnis, sie anzurufen, was für mich ungewöhnlich ist. Ich hatte einen absoluten Drang, sie zu sehen, obwohl ich gar nicht genau wußte, was ich von ihr wollte.« Shawn ließ sich die Frage durch den Kopf gehen: »Was wünsche ich mir jetzt und hier von einer Mutterfigur?« Dabei fielen ihr sofort zwei Dinge ein: die Erlaubnis, ohne Schuldgefühle ein Nickerchen zu machen, und die Erlaubnis, mit der Arbeit aufzuhören. »Ich war schockiert. Ich hänge sehr an meinem Beruf und wollte nach der Geburt unbedingt weiterarbeiten.« Also fuhr Shawn mit der zweiten Frage fort. »Das Wort ›Erlaubnis‹ machte mich stutzig. Daran merkte ich erst, wie sehr ich mir wünschte, daß meine Mutter meine Art zu leben gut fand, sie schätzte. Mir wurde klar, daß ich selbst anfangen muß, es zu schätzen und zwar schnell. Das Thema ›Arbeit‹ war nicht ganz so einfach anzupacken, aber nachdem ich es ein paar Wochen lang immer in meinem Tagebuch zum Thema gemacht hatte, kam ich zu folgendem Ergebnis. Ich wollte einfach das Gefühl haben, aufhören zu können, wenn ich das Bedürfnis hatte. Ich wollte, daß jemand für mich und das Baby sorgte. Dieses Eingeständnis war ziemlich bitter − ich bin ein ausgesprochen unabhängiger Typ. Verstandesmäßig wußte ich, daß ich nicht aufhören konnte, und der größte Teil meiner selbst wollte das auch nicht. Trotzdem mußte ich mit meinem Partner über dieses Bedürfnis, umsorgt zu werden, sprechen. Wir beschlossen dann, daß ich einfach den Mutterschaftsurlaub verlängern würde, daß er mir am Wochenende das Frühstück ans Bett bringen und mit mir zu den Vorsorgeuntersuchungen gehen würde. Außerdem gingen wir sorgfältiger mit unserem Geld um.«

Ich will zu meiner Mama! Wie du deine Wurzeln finden und dich selbst bemuttern lernst!

Bobbie ist alleinerziehende Mutter. Sie hat eine eher schwierige Beziehung zu ihrer eigenen Mutter. Gegen Ende der Schwangerschaft war sie verstört und deprimiert. Bei verschiedenen Spaziergängen im Wald meditierte sie über Frage I. »Für mich war der Gedanke, etwas von meiner Mutter zu brauchen, schrecklich. Deshalb fand ich es sehr hilfreich, daß es bei dieser Frage um eine ›Mutterfigur‹ geht. Trotzdem hat es eine Weile gedauert, bis mir etwas in den Sinn kam. Dunkel, aber regelmäßig drängte sich mir die Vorstellung auf, daß ich mit meiner Mutter über ihre Kindheit sprechen sollte. Ich hatte nicht die leiseste Absicht, so etwas zu tun, und ließ es bleiben. Robyn kam und alles schien in Ordnung zu sein, bis ich etwa drei Wochen nach der Geburt anfing, mich sehr traurig und einsam zu fühlen. Plötzlich ging mir Robyn mit all ihren Bedürfnissen auf die Nerven. Ich wünschte mir, daß jemand sich um mich kümmerte. Ich hatte unheimliches Glück, weil meine beste Freundin da war. Nancy kam jeden Tag nach der Arbeit vorbei, brachte etwas zu essen mit und paßte auf das Baby auf, während sie mich in die Badewanne schickte. Sie überredete mich auch, eine Therapie zu machen. Und was passierte: Ein Teil meiner therapeutischen ›Hausaufgaben‹ war, daß ich mit meiner Mutter über ihre Kindheit sprechen solle. Ich bekam Dinge zu hören, von denen ich nichts geahnt hatte. Plötzlich war mir sonnenklar, weshalb sie immer so kalt und auf Abstand bedacht gewesen war. Es gab kein Happy-End wie im Märchen. Was ich damit sagen will: Ich wünschte, ich hätte schon während der Schwangerschaft mit ihr gesprochen. Ich wünschte, ich hätte meinem Bedürfnis, bemuttert zu werden, bereits vor Robyns Ankunft mehr Aufmerksamkeit geschenkt.«

Siehe: *Nach der Geburt: Wie du mit deinen Emotionen zurechtkommst*

Denk über deine Sehnsüchte so oft nach, wie du es für richtig hältst. Zwing dich nicht, etwas zu tun, wozu du noch nicht bereit bist. Wenn deine Ideen dich aber zum Handeln inspirieren und du dabei Hilfe brauchst, dann geh *bitte* zu einem Freund oder einem Therapeuten. Der enormen Belastung des Mutter-Werdens wurde bisher wenig Aufmerksamkeit gezollt, eines aber ist völlig sicher: Mütter müssen bemuttert

Ich will zu meiner Mama! Wie du deine Wurzeln finden und dich selbst bemuttern lernst!

werden, entweder von ihrer biologischen Mutter oder einem Freund/einer Freundin, wenn sie ihren eigenen Kindern gute Mütter sein sollen.

Nach der Geburt

Frag dich wieder:

- Was wünsche ich mir in diesem Augenblick von einer Mutterfigur?

Wenn dir dazu etwas einfällt:

- Kann meine reale Mutter mir das geben? Oder ist es sinnvoller/möglich, jemand anders darum zu bitten? Kann ich selbst es mir geben? Wenn keine der drei Möglichkeiten zu verwirklichen ist: Wie kann ich mich damit abfinden, daß dieses Bedürfnis nicht erfüllt wird, und trotzdem Frieden finden?

Geh sanft und liebevoll mit dir um. Du machst enorme Veränderungen durch, für deren Verarbeitung du zum Teil Jahre brauchen wirst. Das Bedürfnis, umsorgt zu werden, ist jetzt am stärksten, wenn man von der Kindheit einmal absieht. Gib dir, was du brauchst! Du bist ja nicht allein. Bitte steh das Ganze nicht einfach so durch.

Wenn deine Mutter bereits gestorben ist, kann die Geburt deines Kindes den Schmerz über ihren Tod wiederbeleben, vor allem wenn dies dein erstes Kind ist. Möglicherweise erlebst du auch eine Depression, wenn dein Kind das Alter erreicht, das du hattest, als deine Mutter starb. Bist du dir dieser Möglichkeit bewußt und gestehst dir ein neuerliches Trauern zu, können schleichende Depressionen sich gar nicht erst einnisten.

Wie erlebte deine Mutter das Mutterdasein?

Wenn du verstehst, wie deine Mutter sich in der Rolle als Mutter fühlte, wirst du bezüglich deiner Erwartungen, die du an dich als künftige Mutter stellst, mehr Klarheit bekommen.

Bring deine Mutter dazu, mit dir Fotos aus deiner Kindheit anzuschauen. Frag sie:

Ich will zu meiner Mama! Wie du deine Wurzeln finden und dich selbst bemuttern lernst!

- Wie hast du dich verändert, als du Mutter geworden bist?

Vielleicht kommen anhand der Fotos noch andere Fragen auf. Du siehst z. B. ein Foto von deiner Großmutter, deiner Mutter und dir als Kind und fragst: »Hat Großmutter dir geholfen, nachdem ich geboren wurde?«

Wenn du ältere Geschwister hast, bezieh deren Kinderfotos mit ein. Sollte deine Mutter bereits tot sein oder solltest du ein schlechtes Verhältnis zu deiner Mutter haben, dann such dir jemand anders, den du ausquetschen kannst. Deine Großmutter vielleicht, eine Tante, Kusine, eine Freundin deiner Mutter.

Folgende Fragen könntest du stellen:

- Was hast du dir von deiner Mutter gewünscht, als du schwanger warst und nachdem das Baby geboren war?

- Gab es etwas, was deine Mutter dir nicht geben konnte? (Wenn du weißt, daß deine Mutter kein gutes Verhältnis zu ihrer eigenen Mutter hatte.)

- Wie war es für dich, Mutter zu sein?

- In welchen Bereichen hast du versucht, mich anders zu erziehen als deine Mutter dich? Wie hast du das angefangen?

- Was wünschst du dir immer noch von deiner Mutter?

Diese Fragen haben eine sehr erleuchtende Wirkung, wenn du sie nur deiner Mutter stellst. Kraft und Stärke aber liegen in ihnen, wenn du sie gleichzeitig deiner Mutter, deiner Großmutter und deiner Tante stellst.

Wie wir unseren Müttern vergeben können, weil sie nicht vollkommen waren

Unsere Vision vom Muttersein entspringt weitgehend der Art und Weise, wie wir selbst von unseren Müttern umsorgt wurden. Das heißt natürlich unvollkommen. *Natürlich* bedeutet hier: Wir akzeptieren die Unvollkommenheit unserer Mütter. Wenn wir ehrlich sind, tun das nur die wenigsten von uns. Wir wünschen uns, daß wir in vollkommener Weise umsorgt worden wären. Wir sind vielleicht ein wenig verstimmt, wenn nicht sogar verärgert. Judith Schwartz faßt die komplexe Beziehung zu unseren Müttern und unser Bedürfnis nach mütterlicher Vollkommenheit ganz wunderbar in ihrem Buch *The Mother Puzzle* zusammen:

»Wir haben unser Leben in einem völlig auf uns selbst bezogenen Bewußtseinszustand begonnen: Die Welt drehte sich um uns, sie existierte nur für uns, vor allem unsere Mütter, der Teil der Welt, den wir am besten kannten. Aus diesem Grunde mußten wir an die drei folgenden Mythen glauben: den Mythos von der mütterlichen Selbstaufopferung (Als wir noch jünger waren, *erwarteten* wir diese Opfer regelrecht. Später glaubten wir dann, sie seien angemessen, so daß wir uns nicht schuldig fühlen mußten, weil wir sie unseren Müttern aufgezwungen hatten), die Vorstellung von einem angeborenen, unveränderlichen Mutterinstinkt (War es nicht der Lebensinhalt unserer Mütter, uns zu gebären und für uns zu sorgen?) und die Idee von der Erfülltheit des mütterlichen Lebens (Hat ein menschliches Wesen, das uns geboren hat, damit im Leben nicht schon genug erreicht?). Aus demselben Grund mußten wir unsere Mutter als allgütig und allwissend ansehen (Wenn nicht sie, wen denn sonst?) und als asexuell (da jedes sexuelle Bedürfnis sie nur von ihren eigentlichen Aufgaben ablenken würde).«

Frag dich, ob einer dieser Mythen sich auch in dir eingenistet hat. Hast du geglaubt, oder glaubst du immer noch, daß es die eigentliche Lebensaufgabe deiner Mutter ist, für dich dazusein? Nein? Wunderbar! Du bist schon einen großen Schritt weiter auf dem Weg, deine Mutter als gewöhnliche Sterbliche zu sehen. Bei mir war die Antwort, tief im Innersten schamvoll verborgen, ein Ja. Ich glaubte immer noch, daß der Lebenszweck meiner Mutter darin liege, sich um mich zu kümmern, vor allem wenn ich krank war. Als ich dies mit dem Grundgedanken dieses Buches verglich, nämlich daß es für eine gute Mutter keineswegs nötig ist, sich selbst vollständig aufzugeben, merkte ich, daß ich bislang mit zweierlei Maß gemessen hatte: Die Opfer, die meine Mutter für mich gebracht hatte, gehörten zu ihrer Aufgabe. Die Opfer, die ich für Lillian bringen sollte, aber nicht zu meiner. Ich war über 30 und bereits selbst Mutter. Trotzdem betrachtete ich meine eigene Mutter immer noch eher als eine Art »Standbild«, als Quelle ewigen Wohlbefindens denn als Individuum.

Hier sind ein paar praktische Ratschläge, wenn du lernen möchtest, deiner Mutter zu verzeihen und sie als eigenständige Person wahrzunehmen:

Sei bitte vorsichtig, wenn die Beziehung zu deiner Mutter außerordentlich schwierig oder sogar von Mißbrauch und Mißhandlung geprägt war. Auch wenn deine Mutter tot ist, solltest du behutsam vorgehen.

Überleg dir: Auf welchen Gebieten möchte ich mein Kind anders erziehen als meine Mutter mich erzogen hat?

Aus den Dingen, die dir zu diesem Thema einfallen, wählst du eines aus. Nimm das, bei dem du dich am sichersten fühlst. Zum Beispiel die Tatsache, daß du nicht überängstlich sein und dein Kind zu sehr behüten möchtest.

Schreib dann etwa zehn Minuten lang in deinem Tagebuch auf, auf welche Weise deine Mutter überängstlich mit dir umging. Schreib auf, welche Enttäuschungen dir das verursacht hat, was genau du anders machen möchtest, und warum.

Leg das, was du geschrieben hast, für ein paar Tage zur Seite. Lies es dann nochmals und versuch, dich dabei in deine Mutter hineinzuversetzen. Frag dich:

Inwiefern hat die Zeit, in der meine Mutter lebte, dazu beigetragen, sie so ängstlich und besorgt zu machen? Denk auch an geschichtliche und gesellschaftliche Einflüsse – den Zweiten Weltkrieg, die Atombombe, enganliegende Pullover, Kitschromane, wüste Drogen- und Rock-'n'-Roll-Partys.

Welche Wahlmöglichkeiten hatte meine Mutter in ihrem Leben, vor allem finanzieller Natur? Wie haben diese Möglichkeiten (oder der Mangel an solchen) sie im Hinblick auf ihre Ängstlichkeit geprägt?

Welchen Einfluß hatte ihre Beziehung zu meinem Vater (dem biologischen, Adoptiv- oder Stiefvater; zu demjenigen, der aufgrund seiner An- oder Abwesenheit am wichtigsten war)?

Was hat es mir gebracht, daß ich so gut behütet wurde?

Ich will zu meiner Mama! Wie du deine Wurzeln finden und dich selbst bemuttern lernst!

Was hat die Art, wie meine Großmutter meine Mutter erzogen hat, damit zu tun?

Einige Muster werden sehr deutlich zutage treten, andere weniger. Bring zumindest ein paar Minuten damit zu, die Lage mit den Augen deiner Mutter zu betrachten, und achte darauf, was dabei entsteht.

Zieh auch die Tatsache in Betracht, daß du deine Mutter idealisiert hast. Laß deine Gedanken um dein Bild von ihr kreisen. Denk über sie nach, bevor du zu Bett gehst, und achte darauf, was deine Träume offenbaren. Gib deiner Erinnerung einen Kick, indem du dir alte Kinderfotos ansiehst, Orte besuchst, die du als Kind mochtest, deine alten Spielsachen auspackst. Wenn du dir von deiner Idealisierung ein gutes Bild machen kannst, überleg, wie es dich als Mutter und die Beziehung zu deiner eigenen Mutter beeinflußt. Macht dir das Leben mit diesem Ideal zuviel Druck? Wenn ja, auf welche Teile kannst du verzichten? Kannst du aufgrund dieses Ideals kein so richtig entspanntes Verhältnis zu deiner Mutter aufbauen? Doch so ein Idealbild hat auch seine positiven Seiten. Liefert es dir nicht ein durch die rosarote Brille leicht rosig angehauchtes Rollenmodell? Überleg dir, welche Seiten davon du als Mutter gebrauchen könntest? Frag dich schließlich, wie unsere Gesellschaft dein Mutterbild geprägt hat.

Siehe: *Literatur und Tips,* wo du Bücher zum Thema »Deiner Mutter verzeihen« findest.

Für welche Enttäuschungen in deinem Leben ist deine Mutter deiner Meinung nach verantwortlich? Möchtest du eine Liste machen? Am besten setzt du dich hin und schreibst sehr schnell alles auf, was dir in den Sinn kommt. Schockier dich selbst mit all den Dingen, ob groß oder winzig, die du deiner Mutter vorwirfst. Geh die Liste dann durch. Haben deine Erwartungen an dich als Mutter in all deiner mütterlichen Verantwortung etwas mit diesen Enttäuschungen, die deine Mutter tatsächlich oder angeblich verursacht hat, zu tun? Die Antwort liegt vielleicht nicht sofort klar auf der Hand; laß die Frage ruhig ein wenig auf dich wirken. Überleg dir genau, wieviel Einfluß und Kontrolle deine Mutter tatsächlich auf dein Leben ausüben konnte, wieviel sie über dich und dein Leben wußte. Wofür ist sie *wirklich* verantwortlich? Sobald du aufhörst, sie als allwissend und allmächtig zu sehen, mußt du Verwantwortung für dein eigenes Leben übernehmen. Du mußt erkennen, welchen Einfluß andere Menschen auf dich hatten und wie wenig deine Mutter häufig tun konnte. Am Ende vergib deiner Mutter (was unter Umständen nicht leicht oder erst einige Monate nach der Geburt des Babys möglich sein wird) jede Enttäuschung, für die du sie, wenn du ganz ehrlich bist, verantwortlich machen kannst.

Ich will zu meiner Mama! Wie du deine Wurzeln finden und dich selbst bemuttern lernst!

Wie sehr hat das Idealbild der perfekten Mutter deine Mutter verletzt und unter Druck gesetzt? Wie hat ihr eigenes Streben nach Vollkommenheit, ihre Unfähigkeit, die eigenen Fehler anzunehmen, deine Mutter geprägt? Was möchtest du ihr gerne sagen, um ihr zu helfen, loszulassen und sich selbst zu akzeptieren? Sprich es aus! Kannst du selbst deinen Ratschlag umsetzen?

Nach der Geburt

Auch deine Mutter ist durch »die Wüste« nachgeburtlicher Erfahrungen gegangen. Kannst du dir vorstellen, wie das für sie war? Hilft dir das, sie und ihre Beziehung zu dir besser zu verstehen? Versuch herauszufinden, wie sie sich nach der Geburt fühlte. Frag jeden, der es wissen könnte.

Wie du dich selbst bemuttern kannst

Meditiere über die Ideen in diesem Abschnitt. Einige haben mehr symbolischen als praktischen Wert; andere verletzen vielleicht dein Unabhängigkeitsstreben. Beleb damit deine ganz persönliche Suche nach Wegen, wie du der namenlosen, nebulösen, schwer zu fassenden Sehnsucht, bemuttert zu werden, begegnen kannst.

Was möchtest du aus deiner eigenen Kindheit an dein Baby weitergeben? Denk nicht nur an die praktischen Seiten (ein sicheres Heim, eine gute Ausbildung), sondern auch an die emotionalen (Selbstsicherheit, Mut) und die ganz persönlichen (einen Teddybären, klassische Musik zu Weihnachten). Koste diese Dinge jetzt schon aus.

Such dir ein geschütztes Plätzchen in der freien Natur, wo du dich ausruhen kannst – einen hohlen Baum hoch auf einem Hügel, eine seichte, sonnendurchflutete Meeresbucht, eine Höhle tief in der Erde. Hör auf den Herzschlag der Erde. Sei ein Kind der Großen Mutter.

Grab ein Loch in die Erde (wunderbar an einem feinsandigen Strand) und leg deinen Bauch hinein. Laß dich von der Erde wiegen.

Mach dir einen Talisman der Geborgenheit. Das kann eine Decke aus naturbelassener Baumwolle oder eine Glücksmurmel sein, die du in der Tasche trägst. Auch ein besonderer Duft. Irgend etwas, was dir das Gefühl gibt, sicher und geborgen zu sein.

Bitte jemanden, den du liebst, darum, deinen Job als freiwillige Hilfskraft abzusagen, die Heimarbeit zurückzuschicken, sich für ein oder zwei Tage zwischen dich und die Welt zu stellen.

Bitte jemanden, deinen weiblichen Körper zu feiern. Laß dir lange das Haar bürsten, die Kopfhaut massieren, deine Zehennägel lackieren. Oder sanft den Rücken klopfen, während du einschläfst. Mach auf, und laß es auf dich wirken!

Such dir eine vertrauenswürdige Person, die dir zuhört und dir von Zeit zu Zeit wichtige Punkte widerspiegelt, dich nicht unterbricht, wenn du sprichst, und ihre eigene Meinung dabei aus dem Spiel läßt. Macht eine Zeitspanne für eure Gespräche aus. Saug ihre Aufmerksamkeit in dich auf.

Erfinde ein Einschlaf-Ritual, bei dem du dich geliebt fühlst. Zum Beispiel kannst du ein Gebet aus deiner Kindheit aufsagen, ein Stofftier mit ins Bett nehmen oder deine uralten Pyjamas tragen.

Wie du nach der Geburt praktische Hilfe von deiner Mutter bekommen kannst

Viele Frauen bitten ihre Mütter, sie während der ersten emotional schwierigen und aufregenden Wochen nach der Geburt zu besuchen und bei der Versorgung des Babys zu helfen. In dieser Zeit brauchst du die Weisheit und Sicherheit, die deine Mutter ausstrahlt, vielleicht mehr als je zuvor. Trotzdem kann ein Minimum an Vorbereitung helfen, Katastrophen zu verhindern.

Triff zuerst deine Entscheidung im Hinblick auf das Wie: Wie siehst du deine Mutter (Schwester, Tante, beste Freundin) dir beistehen? Versetz dich in die Zeit nach der Geburt deines Kindes. Kümmert sie sich um das Essen, um die Wohnung oder das Haus, damit du mehr Zeit für das Baby hast? Zeigt sie dir, wie du mit diesem winzigen Wesen umgehen mußt?

Ich will zu meiner Mama! Wie du deine Wurzeln finden und dich selbst bemuttern lernst!

Was erwartest du? Wie willst du dich ihr gegenüber verhalten? Erwartest du, daß eure Beziehung sich wie durch Zauberhand verwandelt? Wunde Punkte, uralte Fehden, Enttäuschungen, Gift und Haß verschwinden nicht über Nacht, nur weil jetzt das Baby da ist. Gut, es ist ein Wunder, und als solches wird es eurer Beziehung eine neue Form geben, doch das geschieht oft auf sehr langsame, subtile Weise. Sei dir über deine Erwartungen ganz klar, und versuch, sie *sehr* realistisch zu halten.

Wann kommt sie in deinen Vorstellungen? Am Tag nach der Geburt? Eine Woche davor? Zwei Wochen danach? Für Frauen, die eine/n Partner/in haben, beginnt die harte Zeit, wenn er oder sie wieder zur Arbeit geht. Frauen, die einen Kaiserschnitt hatten, brauchen sofort Unterstützung. Auch altgediente Mütter können häufig unmittelbar nach der Geburt Hilfe brauchen – mit den älteren Geschwistern nämlich. Wenn dies dein erstes Baby ist, kannst du noch nicht wissen, wann die Hilfe deiner Mutter dir am gelegensten kommt. Sprich mit Freunden. Frag sie, wie sie es gemacht haben und was sie jetzt anders machen würden. Viele Frauen erzählten, daß sie in den ersten paar Wochen wünschten, selbst umsorgt zu werden, damit sie sich besser auf das Baby konzentrieren konnten. Zwei bis sechs Wochen nach der Geburt, wenn die ersten Koliken kamen, sie selbst zunehmend nervös und der Schlafmangel langsam spürbar wurde, waren sie dankbar, wenn sie etwas erledigen konnten, das ihnen zu einer kleinen Babypause verhalf.

Wie lange soll sie deiner Ansicht nach bleiben? Klär auch hier wieder deine Erwartungen. Wenn du gewöhnlich schon nach drei Tagen mit ihr im totalen Clinch liegst und trotzdem zwei Wochen voller Harmonie und tiefstem Frieden erwartest, dann solltest du vielleicht darüber noch einmal nachdenken.

Und wo wohnt sie in deinen Vorstellungen? Auch hier denken viele Frauen, die einzig mögliche Antwort sei, sie im eigenen Heim unterzubringen. Berücksichtige dabei aber auch dein Bedürfnis nach Privatsphäre, die Art der Beziehung, die deine Mutter (Tante, Schwester, beste Freundin) zu deinem Partner hat, und das Platzproblem. Eine Bekannte mietete z. B. ein kleines Appartement im Haus gegenüber, so daß ihre Mutter abends noch ein paar Stunden für sich sein konnte. Sallys Mutter dagegen wandte sich an eine Wohnungstauschzentrale und tauschte für vier Wochen ihr Haus gegen eines in Sallys Nähe. Ellens Freundin verbrachte die meiste Zeit bei ihrem Freund. Ellen »lieh« sich also das

Ich will zu meiner Mama! Wie du deine Wurzeln finden und dich selbst bemuttern lernst!

Siehe: *Deine Hilfstruppe: Wie bekomme ich mehr Unterstützung von meiner Familie?*

Appartment für ihre Mutter aus, die so wenigstens hin und wieder eine ganze Nacht durchschlafen konnte.

Wenn du über dieses Problem ein paar Minuten nachgedacht und vielleicht auch mit einem Freund oder deinem Partner gesprochen hast, dann sag deiner Mutter, was du gerne hättest, und zwar liebevoll, und ohne sie wegen irgend etwas zu tadeln. Such dir einen Augenblick aus, in dem ihr beide nicht müde oder wegen anderer Dinge verärgert seid. Das sollte schon möglichst früh in der Schwangerschaft geschehen, damit deine Mutter sich nicht Erwartungen hingibt, die nicht zu den deinen passen. Behalt dabei auch die Bedürfnisse deiner Mutter (Tante, Schwester, besten Freundin) im Auge. Versetz dich in ihre Lage.

LITERATUR UND TIPS:

Edelmann, Hoppe: *Töchter ohne Mütter. Vom Verlust der Geborgenheit.* Heyne, 1996. Lies dieses Buch, wenn deine Mutter nicht mehr lebt.

Swigart, Jane: *Von wegen Rabenmutter. Die harte Realität der Mutterliebe.* Knaur 1993. Swigart untersucht, was es wirklich heißt, Mutter zu sein. Ihre Quellen schöpft sie aus den Bereichen der Psychologie und Literatur.

Bassoff, Ellen Sue: *Mothering Ourselves.* Dutton, 1991. Wie man eine schmerzvoll erlebte Kindheit in Hoffnung und Stärke umwandelt.

Caplan, Paula: *Don't Blame Mother.* Harper & Row, 1989. Analyse von Mutterschaftsmythen. Die Liste der Interviewfragen im Anhang ist hervorragend.

Carlson, Kathie: *In Her Image.* Shambala, 1990. Das Bedürfnis, bemuttert zu werden, im Zusammenhang mit Vorstellungen von der Großen Mutter oder dem Archetypus der Göttin. Weit hergeholt, aber interessant.

Lowinsy, Naomi Ruth: *Stories from the Motherline.* Jeremy Tarcher, 1992. Eine sehr gut geschriebene Untersuchung über die Notwendigkeit, das Leben unserer Vorfahren zu erforschen und so mit ihnen in Verbindung zu bleiben.

Schwartz, Judith: *The Mother Puzzle*. Simon & Schuster, 1993. Ein wunderbarer, gelehrsamer und weitgreifender Ausblick auf das, was das Mutterwerden so mit sich bringt.

Ich will zu meiner Mama! Wie du deine Wurzeln finden und dich selbst bemuttern lernst!

DIE POETISCHE SEITE DER SCHWANGERSCHAFT. KREATIVITÄT, TRÄUME UND DAS VERLANGEN NACH SCHÖNHEIT

WAS DU DAZU BRAUCHST:

Dein Schwanger-
schafts- oder Traum-
tagebuch und einen
Stift.

Zeichenpapier und
Packpapier. Letzteres
sollte so groß sein,
daß du dich darauf
legen kannst und
rundherum noch
Platz hast.

Alles, womit man
Bilder machen kann:
Farben, Filzstifte,
Kreiden, alte
Schmuckstücke,
Blätter, Fundgegen-
stände, Fotos,
Kleidungsstücke.

TU DAS:

- Wenn dir langweilig ist, du dich dumpf und abgeschlafft fühlst.

- Wenn du in der Nacht oder am Tag sehr intensiv träumst.

- Wenn du magische, geheimnisvolle Kräfte in dir spürst und zu Visionen, Orakeln, Utopien bereit bist.

WORUM GEHT'S?

Schwanger zu sein heißt, in einen zutiefst schöpferischen Zustand einzutauchen, eine Zeit der Veränderung, die bewußt begangen werden sollte.
Viele Frauen machen die Erfahrung, daß sie lebhafter träumen, sich besser
an ihre Träume erinnern und daraus eine Fülle aufregender Hinweise auf
ihre Ängste und Freuden als werdende Mutter erhalten. Andere wiederum berichten, daß sie ein starkes Bedürfnis empfanden, sich ein Nest
zu bauen, ihr Zuhause schön zu gestalten und sich mit erlesen Dingen zu
umgeben. Eine der Frauen drückte das so aus: »Ich hätte mich vollsaugen
können mit Museen, Galerien, Musik, Kino, ja sogar mit Schaufenster-
auslagen.« Jean Shinoda Bolen schreibt in ihrer Autobiographie *Auf der
Suche nach Avalon:* »Schwangerschaft ist wie Kreativität. Diese entsteht,
wenn man in seine eigenen Tiefen vordringt. Durch den Schaffensprozeß
wird die Person verändert – durch die kreative Arbeit, die der Seele
entspringt und deren Kind ist. Die Erfahrung der Schwangerschaft und
der kreative Prozeß mögen durch die schoßähnlichen Labyrinthe symbolisiert sein, die man in Eingangsnähe ritueller Höhlen und auf dem Boden
von Kathedralen findet.« Vielleicht hast du Lust, den Träumen und

Gefühlen, die deiner augenblicklichen Vision entspringen, Ausdruck zu verleihen.

Aber das Leben kann mitunter fürchterlich geschäftig sein, vor allem wenn du dich auf dein zweites Kind vorbereitest, die Details deiner Entbindung vorausplanst oder die Arbeit dich völlig in Beschlag nimmt. All das kostet viel Energie, so daß für deine kreativen Bedürfnisse und dein Verlangen nach Schönheit vielleicht nicht mehr viel übrigbleibt. Dieses Kapitel will dir nicht das Gefühl vermitteln, daß du etwas in dieser Richtung tun solltest. Es versucht nur, dir ein paar Möglichkeiten aufzuzeigen, wenn dir danach ist.

Was du für dich tun kannst:

Eine wunderschöne Welt formen – der Nestbau

Anna Bunting, eine Hebamme in Santa Barbara, hegt eine Vision von einem göttlichen Platz, wo schwangere Frauen sich entspannen können, »vor allem gegen Ende der Schwangerschaft«. Du überquerst eine reich geschmückte Brücke, unter der ein kühlender Bach dahinzieht, und betrittst eine prachtvolle, stille Oase, in der alles der Schönheit geweiht ist. Man hüllt dich in weiche, vielfarbige Roben. Aus den geöffneten Fenstern der Pavillons wehen weiße Vorhänge. Du erfreust dich an der Musik, am Sonnenschein, an den Kolibris, die über den Orangenblüten schwirren ... Alles ist nur dazu da, dich zu verwöhnen.

Sieh dich in deinem Leben um und versuch, deine eigene Version von diesem Ort zu finden. Vielleicht richtest du einen alten Sessel her, fährst auf einem schöneren Weg zur Arbeit oder legst deine Schubladen mit duftendem Papier aus. Du kannst dir auch dein Lieblingsgebet oder deine Lieblingsaffirmation rahmen lassen und sie über dem Spülbecken in der Küche aufhängen, bedeutende Aussagen zum Thema Mutterschaft sammeln und aufschreiben, den Abendhimmel betrachten. Oder du läßt dir die Schuhe putzen und polieren, machst einen Malkurs im Museum mit, kaufst dir eine blühende Zimmerpflanze. Vielleicht hast du Lust, die Hälfte deiner Einrichtung hinauszuwerfen und wie eine Nonne zu leben. Oder jeden Abend, bevor du zu Bett gehst, Räucherkerzen anzuzünden. Vielleicht möchtest du auch lieber all deine Fotos ordnen oder in einer

Die poetische Seite der Schwangerschaft. Kreativität, Träume und das Verlangen nach Schönheit

Hängematte am Meer liegen und einen Roman von Marion Zimmer Bradley lesen. Ich war so süchtig nach frischen Blumen, daß der samstägliche Gang zum Blumenladen schon zum Zwang wurde. Sie umzustecken, ihnen frisches Wasser zu geben und die Sträuße im Haus umzustellen war eines meiner Schwangerschafts-Rituale. Manchmal hatte ich das Gefühl, daß der Geist einer allzu fleißigen Hausfrau in mich geschlüpft war, aber ich genoß diesen Blumen-Spleen trotzdem.

Vernachlässige dein Verlangen nach Schönheit, nach einem gemütlichen Nest nicht. Ebenso wie deine intensiveren Gefühle ist auch dies nicht nur Nebenwirkung deiner Hormone, sondern ein rechtmäßiges Bedürfnis. Trotzdem solltest du Verständnis dafür haben, daß dein Partner, deine beste Freundin und deine Mutter nicht dasselbe heftige Verlangen nach luxuriöser Damastbettwäsche mit Sonnenblumenmuster oder nach deinem allabendlichen Spaziergang im Botanischen Garten haben. Du kannst andere zwar bitten, dich zu unterstützen, aber du kannst nicht verlangen, daß sie deine Leidenschaften teilen.

Siehe: *Die spirituelle Seite der Schwangerschaft: Bau dir eine Eselsbrücke*

Beruf eine »Nestbau-Versammlung« mit deiner Familie ein. Erklär ihnen, was sie tun können, um dein gesteigertes Bedürfnis nach mehr Schönheit, Ordnung oder Sauberkeit zu stillen. Wenn du noch kleine Kinder hast, erinnere sie an etwas, was sie sich sehr wünschten. Wenn es räumliche oder geschmackliche Differenzen gibt, sucht einen Mittelweg: ein Zimmer, eine Ecke oder eine Wand, mit dem/der du tun und lassen kannst, was du möchtest.

Größere Renovierungsmaßnahmen bergen gewisse Probleme. Achte darauf, daß dein Wunsch nach Ordnung und Schönheit nicht in einen erstickenden Perfektionswahn ausartet. Das Kinderzimmer zu streichen ist sicher wichtig, aber das ganze Haus streichen zu lassen ist vielleicht weniger wichtig als entspannende Stunden mit deinem Partner zu verbringen. (Außerdem sollten sich schwangere Frauen nicht den Ausdünstungen von Lacken und Farben aussetzen.) Und auch wenn dir eine hübsche Baby-Ausstattung lebenswichtig erscheint, kann das Geld, das du sparst, wenn du Konfektionssachen kaufst, für ein streßfreies Leben viel wesentlicher sein.

Viele Frauen haben während der Schwangerschaft das Bedürfnis umzuziehen. Das ist anstrengend genug. (Wir sind in eine Stadt umgezogen, die 140 Kilometer weiter nördlich lag, als ich im sechsten Monat war.)

Also: Wenn du nicht sofort ein Zimmer mehr haben oder andere größere räumliche Veränderungen vornehmen mußt und wenn du nicht wirklich genug Geld hast, dann vermeide es, während der Schwangerschaft umzuziehen, ein Haus zu bauen oder zu renovieren – es sei denn, dir bleibt keine andere Wahl. Dies ist eine ganz besonders ausgeklügelte Foltermethode, die extra für das moderne »Superweib« erfunden wurde. Außerdem können die während der Renovierung der neuen Wohnung benutzten Chemikalien deinem ungeborenen Kind schaden.

Achte auf deine Träume

Verschiedene wissenschaftliche Studien haben ergeben, daß schwangere Frauen lebhaftere Träume haben, an die sie sich leichter erinnern und die offenbar auch noch klarere und handfestere Einsichten vermitteln. Deine Träume können widerspiegeln, in welchem Ausmaß du dein Baby annimmst und wie sehr du dir bewußt bist, daß die gewaltige Veränderung in deinem Leben ständig näherrückt. Sie können dir Hinweise geben auf verborgene Ängste und Probleme und dir zeigen, wie du ihnen begegnen kannst. Träume bieten dir starke Symbole, geistiges Wachstum und Trost, wenn du dich ihnen zuwendest.

Träume während der Schwangerschaft sollten aufgezeichnet werden. Sie sind zu wertvoll, um sie zu vergessen. (Ich schreibe das, obwohl ich selbst immer große Widerstände gegen das Aufschreiben und die Verarbeitung meiner Träume hatte.) Schreib deine Träume in ein Notizbuch oder in dein Schwangerschaftstagebuch. Fang *morgen* damit an. Die Gewohnheit ist das Wichtigste dabei. Schreib den Traum in der Zeitstufe der Gegenwart auf, so als würdest du ihn gerade erleben. Auch Bruchstücke sind wertvoll.

Wenn du einen kleinen Vorrat an Traumaufzeichnungen hast, blättere sie durch, und mach eine Liste wiederkehrender Dinge oder Personen. Such ein Motiv darin. Welchen roten Faden (Fäden) gibt es? Was will dir dieses Muster sagen? Schreib ein Gedicht mit den Elementen deiner Liste. Die Ordnung, in der du sie geträumt hast, ist dabei nicht wichtig. Laß deine Gedanken schweifen, und stell neue Verbindungen her. Lies das Gedicht ein paar Tage später noch einmal. Frag dich: »Was sagt dieses Gedicht mir über meine Schwangerschaft (Wehen, Entbindung, Baby)?«

Die poetische Seite der Schwangerschaft. Kreativität, Träume und das Verlangen nach Schönheit

Mach ein Bild zu einem deiner Träume oder einem Bruchteil davon, wenn du einer bestimmten Sorge auf die Spur kommen willst. Zeichne, male, mach eine Collage. Nimm einen Traum, der für dich besonders viel Energie enthält, einen Traum, den du öfter geträumt hast. Frag dich: »An welche Bilder oder Elemente erinnere ich mich am stärksten? Welcher Teil des Traums ist der lebhafteste? Welches Gefühl steht im Mittelpunkt?« Dann nimm deine bildnerischen Materialien (alles, was du hast, was du dir leisten kannst, was dich interessiert), behalt die Bilder und Gefühle deines Traums im Kopf, und fang an, eine Traumlandschaft zu erschaffen. Nimm das Bild als Ausgangspunkt für eine Meditation. Achte darauf, welche Gedanken oder Gefühle du hast, während du an diesem Bild arbeitest.

Auf diese Art und Weise kannst du deine Träume auch mit deinem Partner teilen. Nimm den Traum deines Liebsten, und mach ein Bild daraus. Oder mach diese Übung mit einer Freundin/einer Verwandten, die schwanger ist. Und schließlich kannst du deinen Traum auch mit deiner Mutter oder einer anderen wichtigen Frau in deinem Leben, die sich an einen Traum aus ihrer Schwangerschaft erinnert, teilen. Tauscht die Bilder am Ende aus und sprecht darüber.

Mach ein Traum-Interview mit deinem Partner, einem engen Freund oder deiner Schwester – mit irgend jemandem, der an deiner Schwangerschaft Anteil nimmt. Beschreib deinen Traum in der Zeitstufe der Gegenwart. Laß nichts aus. Versuch aber auch nicht, etwas zu beschönigen. Dein Interviewpartner hört dir aufmerksam zu. Dann fragt er: »Was ist deine stärkste Reaktion bei diesem Traum?« Nachdem du geantwortet hast, stellt er dir die Frage: »An welche Dinge in deinem Leben erinnert dich das?« Untersuch andere heftige Reaktionen auf Personen, Ereignisse oder Dinge in deinem Traum mit Hilfe derselben Fragestellung: »An welche Teile in deinem Leben erinnert dich das?« Am Ende will dein Interviewer noch wissen: »Was will der Traum dir deiner Ansicht nach sagen?« Nach dem Ende der »offiziellen« Fragestunde möchtest du vielleicht wissen, was dein Interviewpartner denkt. Achte auf Aha-Erlebnisse, während er oder sie seine/ihre Eindrücke schildert. Die Reaktion in deinem Bauch ist der sicherste Weg, um die Interpretationen, die andere dir von deinem Traum geben, einzuschätzen.

Diese Methode ist ein wunderbares Instrument im Umgang mit dem Partner, den Kindern, den eigenen Eltern. Träume miteinander zu teilen und Meinungen darüber auszutauschen führt oft zur Lösung von Problemen. So kann deine Familie deine Schwangerschaft besser verstehen, und du lernst, dich besser in deinen Partner oder deine Kinder hineinzuversetzen.

Ein Selbstporträt als Schwangere

Diese Selbstporträt-Übung soll dir helfen, die Vielfalt der Gefühle auszudrücken, die das Schwangersein in dir hervorruft. Sie wurde angeregt durch Adriana Diaz' Buch *Freeing the Creative Spirit*. Dabei brauchst du für kurze Zeit jemanden, der dir hilft. Du solltest dir für die Übung am besten ein paar Tage, Wochen oder noch länger Zeit nehmen.

Zunächst machst du eine Umrißzeichnung deines Körpers. Leg einen Bogen Packpapier auf den Boden, der in Länge und Breite etwas größer ist als du. Leg dich darauf. Probier verschiedene Positionen aus, bis du eine gefunden hast, die sich richtig anfühlt. Ruf deine/n Assistentin/en herein, und bitte sie oder ihn, mit einem Stift die Umrisse deines Körpers auf dem Papier nachzuzeichnen. Wenn das geschehen ist, nimm diese Zeichnung und häng sie an einer Wand oder Türe auf.

Wenn du danach deinen Umriß betrachtest, laß dir folgende Fragen durch den Kopf gehen:

1. Was schätze ich an meinem Körper während dieser Schwangerschaft? Welche körperlichen Veränderungen flößen mir am meisten Ehrfurcht ein? Was fand ich an dieser Erfahrung bisher toll?

2. Was finde ich an meinem Körper während dieser Schwangerschaft schrecklich? Von welchen Teilen meines Körpers befürchte ich, daß sie mir während der Wehen Schmerzen bereiten oder mich im Stich lassen werden?

3. Was mag ich an mir? Welche Qualitäten werde ich voller Glück an mein Kind weitergeben?

4. Was mag ich an mir nicht? Welche Ängste hege ich bezüglich des Mutterseins?

5. Wie fühle ich mich jetzt in spiritueller Hinsicht? Hat mir die Schwangerschaft bisher irgendwelche Einsichten vermittelt?

6. An welche starken oder bedrängenden Traumbilder über die Schwangerschaft kann ich mich erinnern?

7. Was empfinde ich dem Baby gegenüber? Welche Hoffnungen, welche Visionen erfüllen mich?

8. Welche Gefühle und Bilder verbinde ich mit dem Muttersein?

9. Was empfinde ich nun meiner eigenen Mutter gegenüber? Was würde ich ihr gerne sagen, wenn ich könnte?

Wenn du dich eine Weile mit diesen Fragen beschäftigt hast, hol deine Malsachen. Einige Frauen setzen sich bei dieser Übung mit ganz bestimmten Themen auseinander, andere behandeln einfach, was ihnen gerade wichtig erscheint. Du brauchst dazu: einen giftfreien Kleber, Wasserfarben und Pinsel oder Farbstifte, Kreiden, Filzstifte. Nimm, was gerade bei der Hand und nicht zu teuer ist. Du kannst dein Selbstporträt auch mit Fundstücken lebendig machen: alte Fotos, Bilder und Überschriften aus Zeitschriften, Wattebäusche, Blütenblätter, Zweige, Federn, Münzen oder Stoffstücke.

Füll nun deine Umrißlinie auf dem Papier aus, indem du mit diesen Materialien deine Gefühle und Vorstellungen zu deinem Körper, deinem Baby und deiner bevorstehenden Mutterschaft ausdrückst. Laß dich von den Fragen und den Materialien inspirieren, aber nicht einengen. Es soll nicht »richtig« sein, und du mußt es auch nicht »fertigkriegen«. Ganz im Gegenteil, verlier dich im Erschaffen eines Porträts deiner selbst: schwanger und in deiner vollen Körpergröße.

Die Fragen 2, 4 und 9 sollen dir Ideen für heilsame Veränderungen vermitteln. Wenn du z. B. Angst hast, daß du während der Wehen einen Dammriß bekommst, dann kannst du über diese Stelle deines Körpers eine sich öffnende Lotosblüte malen oder eine weit geöffnete, getrocknete Rose kleben. Wenn du unter starker Übelkeit leidest, mal heilkräftige Symbole auf deinen Magen. Du kannst Dankbarkeit und Verehrung deinem Körper gegenüber ausdrücken, indem du deine liebsten Körperteile schmückst. Vielleicht möchtest du auch den Bauch mit Bildern füllen, die zeigen, was du dir für dein Baby wünschst oder erhoffst. Und vergiß den Rand außerhalb deiner Körperzeichnung nicht: Du kannst ihn mit Gebeten für dich, deinen Partner, dein Baby bemalen – was immer du möchtest!

Dein Selbstporträt gibt eine großartige Dekoration für das Kinderzimmer oder das Gebärzimmer ab. Wenn du ein bißchen schüchtern bist, häng es an der Innenseite der Badezimmer- oder der Schlafzimmertür auf.

Ein Ort für die Schönheit

Mach dich auf die Suche nach einer ganz persönlichen »Schönheitsquelle« in deiner näheren Umgebung. Zum Beispiel: Museen, Kunstgalerien, Läden mit kunstgewerblichen Artikeln, Aussichtspunkte, Waldpfade, Kirchen, Kathedralen, öffentliche Parks, historische Gebäude, Flüsse, Ströme, Seen oder das Meer. Dabei geht es darum, daß du einen überwältigenden, himmlischen, inspirierenden, erlesenen oder beruhigenden Platz findest, den du leicht erreichen kannst. Margot fand diesen Ort des Trostes in einem Museum, bei einem holländischen Gemälde, das zwei Frauen zeigte, die bei einer Geburt halfen. Mia dagegen suchte sich einen kleinen Wasserfall in einem kleinen, fast höhlenähnlichen Tal aus, das sie ganz in der Nähe bei einem Waldspaziergang entdeckte. Sidney fand, daß ein Spaziergang durch den historischen Stadtkern von Savannah sie mit all den Frauen verband, die vor ihr bereits geboren hatten. »Ich las die Gedenktafeln an den verschiedenen Häusern und stellte mir vor, wie sie gelebt haben.« Lucia, die keinem Glaubensbekenntnis angehört, entschloß sich eines Tages nach der Arbeit zu einer Spritztour mit dem Auto und entdeckte dabei eine kleine Holzkirche mit »sauber geschrubbtem Boden aus Pinienholz und einer ganz einfachen Kanzel«, die knappe zehn Minuten von ihrem täglichen Weg zur Arbeit entfernt lag. »Ich ging einmal die Woche in diese Kirche, gewöhnlich bei Sonnenuntergang. Ich saß einfach auf einer der hinteren Bänke und atmete. Es waren immer frische Blumen auf dem Altar, obwohl ich nie jemanden dort gesehen habe. Ich war immer allein an diesem Ort der Kraft.« Such deine Quelle auf, wenn du einen »Schuß« Schönheit brauchst, wenn du besorgt und gestreßt bist, dich selbst vernachlässigst und wenn du, nachdem das Baby da ist, das Gefühl hast, auszurasten, wenn jemand nur noch ein einziges Mal an deiner Brustwarze nagt.

Die poetische Seite
der Schwangerschaft.
Kreativität, Träume
und das Verlangen
nach Schönheit

LITERATUR UND TIPS:

Bolen, Jean Shinoda: *Auf der Suche nach Avalon. Eine Frau entdeckt das Geheimnis des Grals.* Sphinx/Hugendubel, 1996.

Garfield, Patricia: *Frauen träumen anders. Über die Wechselwirkung zwischen Körper und Traum. Ein Führer durch die weibliche Traumwelt.* Scherz 1991. Enthält auch ein Kapitel über Schwangerschaft.

Stukane, Eileen: *Träume in der Schwangerschaft – eine Hilfe für werdende Eltern, sich selbst und ihr Baby besser zu verstehen.* Kösel, 1996. Wenn du denkst, daß deine Träume verrückt sind, dann lies diese Sammlung von Nachtflügen schwangerer Frauen.

Diaz, Adriana: *Freeing the Creative Spirit.* HarperSanFrancisco, 1992. Ein wundervolles Übungsbuch, hat aber nichts mit Schwangerschaft zu tun.

London, Peter: *No More Second Hand Art.* Shambala, 1989. Schon ein Klassiker, wenn es um die Erweckung kreativer Kräfte bei Erwachsenen geht.

Die spirituelle Seite der Schwangerschaft

Tu das:

- Wenn du während deiner Schwangerschaft spirituellen Trost und Beistand brauchst.

- Wenn die Sehnsucht, deine Arme um die Welt zu schlingen und sie ganz, ganz fest zu drücken, dich nicht mehr losläßt.

- Wenn du die spirituelle Kraft, die in der Schwangerschaft steckt, erfahren möchtest, aber nicht weißt, wie du das anstellen sollst. Oder aber Angst hast, damit alle Frauen zu beleidigen, die sich für ein Leben ohne Kind entschieden haben. Oder befürchtest, daß du damit die von deiner Religion gesetzten Grenzen überschreitest.

Worum geht's?

Die Schwangerschaft ist ein magischer, ja göttlicher Zustand. In dieser Zeit wird die Trennlinie zwischen dem Bewußten und dem Unbewußten zusehends schmaler. Du fühlst die Anwesenheit einer anderen Seele, die sich unmittelbar an deiner Seite entwickelt. Innere Stimmen geben dir ihre weisen Ratschläge lauter und klarer als sonst. Als Frau erfährst du das Leben nun als Einheit, erfährst körperlich, daß *alles* um dich herum lebt. Unsere Verbindung zum Geheimnis des Lebens in unseren Zellen ist jetzt zutiefst rein und unmittelbar. Wenn du schwanger bist, springen die höflichen und beengenden Masken, die wir uns für das alltägliche Überleben geschaffen haben, plötzlich ab, und wir tauchen tief ein in den Strom des Lebens. Egal wie viele Bilder von Embryos du dir ansiehst, wie viele wissenschaftliche Fakten du verschlingst, die Schwangerschaft bleibt immer ein überwältigendes, kaum zu begreifendes Wunder. Unsere Verbindung zum Rätsel des Lebens. Du kannst dem ehrfürchtigen Schauder nicht entkommen — und warum solltest du auch?

Was du dazu brauchst:

Ton, der nicht oder nur bei niedrigen Temperaturen gebrannt werden muß.

Jeden Tag ein wenig Zeit für die Stille.

Einen Pappkarton, ein kleines Regal oder eine Tischplatte.

Dinge, die dir ein gutes Gefühl für Schwangerschaft und Geburt vermitteln.

Die spirituelle Seite
der Schwangerschaft

Das große Wunder der Schwangerschaft sollte jedoch nicht verwechselt werden mit dem steinzeitlichen Glauben daran, daß Mutterschaft die einzige und letzte Erfüllung für eine Frau ist. Wir brauchen die Schwangerschaft nicht, um unserem Leben Sinn zu verleihen oder unser biologisches Schicksal zu erfüllen. Schwangerschaft und Geburt stellen nur eine von vielen Wahlmöglichkeiten dar, auf die wir ein Anrecht haben, einen von vielen Wegen zu spirituellem Verständnis und Schöpfertum.

Wenn wir ein Gefühl entwickeln für die Macht des Lebens, das in uns und außerhalb gleichermaßen sprießt und sich regt, behandeln wir uns selbst und andere mit ein wenig mehr Achtung. Es wird schwieriger, sich selbst abzulehnen. Unseren anschwellenden Körper zu hassen erscheint plötzlich dumm, und eigentlich haben wir für solchen Blödsinn gar keine Zeit. Die Rolle der Frau im Kreislauf des Lebens schätzen zu lernen bereitet uns auf die Elternschaft vor oder stärkt unsere Fähigkeiten, wenn wir schon Kinder haben. Schließlich und endlich helfen uns diese Ideen, streßfreier zu leben und eine umfassendere Sicht der Dinge zu erlangen. Das ist immer nützlich, aber ganz besonders, wenn wir schwanger sind.

WAS DU FÜR DICH TUN KANNST:

Deiner spirituellen Wahrnehmung auf der Spur

Die Frauen, die mir geholfen haben, dieses Buch zu schreiben, erzählten durchweg, daß die Schwangerschaft sie stärker mit dem Kreislauf des Lebens in Verbindung gebracht habe. Hier sind einige Antworten auf die Frage, ob die Schwangerschaft für sie eine spirituelle Erfahrung gewesen sei.

»Wie wundervoll es ist, eine Frau zu sein!«
Nancy Smith

»Schwangersein ist einer der großen Gewinne, die man als Frau im Leben so macht – Du bist es, die diesem Baby Raum zum Wachsen gibt.«
Marilyn

»Ich bin mir der Wirklichkeit des Todes stärker bewußt, spüre den

Fluß des Lebens mehr. Die Zeit mit meinem Kind erscheint mir unendlich kostbar.«
Susan

»Ich fühlte, wie eine starke Kraft aus meinem Bauch und in meine Meditationen kam. Ich spürte etwas, das über meine normalen spirituellen Wahrnehmungen hinausging.«
Marnee Shellaberger

»Du merkst dadurch, wie wunderbar der menschliche Körper ist. Es ist wirklich ein Wunder. Wenn ich daran denke, daß mein erstes Kind früher in mir drin war! Das ist noch nicht einmal zwei Jahre her. Und jetzt – sie ist so süß anzusehen!«
Lynne

»Ich war überrascht von der Einfachheit des Ganzen. Es fühlte sich so normal und richtig an, schwanger zu sein. Ich hatte erwartet, irgendeinen Hauch von Schicksalhaftigkeit zu spüren, eine Art Glorienschein um mich herum.«
Susie

»Ich fühle mich so im Einklang mit meinem Sinn im Leben – die ganze Mutter-Erde-/Madonnengeschichte eben. Ich fühle mich so besonders, weil ich weiß, daß ich eine ungeheuer wichtige Sache mache, indem ich Mutter bin. Ich fühle mich gesegnet, weil ich diese Gelegenheit habe.«
Lorie Helman

»Ich hielt den geschwächten Körper meines Vaters in den Armen und sah mich dabei selbst: in der Blüte des Lebens, mein Baby in mir, der Uranfang der Schöpfung. Und meinen Vater, der im Sterben lag. Ich sah das ganze Gemälde des Lebens vor mir.«
Mary

Nimm dir einen Moment Zeit, und denk darüber nach, auf welche Weise die Schwangerschaft für dich eine spirituelle Erfahrung ist. Hat sich in deiner Wahrnehmung des Lebens etwas geändert? Wenn ja, was? Gibt es Dinge, die dir nun stärker bewußt sind? Hast du in deinem Alltagsleben Momente der Ehrfurcht verspürt? Oder ernüchternde Momente? Eine Bekannte namens Avalon bezeichnete sich selbst als Göttin, die Leben erschafft, obwohl »ich mich dauernd übergebe, Cornflakes unter meinen Fußsohlen knirschen, Linnea Wandgemälde macht und mir die Kotze an der Stirn klebt.« Was brauchst du in spiritueller Hinsicht? Versuch herauszufinden, was du gerne hättest, egal wie vage der Wunsch ist, und entscheide dich zu handeln, um eines dieser Bedürfnisse zu erfüllen.

Was uralte Geburtsrituale dir sagen können

Die ältesten bekannten Bilder der Vor- und Frühgeschichte finden sich im innersten Heiligtum der Höhlen von Pech-Merle in Frankreich. Diese Bilder zeigen schwangere Frauen, eine mit Vogelkopf, eine ohne Kopf. Beide sind mit Tieren verflochten. Die Schriftstellerin und Heilerin Vicki Noble schreibt dazu: »Bildliche Darstellungen der Anbetung von Fruchtbarkeit wurden vor etwa 30 000 Jahren mit schamanistischen Symbolen verbunden . . . In jener Zeit hieß Vorbereitung auf die Geburt noch nicht schmerzhafte Beschränkung – ganz im Gegenteil. Sie war freudvolle Hingabe, Tanz des Lebens, ein stürmischer Ausflug in die Welt der Geister anläßlich einer intensiven körperlichen Erfahrung.« Welch ein Unterschied zu unserer geläufigen Auffassung von der Geburt!

Statuen, Reliefs und Malereien, die fruchtbare Frauen im Moment der Geburt darstellten, gehören zu den häufigsten Fundstücken der Frühgeschichte. In jener Zeit entstanden Gräber und Heiligtümer, die den mütterlichen Schoß mit seinem Geburtskanal nachahmen sollten. Sogar Backöfen wurden nach dem Vorbild des Mutterleibes gebaut. Man vergleiche nun einmal diese Anerkennung von Fruchtbarkeit mit dem, was die Künstlerin Judy Chicago herausfand: Daß es in fast 2000 Jahren abendländischer Kunst keine bildlichen Darstellungen von gebärenden Müttern mehr gegeben habe. (Bis sie Anfang der 80er Jahre ihr *Birth Project* startete). In der Frühzeit gab es eine Fülle von Schwangerschafts- und Geburtsbildern, weil die Geburt einfach wichtig war. Für die Urvölker war die Schwangerschaft eine Erfahrung von großer mystischer Bedeutung. Jede Geburt war einzigartig, des Feierns und Gedenkens würdig. Dieses Wissen der Vergangenheit gilt es wiederzubeleben. Hier ein paar Tips:

Mach dir aus Ton deine eigene Geburtsfigur. Such dir dabei Anregungen in Elinor Gadons *The Once and Future Goddess* oder in Marija Gimbutas' *Die Sprache der Göttin*. Kristina machte in jedem Monat ihrer Schwangerschaft eine Frauenfigur, die veranschaulichen sollte, welche Erfahrung sie in diesem Monat machte. Eine der Figuren hatte strähniges Haar und Augenringe, um ihre körperlichen Probleme auszudrücken. Eine andere nannte sie die »Laub-Lady«. Sie stand für einen Zustand von träumerischer In-sich-Gekehrtheit. Jayne schuf eine etwa 30 cm hohe »Runde Frau«, die sie bei einem Töpfer in der Nähe brennen ließ. Sie inspirierte sie sehr während der Wehen. »Es dauerte eine Weile, bis ich soweit war. Ich bin handwerklich nicht so gut, aber ich hatte das Bedürfnis, etwas mit Ton zu machen. Ich habe einige Wochen so herumgespielt, aber das Ergebnis war schrecklich. Schließlich setzte ich dem ein Ende, indem ich einfach begann, mich auf die Kraft all jener Frauen einzustimmen, die bereits vor mir geboren hatten. Darauf konzentrierte ich mich, statt ständig auf das zu achten, was meine Hände taten. Meine Figur würde vielleicht keinen Künstlerwettbewerb gewinnen, aber sie hat mir so viel Trost gegeben – vor, während und nach der Geburt!« Versuch nicht, ein naturgetreues oder »schönes« Abbild zu schaffen. Laß einfach dein Unbewußtes zu Wort kommen. Wenn dabei nichts Erkennbares herauskommt, dann ist das auch o.k.. Freu dich einfach an dem kühlen, glatten Ton unter deinen Händen. (Wenn du etwas zum Brennen bringen möchtest, achte darauf, daß du den Ton etwa fünf bis zehn Minuten durchknetest, bevor du anfängst. So kannst du sicher sein, daß er keine Lufteinschlüsse mehr hat und im Brennofen nicht zerspringt.)

Stell dir zwischendrin immer wieder mal vor, du lebtest in prähistorischer Zeit, als Schwangere und frischentbundene Mütter noch verehrt wurden. Wie würde sich deine Erfahrung verändern, wenn am Empfang deines Bürogebäudes oder in der Wand bei deinem Geldautomaten ein kleiner Altar voller runder Frauen mit hängenden Brüsten wäre. (Gut, die Idee ist verrückt, aber doch mindestens genauso reizvoll!) Oder wenn du abends auf dem Heimweg an einem Tempel haltmachen könntest, wo du wegen deiner Schwangerschaft wie eine Göttin behandelt werden würdest? Man hüllt dich in weiche Roben, massiert deine Füße mit seltenen Ölen und beruhigt deinen Geist mit duftendem Weihrauch. Das ist doch sicher besser, als mit einem Stapel Akten unter dem Arm heimzukommen und von einem quengeligen Kleinkind vor einem leeren Kühlschrank begrüßt zu werden. Streng deine Phantasie ein wenig an. Am besten abends, bevor du schlafen gehst, oder wenn du gerade in einem überfüllten Bus unterwegs bist und niemand dir einen Sitzplatz anbietet. Wenn du dann einige dieser Phantasie-Ausflüge hinter dir hast, frag dich selbst: »Wenn ich in jener Zeit leben würde, was würde sich an meinem Verhalten

Die spirituelle Seite
der Schwangerschaft

ändern? Würde sich meine Einstellung zu meinem runder werdenden Körper, meiner Erschöpfung, meinen Zweifeln ändern? Wie würde sich mein Leben verändern, wenn ich in einer Zeit lebte, in der Kinder und Frauen verehrt werden?« Vielleicht bringen diese kurzen Reisen ins Land der Phantasie Neues mit sich: machtvolle Träume, das Bedürfnis, zu beten oder zu meditieren, zu tanzen, einen heiligen Ort in freier Natur aufzusuchen, eine Geschichte darüber zu schreiben, wie anders dein Leben dort verlaufen würde. Vielleicht möchtest du auch nach außen in Aktion treten, dich z. B. für einen besseren Mutterschutz einsetzen. Tu es einfach!

Siehe: *Arbeit: Dein
Mutterschaftsurlaub*

Feiere deine Verbindung zum Leben

Die Schwangerschaft nimmt uns eine unserer liebgewonnenen Illusionen: daß jeder für sich allein existiert, eingeschlossen in eine Hülle aus Fleisch, getrennt von der Erde, den Tieren, den Felsen, dem Ozean, den Pflanzen. Die Schwangerschaft läßt dich die Durchlässigkeit des Lebens fühlen. Versuch, ihr auf dem einen oder anderen der folgenden Wege näherzukommen:

Geh so oft du kannst allein in freier Natur spazieren. Denk dabei nicht an deinen Puls oder deine Laufhaltung. Schweif ein bißchen herum, sieh zum Himmel auf, studier den Erdboden. Meditiere darüber, daß alles um dich und in dir lebendig ist. Visualisiere, wie dein Baby heranwächst, während du deine Hände über einen verwitterten Felsen gleiten oder deine Füße in einem eiskalten Wildbach baumeln läßt, während du dich gegen die Felswand eines Canyon lehnst oder einen Fluß hinuntergleitest. Zieh einen gedanklichen Bogen: Mein Baby lebt, dieser Felsen (Bach, Fluß, diese Pfütze, Pflanze) lebt.

Setz dich irgendwo in einer natürlichen Umgebung hin, und stell dir vor, daß deine Haut eine Art weicher Eierschale ist – durchlässig. Sauerstoff und andere Gase aus deiner Umgebung treten ein, deine eigene Essenz hingegen strömt aus. Sieh dir deine unmittelbare Umgebung genauer an. Such dir ein Objekt aus – einen Baum, eine Tannennadel, einen nahegelegenen Berg. Stell dir vor, daß seine »Haut« ebenfalls so durchlässig wie eine Eierschale ist. Visualisiere, wie die Essenz dieses Wesens seiner »Haut« entströmt und in deine »Eierschale« eintritt. Stell dir vor, wie deine Essenz dasselbe tut. Mach diese Übung mit verschiedenen Dingen in deiner Umgebung.

Leg dich an einem geschützten Ort auf die Erde, unter einem kleinen Felsüberhang, in ein Moosbett oder unter einem großen Baum. Schließ deine Augen und atme. Laß dich in die Erde sinken. Nimm ihre Unterstützung an. Atme. Wenn du dich friedlich und entspannt fühlst, konzentrier dich auf das Baby in deinem Bauch. Visualisiere ihn oder sie an diesem Ort, in dir drin – in puncto Sauerstoff, Nahrung und Sicherheit allein von dir abhängig. Visualisiere dich selbst, so als würdest du von hoch oben auf dich hinunterschauen, wie du da im Schoß der Erde liegst. Stell dir die Erde als deinen Mutterleib vor, der dich nährt und beschützt. Visualisiere die Menschen, die du liebst. Beobachte, wie sie von der Erde genährt werden. Denk schließlich darüber nach, was dir dein Baby bisher geschenkt hat. Wie dein zukünftiges Kind durch seine Abhängigkeit jetzt schon zu deinem inneren Wachstum beigetragen hat. Überleg dann, was du der Erde bisher gegeben hast, wie *du* sie zum Wachstum angeregt hast, welchen Gewinn sie daraus zieht, daß du auf ihr lebst.

Siehe: *Ich will zu meiner Mama!: Wie du dich selbst bemuttern kannst*

Welche Werte willst du weitergeben?

Die Schwangerschaft bereitet dich aufs Elterndasein vor. Das sind neun Monate, in denen du »den Gang wechseln« kannst, d. h. du kannst Teile deiner Persönlichkeit, die nicht mehr so ganz passen, ablegen, aber auch alte Werte, die in letzter Zeit etwas ins Hintertreffen geraten sind, aus der Mottenkiste holen und entstauben. Vielleicht gehst du das erste Mal seit mehr als 20 Jahren wieder in die Kirche deiner Kindheit. Oder du verspürst plötzlich ein Bedürfnis nach neuen spirituellen Werten und Riten, die du ohne schmerzhafte Bindungen an die Vergangenheit erschaffen willst. Großartig! Was du aber sicher nicht willst, ist, die Werte deiner Eltern unbewußt abzulehnen oder zu kopieren. Wenn du die Werte deiner Eltern ablehnst und nicht einmal versuchst, sie zu verstehen, zu lieben oder ihnen wenigstens zu vergeben, dann läufst du Gefahr, dieselben familiären Muster und Konflikte mit deinen Kindern wieder zu erleben. Und umgekehrt: Wenn du deiner Familientradition folgst, ohne dich zu fragen, ob sie deine spirituellen Bedürfnisse wirklich befriedigt, kann es passieren, daß du (oder dein Kind) später in eine spirituelle Krise gerätst. Nutz diese Zeit, um dich – allein und wenn nötig auch mit deinem Partner – bewußt damit auseinanderzusetzen, welche Werte und

Die spirituelle Seite der Schwangerschaft

Glaubensvorstellungen du hast. Auch wenn du religiös sehr aktiv bist, ist es wunderbar, über Glaubensinhalte und -probleme zu sprechen. Das heranwachsende Baby gibt dir den entscheidenden Anstoß, um dich den großen Fragen zu stellen: Welchen Sinn hat mein Leben? Welche Werte möchte ich an mein Kind weitergeben? Welche Riten und Traditionen sollen in unserer Familie gepflegt werden? Was möchte ich weitergeben von dem, was meine Eltern mich gelehrt haben?

Es ist nicht ungewöhnlich, daß während dieser Zeit Konflikte aufkommen: zwischen dir und deinem Partner, deinen Eltern, deinen Schwiegereltern, sogar mit Brüdern und Schwestern. Paare befinden sich plötzlich mitten in einem Streit über die Bedeutung von Weihnachten. Oder über den Beitritt zu einer Kirche, die spirituellen Vorstellungen eines der Partner. Die wenigsten von uns machen sich ihre Glaubensvorstellungen klar, weder vor sich selbst noch vor dem Partner. Deshalb kann die Schwangerschaft eine Menge schwer zu beantwortender Fragen aufwerfen, mit denen du dich bisher kaum auseinandergesetzt hast. Klär diese Dinge möglichst früh während deiner Schwangerschaft. Wenn das Gespräch einen schärferen Ton annimmt, frag dich: »Warum hänge ich (oder mein Partner) emotional so an dieser Idee oder Tradition?« Versuch nicht, deinen Kopf durchzusetzen oder als Gewinner aus dem Gespräch hervorzugehen. Diese Art von elterlicher Entscheidungsfindung trägt nicht lange. Behandle die Ideen des anderen mit Achtung oder wenigstens Toleranz. Schreibt etwas über das, was ihr glaubt, und lest es euch gegenseitig vor.

Wie du deine Intuition stärken kannst

Es stimmt ganz einfach, daß der Hauptpunkt unseres »Programmes für mehr Selbstzuwendung« gleichzeitig von zentraler Bedeutung ist, wenn du eine gute Mutter sein (oder eine gesunde Schwangerschaft haben) willst: Nimm dir jeden Tag genügend Zeit und Ruhe für dich selbst. So viele Frauen berichteten immer wieder: »Wenn ich auf meine innere Stimme höre, weiß ich, was ich als gute Mutter jetzt zu tun habe. Ich weiß einfach, was jetzt nötig ist.«

Das größte Hindernis, das dich von deiner inneren Stimme trennt, ist, daß wir uns selten die Zeit nehmen, auf sie zu hören. Hier hilft uns die Schwangerschaft, weil sie uns dazu bringt, öfter mal ein Nickerchen zu machen, uns zur Entspannung in den Schaukelstuhl zu setzen oder verstärkt einfach nur dazusein. Nutz diese Zeit, um deine Intuition zu fördern. Nutz diese Zeit, um herauszufinden, was du schon weißt, aber bisher noch nicht umgesetzt hast. Zu ergründen, was dein Körper braucht und was du ihm aus Zeitmangel bisher nicht geben konntest. Herauszubekommen, wo du aus dem Takt geraten bist. Diese Art stiller Selbstreflexion ist fast unmöglich, wenn man ein abhängiges Baby oder ein geschäftiges Kleinkind zu versorgen hat. Wenn du aber jetzt schon übst, dann wird es dir später gelingen, diesen Zustand während der fünf Minuten zu erreichen, die du brauchst, um zu duschen, auf die Toilette zu gehen oder einzuschlafen. Wenn du schon ein (noch kleines) Kind hast, dann wird es sogar noch wichtiger − und noch schwieriger −, deine innere Stimme zu finden und auf deine innere Weisheit zu achten. Du kannst fünf Minuten meditieren oder dich ruhig hinsetzen, wenn das Kind schläft. Sag dir selbst, daß das wichtiger ist, als deinen Cousin zurückzurufen, ein Hochzeitsgeschenk zu bestellen oder die Zeitung zu lesen. Sollte das nicht möglich sein, dann vergiß es einfach. Schuldgefühle blockieren deine Intuition schneller als ein doppelter Korn.

Siehe: Ich bin ein Körper ohne Hirn

Bau dir eine Eselsbrücke

Schaff dir einen Schwangerschafts- und Geburtsaltar, der dich wenigstens einmal am Tag für fünf Minuten daran erinnert, auf dich zu achten, deinen Geist zu pflegen, alles langsamer zu tun und deiner Schwangerschaft auf deiner Werteskala den ersten Rang einzuräumen. Ich kaufte mir ein schmales Regal, das ich im Schlafzimmer aufhängte und auf das ich Symbole und Bilder stellte, die mich inspirierten. Als der Geburtstermin näherrückte, legte ich noch ein paar positive Sätze, daß mein Körper es schaffen würde, eine kleine Geburtsfigur (Siehe: »Was uralte Geburtsrituale dir sagen können«) und eine Postkarte mit einer sich öffnenden Lotosblüte dazu. Du brauchst für diesen Altar nur ein Regalbrett oder einen kleinen Tisch in einem privaten Winkel deiner Wohnung. Du kannst auch aus einem Karton ein kleines Triptychon basteln (drei Wände und einen Boden, wie eine kleine Bühne). Wenn du die Schachtel anmalst und verzierst, hast du einen kleinen Altar, den du in die Klinik mitnehmen kannst. (Alle werden dich für verrückt halten? Und wenn schon! Es ist deine Geburt!)

Schmücke deinen Altar mit Bildern von Schwangerschaft, Geburt und

Muttersein. Nimm solche, die dir positive, göttliche Botschaften zurau-
nen; Dinge, die dich an andere gebärende Frauen, vor allem aus deiner
Familie, erinnern; spirituelle Tröster wie eine Marienfigur oder einen
Gedichtband. Die richtigen Sachen findest du in Läden mit Postkarten,
witzigen Geschenken oder Naturwaren, in Museumskatalogen, beim
Stöbern auf dem Speicher oder beim Spazierengehen an felsigen Hängen
und auf waldigen Wegen. Möglicherweise auch mitten in der Stadt.

Nimm dir Zeit für ein Retreat

Ein weiteres, während der Arbeiten für dieses Buch immer wiederkeh-
rendes Thema war, daß viele Mütter, auch solche, die es bereits zum
zweiten Mal wurden, sich eine Zeit der Abgeschiedenheit, ein spirituelles
Retreat, gönnten. Diane fuhr mit ihrer besten Freundin an einen Bade-
ort. Sie verbrachten die Zeit bei gesunder Ernährung mit tiefgehenden
Gesprächen, stundenlangen Yogasitzungen und morgendlichen Wande-
rungen. Mary ging für ein Wochenende zur Schweigemeditation in ein
Zenkloster: »Ich hatte diesen riesigen Batzen Zeit nur für mich; keine
Anfragen, keine Anrufe. Und die Mönche kochten ihre köstlichen Sachen. Das hat mir wirklich gut getan.« (Schmackhaftes Essen, das sie nicht
selbst zubereiten müssen, ist für schwangere Frauen offensichtlich immer
wieder ein Thema!) Es gibt eine endlose Anzahl von Möglichkeiten für
ein solches Retreat. Hier sind die Gründe, warum du es jetzt tun solltest:

- Du wirst auf längere Sicht keine Zeit mehr für deine eigenen Bedürfnisse haben.

- Die Wehen und die Entbindung kosten sehr viel Kraft. Ein gutes
  Polster an innerem Frieden ist hier eine unschätzbare Hilfe.

- Du bist jetzt sehr viel offener und aufnahmbereiter für Intuitives. Das
  kann dir wertvolle Einsichten bringen.

- Du hast es verdient!

Literatur und Tips:

Gimbutas, Marija: *Die Sprache der Göttin. Das verschüttete Symbolsystem der westlichen Zivilisation.* Zweitausendeins, 1995. Die Arbeiten der Archäologin Gimbutas haben das Interesse an den prähistorischen Kulten der Großen Göttin wiedererweckt. Das Buch enthält eine Menge Fotos und Schaubilder.

Leboyer, Frédérick: *Die Kunst zu atmen.* Kösel, 1983. Hier kannst du lernen, den östlichen Weg der Stille zu gehen – deine Energie beginnt zu strömen, Gelassenheit breitet sich aus, und du öffnest dich für die große Erfahrung des Lebens.

Stukane, Eileen: *Träume in deiner Schwangerschaft. Eine Hilfe für werdende Eltern, sich selbst und ihr Baby besser zu verstehen.* Kösel, 1996. Ein gutes Lese- und Arbeitsbuch, das dich in ein Traumland voller Überraschungen und Faszination führt.

Gadon, Elinor: *The Once and Future Goddess.* HarperSanFrancisco, 1989. Untersuchung der Bilder von Göttinnen in früher und moderner Kunst.

Snow, Kimberley: *Keys to the Open Gate.* Conari Press, 1994. Ein »Rezeptbuch« mit Ritualen und Übungen aus ganz verschiedenen spirituellen Traditionen. Enthält ein kurzes Kapitel über Geburt als spirituelle Erfahrung.

Was geschieht mit *mir*, wenn das Baby auf der Welt ist?

Was du dazu brauchst:

Dein Tagebuch bzw. Papier und einen Stift.

Tu das:

- Wenn du dein Baby in deinen Träumen vergißt oder verlierst.

- Wenn du deinem Kind oder deinem Körper gegenüber zwiespältige, zornige oder gar keine Gefühle hegst.

- Wenn du dir nicht zugestehen kannst, daß dein Lebensstil sich ändern wird, jetzt, wo du schwanger bist.

- Wenn du Angst hast, daß du nach der Entbindung als schürzentragendes Aschenputtel oder als männermordender Vamp wieder auferstehst.

Worum geht's?

Machst du dir Gedanken, welche Veränderungen für deine Persönlichkeit das Baby mit sich bringt? Wirst du nur noch eine riesige Brust sein und sonst nichts? Was von den Dingen, mit denen du dich identifizierst, wird in deinem neuen Leben nicht mehr da sein? *Jede Frau befürchtet, daß die Schwangerschaft ihrer Persönlichkeit schadet.*

Das war auch bei mir die größte Angst im Hinblick auf das Baby. Ich befürchtete, daß ich und meine Kreativität in einem Nebel von Sorge um das Kind verschwinden würden. 18 Jahre später würde ich wieder auftauchen, aber dann wäre es zu spät. Von der Jennifer, die alle kannten, wäre nichts mehr übrig. (Leute, die ich zum Wahnsinn getrieben habe, fänden das vielleicht sogar gut!) An ihrer Stelle stünde eine farblose Kreatur mit ausgesaugten Brüsten: eine Mutter. Ich mußte also eine neue Lebensform entwickeln, eine Vision vom Mutterdasein, in der ich einerseits Sandkuchen backen, Alpträume verscheuchen und kein eigenes Auto haben würde, andererseits Bücher schreiben, Liebe machen und lange Kanufahrten unternehmen konnte.

Was geschieht mit
mir, wenn das Baby
auf der Welt ist?

Meine Ängste waren nicht ganz unbegründet. Der Übergang zur Mutterschaft erinnert verblüffend an die Pubertät. Während du erwachsen wirst, macht dein Selbstbild dramatische seelische, physische und mentale Schlittenfahrten durch. Aus dem Takt zu sein ist beinahe die Norm. Auch die Schwangerschaft hat solch unbeständige Seiten. Ein Teil deiner selbst verpuppt sich und wartet darauf, als Mutter wiedergeboren zu werden. Als Mutter! Eine neue und weitgehend fremde Identität − sogar für Mütter, die zum zweiten Mal gebären und sich der unbekannten Welt des Mutterseins für zwei (oder mehr) Kinder stellen müssen. *Ein Kind bringt eine fundamentale Veränderung des eigenen Wesens mit sich, einen gewaltigen und nicht mehr rückgängig zu machenden Umschwung.* Ein Kind zu haben bedeutet, daß du deinen bisherigen Lebensstil ändern mußt (um nur das Offensichtlichste zu nennen). Viel bedeutsamer sind die notwendigen Veränderungen in deiner Seele. Du wirst Opfer bringen müssen. Doch das ist es wert. Es gibt nichts Schöneres als den süßen, milchgeschwängerten Atem deines Kindes. Oder das Gefühl, das sein Köpfchen in deiner Hand hinterläßt − als hieltest du einen festen, und doch flaumigen Pfirsich. *Trotzdem heißt Muttersein nicht, daß du und deine Bedürfnisse aufhören zu existieren.* Als selbst-lose Mutter vergißt du dein Selbst, wachst erst beim Abitur deines Kindes wieder auf und weißt nicht mehr, wer du bist. Als Mutter mit eigenem Selbst nimmst du hingegen die schwierige Aufgabe auf dich, deine Bedürfnisse mit denen deines Nachwuchses in Einklang zu bringen. Damit schaffst du ein kraftvolles Rollenbild: eine Frau, die ihre Kinder liebt und trotzdem ihr eigenes Leben führt.

Zugegeben, es ist ungeheuer schwierig, einen Sinn für die eigenen Bedürfnisse aufzubringen, wenn das Baby nach dir brüllt, dein Liebster Sex haben möchte (und du dich schuldig fühlst, weil du eigentlich lieber schlafen oder lesen würdest), eine endlose Liste unerledigter Anrufe deiner harrt und der Wäscheberg wieder einmal derart angewachsen ist, daß er droht, dich im nächsten Augenblick lebendig zu begraben. Lernst du aber jetzt, in diesem Übergangsstadium der Schwangerschaft, zuerst an dich zu denken, und nimmst die Verpflichtung an, dein inneres Selbst zu pflegen und zu beschützen, so überstehst du die Veränderungen, welche das Mutterdasein mit sich bringt, vermutlich leichter und kannst die Verschmelzung mit deinem Kind sogar genießen.

WAS DU FÜR DICH TUN KANNST:

Erforsche dein sich wandelndes Selbst

Da die Schwangerschaft eine Zeit des Übergangs ist, sollten wir die Veränderungen in unserer Persönlichkeit genauer erforschen. Das soll nicht heißen, daß du nach diesen Übungen genau weißt, wer du bist. Sie helfen dir vielmehr, dich so anzunehmen, wie du gegenwärtig bist, und einige der künftigen Veränderungen vorherzusehen. Außerdem dienen sie dazu, festzustellen, was sich nicht ändern wird. Am besten ist es, wenn du diese Übungen schnell machst und dabei ungestört bist. Für Frauen, die schon Kinder haben, ist vielleicht der morgendliche Badezimmeraufenthalt die beste Möglichkeit. Auch hier gilt wieder, daß nichts, was in diesem Buch angeboten wird, dich deprimieren oder dich gefühlsmäßig überwältigen soll. Mach nur die Übungen, für die du dich stark genug fühlst.

Schreib ganz oben auf ein Blatt Papier: »Teile meines Lebens, die ich am liebsten mag.« Notier alles, was dir in den Sinn kommt. Sei ehrlich zu dir selbst – schreib nichts hin, nur weil du es mögen solltest. Wenn du das Gefühl hast, daß du blockiert bist, dann versuch diese Technik: Stell eine Eieruhr auf fünf Minuten und schreib einfach drauflos, bis es läutet.

Über ein anderes Blatt schreibst du: »Teile meines Lebens, die ich nur ungern verlieren möchte«. Was fürchtest du wird nicht mehr da sein, wenn du Mutter wirst? Das kann ein Nichts sein, eine Kleinigkeit, die kaum zu definieren ist. Denk über dieses Thema fünf Minuten nach.

Als nächstes machst du eine Liste zum Thema: »Was wird mein Leben durch das Baby gewinnen.« Hier ist nun der Ort, um sich auf das außerordentliche Glück und das völlige Aufgehen im Kind zu freuen. Auf diese einmalige Liebesbeziehung. Denk auch daran, wie das Kind dir helfen wird, deine Persönlichkeit zu erweitern.

Mach schließlich noch eine Liste zum Thema: »Was mir nicht wehtut, wenn ich es verliere.« Hier kannst du darüber nachdenken, wie du dein Leben vereinfachen kannst, welche Opfer du gerne bringst, um dem neuen Leben Raum zu schaffen. Erschrick nicht, wenn diese Liste am kürzesten ist. Der Vorgang des Neu-Ordnens und »Zuschneidens« geht erst richtig los, wenn das Baby auf der Welt ist. Dies hier ist nur eine Aufwärm-Übung.

Nimm deine Listen als Anlaß, um deinem Nachdenken Taten folgen zu lassen. Zum Beispiel:

Du kannst einigen Dingen, die du gerne tust, mehr Aufmerksamkeit widmen. Gib ihnen mehr Raum, tu sie häufiger. (Eine meiner Lieblingsbeschäftigungen war Bücherkaufen − eine sehr gefährliche Sache, wenn man ihr verstärkt nachgeht!) Wenn du eine beste Freundin oder einen besten Freund hast, die du lange nicht gesehen hast − nimm dir ein ganzes Wochenende Zeit für sie. Verbarrikadiert euch irgendwo, und verbringt die Zeit mit Plauschen. (Oder nimm dir wenigstens Zeit für ein langes Telefongespräch.)

Betrachte die Teile deines Lebens, die du am allerwenigsten verlieren möchtest. Frag dich: »Warum habe ich Angst, diesen Teil meiner selbst zu verlieren?« Oder: »Was kann ich tun, um diese Seite zu fördern?« Geh sehr sanft und langsam vor. Taste dich sozusagen am Rand deiner Seele entlang.

Vergiß nicht, was dein Leben gewinnen wird. Über diese Liste kannst du gut mit deinem Partner, deinem Geburtspartner, mit einer Freundin, die bereits Mutter ist, oder deiner eigenen Mutter sprechen.

»Was mir nicht wehtut, wenn ich es verliere« ist ein erster Entwurf für die Vereinfachung deines Lebens, die sich aus deinen veränderten Interessen und Problemen ergibt. Such dir eine oder zwei Sachen aus, die du schon jetzt probieren kannst. Handelt es sich bei den Dingen, die du problemlos aufgeben könntest, um größere Angelegenheiten wie z. B. deinen Job oder die Hypothek, dann sei vorsichtig! Der Wunsch nach Veränderung ist manchmal wie ein Rausch.

Nach der Geburt

Lies dir diese Listen sechs Monate nach der Geburt nochmals durch. Und noch einmal, wenn das Baby etwa 18 Monate alt ist. Würdest du irgend etwas daran ändern wollen?

Stärke dein Selbstwertgefühl

Sich während der Schwangerschaft damit zu beschäftigen, wer du bist und was du gerne magst, ist die beste Versicherung gegen Selbstwertverlust. Je mehr du dich selbst annehmen und schätzen kannst, um so weniger wirst du versuchen, dir als perfekte Mutter deinen Wert zu beweisen. Versuch es einmal damit:

Frag dich selbst: »Was möchte ich nur für mich selbst tun?« Stell eine Wunschliste zusammen, und schenk dir dann so viele von diesen Wohltaten wie nur möglich. Meine Liste sah so aus: Die Therapie wiederaufnehmen, Geschichten schreiben, im Big Sur ganz allein in einer Hütte leben, eine Pyjama-Party für meine Freundinnen veranstalten, Kanu fahren, mit Chris campen gehen, die ganze Welt in mich einsaugen und meine Arme tief in ihre fruchtbare Wildheit tauchen. (Meine Liste entstand spät nachts.) Natürlich wirst du nicht alles verwirklichen können, wenn du nicht gerade arbeitest und endlose Mittel zur Verfügung hast. Aber *bitte* versuch wenigstens, die Dinge zu tun, die dir am wichtigsten sind, vor allem, wenn sie nach der Ankunft des Babys schwierig zu bewerkstelligen sein werden.

Schaff dir eine Art Erinnerungsstück, das dich vor der Zeit mit dem Baby versinnbildlicht. Das kann ein gerahmtes Bild von dir bei der Besteigung des Mont Blanc sein, eine Rosenquarzkette, die dein Innenleben symbolisiert, oder ein Stück Felsen von einem See, der dir als Kind lieb und teuer war. Stell es so auf, daß es gut zu sehen ist.

Mach Dinge, die dir ein Gefühl von Können geben. Back eine Schokoladentorte ohne Mehl, besuch einen Töpferkurs, oder zieh eine ordentliche Reihe Sonnenblumen im Garten. Tu, was immer dir Selbstvertrauen einflößt.

Katzen haben ja angeblich neun Leben. Wenn du neben deinem gegenwärtigen Leben noch acht andere haben könntest, was würdest du damit anfangen? Ich wäre gerne Schamanin gewesen, Psychologe nach C. G. Jung, ein reicher Kunstsammler, Vagabund, Einsiedler und Maler. Überleg schnell, welche Phantasieleben du führen würdest. Mach dir einen Spaß daraus. Tu ein paar Sachen, die deinen Puls höher schlagen lassen und dich irgendwie elektrisieren. Ich hätte z. B. einen schamanistischen Workshop besuchen können, in eine Kunstgalerie gehen und so tun, als könne ich mir das alles leisten, oder einfach mit dem Auto die Küste entlangfahren und irgendwo auf freiem Feld übernachten.

Was geschieht mit *mir*, wenn das Baby auf der Welt ist?

Finde eine Antwort auf die Frage: »Wenn es nicht zu egoistisch wäre, was würde ich dann am liebsten für mich tun?« Diese Frage führt dich genau ins Herz dessen, was du für dich selbst tun könntest, wenn du nicht lieb und nett sein und dich zuerst um andere kümmern müßtest. Hab jetzt den Mut, deine wildesten Sehnsüchte zu erfüllen.

Siehe: *Tu dir gut während der Schwangerschaft: Wenn ich nur könnte, . . .* Dort findest du weitere Hinweise, wie du herausfinden kannst, was dir Spaß macht.

Geh in die Kindheit zurück

Für Schwangere ist eine Reise in die schönen Bereiche der eigenen Kindheit meist besonders bewegend. Wenn du ein Baby bekommst, gibt es häufig auch Gefühle der Trauer, z. B. darüber, daß du für deine Eltern nun nicht mehr länger nur Tochter bist, daß du die Zuwendung deines Partners teilen und daß du schließlich erwachsen werden mußt (wenigstens ein bißchen). Du kannst dir den Übergang vom Tochter- zum Mutter-, vom Kind- zum Elterndasein erleichtern, indem du dich an den Teil deiner Persönlichkeit erinnerst, der immer noch Kind ist.

Such dir einen ruhigen Ort und entspann dich. Geh zurück in eine Zeit vor deiner Pubertät, wo du glücklich und mit dir selbst zufrieden warst. Laß angenehme Erinnerungen, erfrischende Empfindungen und Gefühle in dir aufsteigen. Nimm dir Zeit. Versuch nicht, dir etwas Bestimmtes ins Gedächtnis zu rufen. Gib dich einfach den Erinnerungen hin. Wenn dich diese Methode anspricht, dann schreib mit deiner nicht-dominanten Hand (der, die du normalerweise nicht zum Schreiben benutzt) einen Brief, den das kleine Mädchen in dir an die schwangere Frau von heute richtet. Was kann dieses kleine Mädchen dazu beitragen, dir diesen Übergang zu erleichtern und deine »Mädchenweisheit« zu erhalten? Überleg dir drei Dinge, die du an dir als Kind mochtest. Wie kannst du wenigstens eines davon in dein heutiges Leben einfügen? Wenn eines dieser Dinge z. B. Ehrlichkeit ist, dann überleg dir, zu wem du heute wirklich ehrlich sein kannst?

Mach dir klar, was dein Kindselbst auf keinen Fall aufgeben möchte, wenn du Mutter wirst. Ob du nun bei deinem Liebsten die Nummer eins sein, bei Familienfesten im Mittelpunkt stehen oder kiloweise Weih-

Siehe: *Zwiespältigkeit: Wie man um den Wandel trauert*

Was geschieht mit *mir*, wenn das Baby auf der Welt ist?

Siehe: *Ich will zu meiner Mama!* Dieses Kapitel zeigt dir, wie du von deiner Mutter bekommst, was du brauchst.

nachtsgeschenke haben möchtest – nichts ist zu unbedeutend. Denk daran zu trauern, wenn das nötig sein sollte.

Überleg dir, was du jetzt von deinem Vater brauchen könntest: eine lange Umarmung verbunden mit der Versicherung, daß du immer sein kleines Mädchen bleiben wirst; ein gemeinsames Abendessen nur für euch beide; eine scharfe Partie Mensch ärgere dich nicht bei einer Tasse dampfendem Kakao; eine offene Unterhaltung darüber, wie es war, Vater zu sein, oder wie er sich als Großvater fühlen wird. Wenn dein Vater tot ist oder du ihm nicht nahe sein kannst (körperlich und emotional), mach dir bewußt, was du dir während deiner Schwangerschaft von deinem Vater wünschst. Erlaub dir, darüber zu trauern, daß er es dir nicht geben kann.

Der Mythos von der perfekten Mutter oder wie du gesellschaftlichen Ballast erkennst

Ikone, Archetyp, Fahnenträgerin moralischer Werte, Eva, die Jungfrau Maria, Witwe Bolte, Mutter Beimer aus der TV-Serie *Lindenstraße*, sicherer Hafen, wärmender Schoß, nur für die Kinder da und vor allem eine immer sprudelnde Quelle unbedingter Liebe und Zuneigung zu sein – keine andere Rollenvorstellung ist so sehr mit Emotionen, Geschichte und Projektionen von Wünschen und Konflikten aus den Tiefen des Unbewußten überfrachtet wie die der Mutter.

Adrienne Rich schreibt in *Of Woman Born* über ihre erste Schwangerschaft im Alter von 26 Jahren:

>»Ich erkenne, daß die gesellschaftlich tradierten Rollenvorstellungen, nicht die Tatsache der Mutterschaft mich von meinem realen Körper und Geist entfremdet hatten. Diese Rollenvorstellungen – Grundlage der menschlichen Gesellschaft, wie wir sie kennen – erlaubte mir nur ganz bestimmte Ansichten und Erwartungen, die sich gleichsam überall ausdrückten: in den Broschüren im Wartezimmer meines Geburtshelfers, den Romanen, die ich gelesen hatte, im Schulterklopfen meiner Schwiegermutter, den Erinnerungen an meine eigene Mutter, in der Madonna der Sixtinischen Kapelle oder der von Michelangelos Pietà. Sie alle sagten: Eine schwangere Frau ist eine Frau, die in ihrer eigenen Erfüllung ruht, oder ganz simpel eine Frau, die wartet.«

Der starke und äußerst schädliche Mythos von der perfekten Mutter ist mittlerweile mit unseren Vorstellungen vom Leben verwoben wie eine Angelschnur: unsichtbar, aber unzerstörbar. Dieser Mythos hält uns ein unerreichbares Idealbild vor, in dem unsere Kinder als außergewöhnlich zerbrechliche Wesen erscheinen, deren Wohl und Wehe vollständig von unseren Unvollkommenheiten und Fehlern abhängt. Was aus ihnen wird, liegt allein in unserer Verantwortung (und die sie umgebende Gesellschaft hat damit überhaupt nichts zu tun), denn eine perfekte Mutter liebt ihre Kinder immer und bedingungslos und sieht ihre einzige Lebensaufgabe in ihrer Mutterschaft. Ist es da ein Wunder, daß Mütter sich verwirrt dauernd selbst beobachten? Daß wir, von Schuldgefühlen gehetzt, uns ständig fragen, was wir denn noch alles tun könnten? *Wie sollen wir dem jemals gerecht werden?* Wir müssen uns von diesem Mythos befreien, indem wir unsere Vorstellungen und Erwartungen genauer untersuchen.

Du kannst die Vorstellungen, die du mit dem Muttersein verbindest, mit Hilfe einer Technik untersuchen, die Gabriele Rico entwickelt hat. Nimm dir ein großes Blatt Papier. In die Mitte schreibst du das Wort »Mutter« und ziehst einen Kreis darum. Laß das Wort auf dich wirken, und nimm alle Assoziationen auf, die dir in den Sinn kommen. Benutz einzelne Wörter oder kurze Sätze dafür. Schreib schnell, ohne dich selbst zu zensieren, und setz dabei jedes Wort in einen eigenen Kreis. Beweg dich schreibend in jede Richtung, die sich o.k. anfühlt. Verbinde dabei jedes Wort durch eine Linie mit dem vorhergehenden Kreis. Wenn etwas völlig Neues auftaucht, fang wieder beim Kreis um das Wort »Mutter« an. Führ die Linie so lange fort, bis die Assoziationen aufhören. Mach diese Übung so lange, bis du spürst, daß sie jetzt zu Ende ist. Lies dein Netz. Gibt es Überraschungen? Assoziationen, denen du weiter nachgehen möchtest? Unangenehme Perfektionsvorstellungen, auf die du achten solltest?

Stöbere in dem Abfallhaufen gesellschaftlicher Vorstellungen und Erwartungen in bezug auf das Mutterdasein herum. So kannst du herausfinden, was du ablegen und was du gerne behalten möchtest. Vielleicht kannst du ja die folgenden Fragen mit einer schwangeren Freundin, deiner Mutter oder deinem Partner besprechen. Du kannst die Antworten auch einfach in dein Tagebuch schreiben. Oder du diskutierst sie nach der Geburt mit einer Gruppe junger Mütter.

- Was erwartest du von dir selbst als Mutter? Einige Gedanken werden ziemlich schnell an die Oberfläche kommen, andere langsamer. Laß dir Zeit, um über diese Frage nachzudenken. Wirf ruhig einen Blick auf deine innersten Vorstellungen.

- Welche Merkmale sollte eine ideale Mutter haben? Zähl ein paar auf.

- Würdest du diese Mutter sein wollen, wenn du könntest? Was würde sich an deinem Leben und deiner Persönlichkeit ändern müssen?

- Welches Rollenmodell hat deine Ideen vom Muttersein beeinflußt? Vielleicht eine Schauspielerin, die scheinbar ohne jede Anstrengung alles schaffte, obwohl sie drei Kinder hatte? Oder eine Mutterfigur in einem deiner Kinderbücher?

- Achte auf die Mutterbilder in deiner Umgebung. Blättere im Wartezimmer deines Gesundheitsberaters in Elternzeitschriften. Schau dir Fernsehshows, Kinofilme, Werbespots an. Was vermitteln diese Bilder? Wie fühlst du dich damit?

- Muß eine Mutter selbstlos sein? Was bedeutet Selbstlosigkeit für dich?

- Während der ersten drei Monate: Was würde dich glauben machen, daß du eine schlechte Mutter bist? Nach der Geburt weiterzuarbeiten? Nicht zu stillen? Nicht jeden Augenblick Liebe zu empfinden?

Frag dich während der nächsten Tage in deinem Alltagsleben immer wieder: »Welche Teile meines Lebens lassen sich mit meinen Vorstellungen von einer guten Mutter nicht vereinbaren?« Geh über das Offensichtliche hinaus, um wirklich herauszufinden, was eine Mutter deiner Ansicht nach tut und wie ihr Leben aussieht. Ein Beispiel aus meinem Leben als Schwangere: Ich fuhr eines Tages bei Sonnenuntergang auf der Autobahn dahin. Ich fuhr etwas schneller als sonst und hörte dabei laute Rockmusik. Plötzlich dachte ich: »Wenn das Baby erst da ist, dann ist es damit vorbei!« Im stillen glaubte ich also, daß ich so etwas nie wieder würde tun können. Dasselbe gilt vielleicht für wilden, von dir ausgehenden Sex, modische oder freizügige Kleider, Kitschromane oder romantische Abendessen. Gut, möglicherweise hast du später weder Energie, noch Zeit und Mittel für einige dieser Dinge. Aber darum geht es hier nicht. Die Frage ist doch: Würdest du dir erlauben, sie zu genießen?

Du willst natürlich unbedingt lieb, geduldig und großzügig sein, um deinem Kind (deinen Kindern) ein gutes Vorbild zu sein. Und wenn du Fehler machst, fühlst du dich schuldig. Doch die Art von Schuldgefühlen, die dir zeigen, wo du als Mutter wachsen solltest, sind kurzlebig und gesund. Anders diese täglichen Schuldgefühle, die aus dem gesellschaftlich bedingten Mythos von der perfekten Mutter rühren und die so viele von uns quälen. Sie rauben uns Energie, sind unproduktiv und schädlich. Da wir diesem Bild niemals gerecht werden können, werden wir uns immer scheußlich fühlen. Nur wenn wir diesen Mythos abschaffen, können Mütter wieder ein normales Verhältnis zu ihrer Aufgabe entwickeln.

Was geschieht mit *mir*, wenn das Baby auf der Welt ist?

LITERATUR UND TIPS:

Cameron, Julia: *Der Weg des Künstlers. Ein spiritueller Pfad zur Aktivierung unserer Kreativität.* Knaur 1996. Übungen zur Entdeckung deines kreativen Selbst. Die Übungen »Neun Leben« und »Was würde ich tun, wenn es nicht zu selbstsüchtig wäre« sind aus diesem tollen Buch.

Coontz, Stephanie: *Die Entstehung des Privaten. Amerikanisches Familienleben vom 17. bis zum ausgehenden 19. Jahrhundert.* Thien und Wienold, 1994. Das romantisierende Bild, das wir uns von der Familie und der Mutterrolle früherer Zeiten machen, wird hier als falsch entlarvt.

Thurer, Shari L.: *Mythos Mutterschaft. Wie der Zeitgeist das Bild der guten Mutter immer wieder neu erfindet.* Droemer Knaur, 1995. Eine humorvolle, kenntnisreiche Geschichte der Wandlungen, die das Bild von Mutter und Kind durch die Zeiten erfahren hat – von der Vorgeschichte bis zum heutigen Tag.

Rich, Adrienne: *Of Woman Born.* Norton, 1976. Richs brillante und oft zitierte Arbeit ist nach wie vor faszinierend und regt zum Nachdenken an.

Zukow, Bud: *Parent Power.* The Bramble Co., 1991. Eine gute Hilfe zu den Themen »Grenzen setzen« und »Ein Selbst haben, von dem man an die Kinder etwas weitergeben kann«.

Vorbereitung auf die Zeit nach der Geburt

Was du dazu brauchst:

Eine Reihe mütterfreundlicher Annehmlichkeiten für die Zeit nach der Geburt – von Mahlzeiten, die man kalt verzehren kann, bis hin zu einem Stuhl mit ausgezeichneter Rückenlehne.

Tonnenweise Unterstützung von liebevollen Freunden und Familienmitgliedern ohne Hang zur Besserwisserei.

Den Mut, deine eigenen Erfahrungen ernst zu nehmen und dich den Erwartungen anderer zu widersetzen.

Tu das:

- Sobald du das Bedürfnis danach hast, aber wenn möglich mindestens drei bis vier Wochen vor deinem voraussichtlichen Geburtstermin.

- Wenn du dich entschieden hast, einige Zeit mit einer Freundin zu verbringen, die ihr Baby gerade erst bekommen hat, und du nach dieser Erfahrung schluchzend in ihrem Badezimmer hockst und dich fragst, worauf du dich da wieder eingelassen hast.

- Wenn Planen und Organisieren dir ein Gefühl von Sicherheit gibt.

Worum geht's?

Schwangersein ist wie eine neue Liebe – es hat nicht viel mit der Realität zu tun. Du denkst nicht viel über die Zukunft nach, fühlst dich ganz wunderbar und bist mit deiner eigenen kleinen Welt völlig zufrieden. Dieser Zustand endet mit der Geburt. Die meisten von uns machen sich nur vage Gedanken über die Zukunft. *Das ist ein großer Fehler.* Andererseits ist das fast unvermeidbar, weil man sich einfach nicht vorstellen kann, wie das Leben mit einem Baby wirklich sein wird. (Das trifft auch auf das zweite oder dritte Kind zu. Es gibt Mütter, die sagen, die Umstellungen, die das erste Kind mit sich brachte, seien ihnen leichter gefallen als die vom ersten zum zweiten. Andere wiederum haben die größten Schwierigkeiten beim dritten Kind.)

Wir bereiten uns auf die Geburt vor, proben den Ernstfall, denken uns Strategien aus, aber niemand denkt groß an die Zeit nach diesem Höhepunkt. *Die Vorbereitung auf die Zeit nach der Geburt ist genauso wichtig wie die Vorbereitung auf die Geburt selbst.* Überprüf deine Erwartungen, stell einen genauen Hilfsplan auf. Je besser du auf diese seelisch wilde, unbestimmte, wunderbare und körperlich äußerst anstrengende Zeit nach der Geburt deines Wunderkindes vorbereitet bist, um so besser wirst du für dich und dein Kind sorgen können. Damit verringert sich auch die Wahrscheinlichkeit, daß du unnötig unter Depressionen, Krankheiten oder Stillproblemen leidest. Und du steigerst deine Fähigkeit, diese glorreiche und schwierige Zeit zu genießen und daraus zu lernen.

WAS DU FÜR DICH TUN KANNST:

Ich wußte nicht, was auf mich zukommt

Viel zu viele Frauen ärgern sich unnötig, weil sie über die Veränderungen, die in ihrem Leben bald stattfinden werden, so wenig erfahren. Immer und immer wieder hörte ich Aussagen wie: »Ich hatte ja keine Ahnung!« und »Ich bin so wütend darüber, daß mir niemand etwas davon gesagt hat« oder »Warum spricht niemand über die schlimmen Seiten?« Ich glaube, dafür gibt es verschiedene Gründe.

Einer ist vermutlich, daß du dergleichen gar nicht hören willst. Vielleicht wirst du schon wütend, wenn du bloß diese Zeilen liest. Oder allein bei dem Gedanken, daß an deinem sehnlichst erwarteten Baby dir nicht alles jederzeit gefallen wird. »Nein!« meinst du. »Ich weiß, daß es ganz schön hart wird. Aber so schlimm kann's doch gar nicht sein, oder?« Wir wollen es nicht und sind dazu vielleicht auch gar nicht in der Lage: begreifen, was da in unser Leben tritt und es vollkommen durcheinanderbringt. Wenn Freunde mit Kindern uns ein paar wahre Geschichten aus ihrem Leben erzählen, dann verdrängen wird das oder beschönigen die Dinge. Wir denken bei uns selbst: »Unsere Partnerschaft ist ja so viel stabiler als ihre.« oder »Sie ist immer so chaotisch!« und »Aber wir haben mehr Geld!« Oder Hilfe oder Sinn für Humor. Was auch immer! »Bei uns wird es sicher anders sein.« Und das stimmt auch. Es wird für euch anders sein. Eine positive Einstellung, der Glaube, daß ihr es schaffen werdet, ist ungeheuer wichtig. Aber ebenso wichtig ist die Erkenntnis, daß euer Leben sich verändern wird.

Außerdem sind Worte oft nicht ausreichend, wenn man sagen möchte, wie es ist, ein Kind zu haben. Als ich z. B. eines Nachts zum tausendsten Mal mit Lillian im Wohnzimmer auf- und abging, weil sie einfach nicht einschlafen wollte und immer weiterschrie, schlugen haushohe Wellen von Frustration, Hoffnungslosigkeit und Selbsthaß über mir zusammen. Aber buchstäblich 60 Sekunden später, als sie in meinem Schoß eingeschlafen war, überflutete mich eine Woge der Freude. Ich bewunderte ihre winzigen Grübchen im Knie, ihre runden Fäustchen. Und das alles war aus mir gekommen! Du schreckst beim leisesten Wimmern hoch, und die Aussicht, aus dem Bett zu müssen, ist alles andere als erbaulich. Und gleichzeitig bist du glücklich, weil du dein Baby wieder halten kannst. Der Alltag selbst wird etwas Wunderbares.

Als Lillian eines Tages in Chris' Büro schlief, lief ich in die Küche und nahm ihn bei der Hand: »Oh, Liebling, komm schnell. Das *Baby* schläft in deinem Büro.« Manchmal ist es, als hätte man sich frisch verliebt, im Lotto gewonnen und zu Weihnachten alles bekommen, was man sich wünschte – und all das auf einmal. Aber mitunter ist es auch, als hätte man dich ganz allein auf einer gottverlassenen Insel im Polarmeer ausgesetzt. Es stürmt, du hast nichts anzuziehen, und deine einzige Gesellschaft ist jemand, den du nicht ausstehen kannst.

Ein anderer Grund für den Mangel an Information mag sein, daß man einfach vergißt, wie es war. Die Perspektive verändert sich. Die Zeit bringt ständig andere Probleme mit sich: die Zähne kommen, die Kinder wollen nicht teilen, die Schule. Genauso wie deine Eltern sich nur an die schönen Dinge aus deiner Kinderzeit erinnern, vergessen auch Freunde und Verwandte die extremen Gefühle der ersten Zeit: die Erschöpfung, während der alles wie durch eine Nebelwand von dir getrennt zu sein scheint, das schwindelerregende Entzücken, die helle Aufregung über ein besonders langes Schläfchen oder eine gut getimte volle Windel. Aber vielleicht ist es ja auch eine Verschwörung, wie eine der von mir interviewten Frauen meinte: »Sie lügen einfach!«

Auch wenn es fast unmöglich ist, vorherzusehen, wie dein Leben mit dem Baby sein wird – weder die unglaublichen Gipfelerlebnisse noch die erstaunlichen Tiefpunkte –, kannst du etwas tun, um dir den Übergang etwas zu erleichtern.

Siehe: *Wie beziehe ich meinen Partner ein?: Wie ihr euch eure Erwartungen bewußtmachen könnt.* Außerdem: *Was geschieht mit mir, wenn das Baby auf der Welt ist?: Der Mythos von der perfekten Mutter*

Überprüf deine Erwartungen

Blättere die vorherigen Kapitel durch, und such die Stellen, wo es um deine Erwartungen an dein Leben nach der Geburt des Babys geht. Dabei ist es egal, ob du einen Partner hast oder er sich für diese Übungen interessiert. Die meisten der Fragen treffen auch für diese Fälle zu.

Wichtig ist, daß du dich von diesen Übungen nicht überwältigt oder deprimiert fühlst. Sie dienen dazu, ein möglichst genaues Bild davon zu entwerfen, wie du dir dein Leben mit Baby vorstellst. Wie realistisch sind deine Vorstellungen? Was erwartest du für dich selbst? Zu klären, was du von dir erwartest und was geschieht, wenn du deine Erwartungen nicht erfüllst, ist eine der bedeutsamsten Vorbereitungsmaßnahmen. Wie willst du damit fertigwerden? Und wie dein Partner?

Wenn du einen Partner hast, ist es besonders wichtig, ihm zu vermitteln, daß du nicht alles allein machen kannst. Genauso wichtig aber ist es, daß du das selbst auch glaubst und dir nun erlaubst, *nicht alles alleine und perfekt* zu erledigen. Wenn du als Mutter ohne Partner leben willst, mußt du Menschen finden, die dich zuverlässig unterstützen. Wenn du mit deinem Partner lebst, dann plan ihn regelmäßig für das Mitternachtsfläschchen ein, auch wenn du stillst. (Du kannst bereits zwischen der zweiten und sechsten Woche nach der Geburt anfangen, Milch abzupumpen und sie im Fläschchen zu geben. Sprich darüber mit deinem Gesundheitsberater oder dem Kinderarzt, da jedes Baby anders ist.) Sprich mit deinem Partner darüber, wie ihr euch ein wenig Zeit für euch − gemeinsam oder jeder für sich − abzwacken könnt. Aber sei dir auch darüber im klaren, daß es fast unmöglich ist, genau zu wissen, wie die Dinge laufen (oder nicht laufen) werden, bevor das Baby da ist. Such mögliche Babysitter, und leg jetzt schon Geld für diesen Zweck auf die Seite.

Such den Kontakt zu frischgebackenen Müttern. (Es gibt da Selbsthilfegruppen!) Hör genau zu! Stell Fragen!

Stell dir die Frage noch einmal, nachdem du mit anderen Müttern gesprochen und deine Erwartungen überprüft hast: Wie werden deine ersten Wochen und Monate mit dem Baby aussehen? Was erwartest du noch immer von dir? Was glaubst du tief in dir drin? Dorothy z. B. war immer der Ansicht, daß sie ganz realistische Vorstellungen hätte, weil es ja schon ihr zweites Kind war. Erst als sie tief genug gegraben hatte, kam zum Vorschein, daß sie sicher war, beim zweiten Kind wäre alles einfacher (ein tröstlicher Mythos) und es gäbe keine Rivalität zwischen den Geschwistern, weil ihr erstes ja schon fünf war. »Ich sah es richtig vor mir: Wir würden alle drei gemütlich zusammen im Bett liegen, ich wäre

Genauere Hinweise dazu in: Wie du nach der Geburt von deinem Partner die Zuwendung erhältst, die du brauchst!

immer ruhig und in der Lage, die Dinge zu glätten. Wie unrealistisch das alles war, merkte ich erst, als ich sah, wie die sechsjährige Tochter meiner Freundin ihrem einjährigen Bruder auf den Kopf schlug.« Tu dir also einen Gefallen: Lote deine Erwartungen bis auf den Grund aus.

Spinn dir einen Kokon

Wenn ein Baby unterwegs ist, verbringt man die meiste Zeit damit, sein oder ihr Zimmer hübsch herzurichten und die Baby-Ausstattung auszusuchen. Aber du solltest dir auch über deine eigenen Bedürfnisse Gedanken machen, darüber, wie du den Übergang zum Muttersein für dich angenehm gestalten kannst.

Kauf dir einen Anrufbeantworter, wenn du noch keinen hast. Ist das Baby erst da, wird dies eines deiner wichtigsten Hilfsmittel, wenn du nicht ans Telefon gehen kannst oder willst.

Auch ein schnurloses Telefon oder eines mit einem sehr langen Kabel ist überaus nützlich für das eigene Wohlbefinden.

Kauf dir zwei Packungen Binden in Extragröße. Wenn du normalerweise Baumwollbinden trägst, die du waschen kannst, kauf trotzdem mindestens eine Packung Wegwerf-Binden. Es kann nämlich sein, daß du zum Waschen nicht genügend Zeit hast. Besorg dir auch eine Packung Binden in Normalgröße.

Leg dir einen Vorrat an Nahrungsmitteln zu, die du sehr gern magst, aber auch Sachen, die schnell fertig sind und einfach aus der Hand gegessen werden können: Tiefkühlbaguettes, Joghurt-Eis, Studentenfutter, Käse und Kräcker, Energiedrinks, Reiskräcker und (vor allem) Kekse.

Siehe: *Angenehme
Kleidung und andere
Wege zur Sinnlichkeit:
Nach der Geburt*

Versteck ein paar »Wundermittel«, die du hervorzaubern kannst, wenn du deprimiert bist, feiern willst oder dich plump und fett fühlst. Duftende Körperlotionen, ein neues T-Shirt oder Buch wecken die Lebensgeister wenigstens ein bißchen.

Sieh nach, ob du genügend bequeme, locker sitzende Kleidung hast.

Praktische Sachen, die man jetzt schon besorgen sollte: eine Schnabeltasse oder eine Trinkflasche, wie Radfahrer sie haben; alles, womit man die Haare bändigen kann (Haargummis, Bänder, sogar Hüte); Kräuter und natürliche Essenzen für Sitzbäder; Danksagungs- und andere Kärtchen; Geburtsanzeigen, sofern du sie machst, sollten fertig oder bestellt sein; Hämorrhoiden-Salbe; einen Schwangerschafts-Vitamin-Cocktail (du wirst sie weiter einnehmen müssen); Pflaumensaft (gegen Verstopfung); Filme (heb sie im Kühlschrank auf); einen einfachen Fotoapparat; Fotoalben; Baby-Ratgeber; einen Extravorrat an grundlegenden Dingen wie Shampoo, Toilettenpapier, Baby-Bad; einen Plastikschwimmreifen zum Sitzen; Fleckentferner; ein dickes Stillkissen (eines dieser U-förmigen Nackenstützkissen leistet gute Dienste); Lippenbalsam; kleine Stecklämpchen (verteile sie am Abend im Kinderzimmer, in deinem Zimmer, in der Diele und im Badezimmer, dann mußt du kein Licht anmachen, wenn du nachts raus mußt, und du und das Baby könnt leichter wieder einschlafen).

Vorbereitung auf die Zeit nach der Geburt

Siehe *Anhang: Kräuter, Öle und andere natürliche Wohltaten.* Dort findest du Informationen zu Sitzbädern.

Siehe: *Literatur und Tips.* Dort findest du Hinweise auf Ratgeber für Mutter und Kind.

Wenn du stillen willst, kauf mehrere gute Still-BHs und Einlagen dazu. Waschbare Einlagen aus Baumwolle sind am besten. Trotzdem solltest du dir davon keinen allzu großen Vorrat zulegen, weil nicht jede Frau »rinnt«. Kauf also zunächst nur eine kleine Packung Wegwerf-Einlagen. Wenn du nach der Geburt wieder arbeiten, aber trotzdem weiterhin stillen willst, solltest du dich jetzt schon umsehen, wo es eine Milchpumpe zu leihen oder zu kaufen gibt. (Du kannst auch deinen Gesundheitsberater fragen.)

Siehe: *Angenehme Kleidung und andere Wege zur Sinnlichkeit: BHs*

Siehe: *Literatur und Tips*

Wenn du zum Friseur oder zum Zahnarzt mußt, dann erledige das zwei Wochen vor deinem voraussichtlichen Geburtstermin.

Geh deinen Terminkalender durch und sieh nach, ob es in den zwei bis vier Monaten nach dem Geburtstermin Festtage oder Geburtstage gibt. Kauf die Karten und Geschenke jetzt schon, wenn das geht. Dann mußt du sie später nur verschicken!

Vorbereitung aufs Stillen

Wenn du stillen möchtest, dann such dir bitte, bitte vor der Geburt einen Kurs, in dem du es lernen kannst. Stillen ist eine Kunst. Das dazu nötige Wissen ist nicht angeboren. Sogar die Tiere in freier Wildbahn müssen es lernen (indem sie ihre Artgenossinnen beobachten).

Kauf dir mehrere Bücher übers Stillen oder leih sie dir aus. Warte damit nicht, bis das Baby da ist.

Nutz die Möglichkeit, anderen Müttern dabei zuzusehen. Man lernt dabei eine Menge.

Informiere dich, ob und wie deine Klinik, dein Arzt oder deine Hebamme dir unmittelbar nach der Geburt beim Stillen zur Seite stehen. Du brauchst jemanden, der dir *zeigt*, wie es geht, und das möglicherweise mehr als einmal. Wenn du dein Baby in einer Klinik auf die Welt bringst, die dafür nicht eingerichtet ist, solltest du dir eine Helferin suchen, die dann auch erreichbar ist. Frag deinen Arzt oder deine Hebamme, wie die Klinik allgemein zum Stillen steht.

Glaub bloß nicht, daß Geburtshelfer grundsätzlich über das Stillen Bescheid wissen. Das kann sein, kann aber auch nicht sein. Eine Mutter, die ich kenne, hatte Hohlwarzen, ohne es zu wissen, obwohl sie bei ihrem Gynäkologen und Geburtshelfer schon seit zehn Jahren in Behandlung war. Sie mußte ihr Baby wegen Flüssigkeitsmangel dreimal in die Notaufnahme des Krankenhauses bringen, bevor eine Krankenschwester ihr dort riet, eine Laktationsberaterin anzurufen. Diese stellte gleich am Telefon die richtige Diagnose, so daß der Frau sofort geholfen werden konnte. Ein frustrierender und gefährlicher Alptraum. Und die Moral von der Geschichte? Such eine gute Hilfe in Stillfragen, bevor du sie brauchst, damit sie dir zur Seite stehen kann, sobald du zu Hause bist. Es kommt ziemlich oft vor, daß Mütter in der Klinik glauben, mit dem Stillen gehe alles großartig, bis dann die Milch einschießt und sie vor Erschöpfung nicht mehr weiterwissen. Du brauchst vielleicht öfter Hilfe beim Stillen. Kristina brauchte fünf Sitzungen, bis ihre und Sams Schwierigkeiten geklärt waren.

Vielleicht brauchst du auch Hilfe beim Abstillen. Auf jeden Fall sollte deine Hilfe ständig telefonisch erreichbar sein. Verschiedene Personen oder Gruppen können diese Rolle spielen:

- eine Freundin oder Verwandte, bei der du dich gut aufgehoben fühlst und die mehr als ein Kind gestillt hat;

- eine Interessengruppe wie die *La Leche Liga*;

- dein Gesundheitsberater oder jemand vom Personal der Klinik/des Geburtszentrums, wo du entbinden möchtest;

- eine Geburtsassistentin;

- eine Laktationsberaterin – auf jeden Fall aber jemand, der Erfahrung mit dem Stillen unter normalen und außergewöhnlichen Umständen hat. Die Erfahrung kann verschiedene Wurzeln haben. Das reicht von »Ich habe drei Kinder gestillt!« bis hin zum Büffeln für das Examen als Laktationsberaterin, was für dich am besten wäre.

Du kannst deine Hilfe finden, indem du:

- andere Frauen fragst, welche Erfahrungen sie beim Stillen gemacht haben und wer ihnen geholfen hat;

- dich bei deinem Geburtshelfer, dem Kinderarzt oder den Geburtskliniken und -zentren am Ort informierst, wen sie jeweils empfehlen;

- beim Bund deutscher Laktationsberaterinnen anrufst und nach einer Beratungsstelle bei dir am Ort fragst;

Siehe: *Literatur und Tips*

- dich bei der *La Leche Liga Deutschland e.V.* erkundigst, ob es Berater in deiner Nähe gibt.

Wenn du deine Hilfe aussuchst, behalt dabei im Hinterkopf, daß du jemanden brauchst, der Ruhe und Sicherheit ausstrahlt und dich vollständig informiert. Jemanden, der dir die körperlichen Seiten des Stillens nahebringt. Möglichst jemanden, den du einfach alles fragen kannst. Du brauchst eine Helferin, die deine Bedürfnisse respektiert und nicht dogmatisch ist.

Wenn sich jemand freiwillig anbietet, versuch auf diplomatische Weise herauszufinden, wieviel Erfahrung sie hat. Hat sie bereits viele Frauen betreut? Wie lange macht sie das schon? Wie viele Babys hat sie selbst gestillt? Hat sie überhaupt irgendwelche Erfahrung?

Wenn du dich für eine Laktationsberaterin entscheidest, dann frag:

Vorbereitung auf die
Zeit nach der Geburt

- welche Ausbildung sie absolviert hat und wie viele Stunden sie bereits als Beraterin arbeitet;

- wann sie zum letzten Mal eine Weiterbildung gemacht hat, da es fast regelmäßig neue Forschungsergebnisse gibt;

- ob und wann sie verfügbar ist und wann sie zum ersten Mal bei dir sein kann;

- ob sie eine Vertretung hat, falls sie selbst keine Zeit haben sollte;

- wieviel sie verlangt. (Abgerechnet wird nach Stunden oder Einzelbesuchen. Das erste Mal kostet gewöhnlich etwas mehr. Die Preise sind sehr unterschiedlich. Manchmal sind die Tarife gestaffelt.) Es gibt auch sehr gute kostenlose Helfer, u.a. bei der La Leche Liga. Geringe Mittel sollten dich also nicht davon abhalten, Hilfe zu suchen.

Siehe: *Nach der Geburt: Überleben und Wachsen: Tips zum Stillen*

Überleg dir, wo du dein Baby füttern willst. Am Ende wirst du dich einfach irgendwo hinfallen lassen und ihn oder sie stillen, aber am Anfang wirst du all deine Energie dafür brauchen, das Baby richtig anzulegen. Ein bequemes, ordentliches Plätzchen hält da die Frustration geringer.

Es gibt Babys, die einfach nicht wissen, wie sie trinken sollen. Es ist der Gipfel an Grausamkeit, wenn du versuchst, dein Baby zu füttern und es nicht schaffst. Lillian z. B. wies ab der sechsten Woche meine Brust zurück. Es stellte sich heraus, daß sie allergisch auf die Milch- und Getreideprodukte reagierte, die ich damals aß, aber ich hatte das Gefühl, sie haßte mich. Ich fühlte mich auf einer ganz tiefen Ebene zurückgewiesen. Es ist wunderbar, wenn du unbedingt stillen willst. (Gerade in unserer amerikanischen Kultur, wo Stillen immer noch nicht allgemein akzeptiert wird.) Trotzdem solltest du dir einen Rest an Flexibilität bewahren, so daß dein Selbstbewußtsein als Mutter nicht völlig darnieder liegt, wenn es dabei Probleme gibt. Genau wie die schmerzmittelfreie Geburt wurde das Stillen zum Symbol guter Mutterschaft hochstilisiert. In der Folge redete man vielen Frauen ein, sie seien nachlässig und schlampig, wenn sie es nicht konnten oder wollten. Denk an mein Motto, wenn solche Gefühle in dir hochkommen: Jede Schwangerschaft, jedes Kind, jede Frau ist einzigartig. Vertrau dir selbst. Du weißt es am besten!

Plan zur Unterstützung der Mutter nach der Geburt

»Was Mütter während dieser Zeit idealerweise haben sollten, ist eine selbstgeschaffene Zufluchtstätte. Ferien vom Alltag. Eine Dusche. Eine Massage. Eine Großmutter, die sie tröstet. Ein zweites Paar Hände. Einen Augenblick Zeit, den Papa und Mama sich zwischen Geschrei und dem Füttern abzwacken, um sich daran zu erinnern, wer sie eigentlich waren, und auszuprobieren, wer sie sein werden.«

Dieses Zitat stammt aus Sally Placksins Buch *Mothering the New Mother.* Hol dir Papier und einen Stift. Wir organisieren jetzt schreibenderweise deine Zufluchtstätte – *genauer* gesagt halten wir fest, wer dir nach der Geburt helfen wird. Mach dir keine Sorgen, wenn du jetzt noch nicht alle Zeilen ausfüllen kannst oder die Menge der Hilfe, die du brauchen wirst, dich erschöpft zusammensinken läßt. Die folgenden Fragen drehen sich um den Idealzustand, aber wer von uns lebt schon in einer idealen Welt. Wenn dir aber allzu viele Lücken bleiben, solltest du vorsichtig sein. Die Unterstützung, die wir brauchen werden, wird so leicht unterschätzt.

Wenn du die Liste ausfüllst, verlaß dich möglichst nicht nur auf eine Person, die die meisten Aufgaben übernehmen soll, vor allem, wenn diese Person dein Partner ist. Auch er oder sie macht eine Zeit enormer Veränderungen durch und braucht Zuwendung und Zeit für sich selbst.

Schließ bezahlte Helfer nicht von vornherein aus. Geburtsassistentinnen und Haushaltshilfen, die Hilfe für die frischgebackene Mutter anbieten, sind wirklich eine Wohltat. Doulas kümmern sich um dich, so daß du dich deinem Baby zuwenden kannst. »Ich habe kein enges Verhältnis zu meiner Mutter, und meine Schwester hat keine Kinder. Durch die Hilfe der Geburtsassistentinnen hatte ich nicht nur jeden Tag etwas Gesundes zu essen, sondern auch noch Frauen, mit denen ich diese unglaubliche Erfahrung teilen konnte. Ich bezahlte für etwas, was es in anderen Ländern noch gibt: eine Gruppe von Frauen, die mich verwöhnten und mir halfen. Es war einfach herrlich!« schrieb Jackie, die Mutter von Luke. Du brauchst vor allem jemanden, der sich um dich kümmert, nicht unbedingt um das Baby. Sarahs Eltern stellten für sie eine Säuglingskrankenschwester ein: »Ich wollte mit meinem Baby allein sein. In der Nähe der Krankenschwester fühlte ich mich unsicher und schüchtern. Erst als sie wieder weg war, begann ich langsam, mich wie eine Mutter zu fühlen.« Trotzdem kann eine Krankenschwester, die dir nachts das Baby zum

Füttern bringt, für das Bäuerchen sorgt, die Windeln wechselt und es dann wieder in den Schlaf wiegt, der Himmel auf Erden sein – vor allem für Frauen ohne Partner oder solche, deren Partner am Geschehen kaum teilnimmt. Aber wie du dich auch entscheidest, wichtig ist, daß deine Helferin dich nicht einschüchtert oder sich über deine Vorstellungen hinwegsetzt. Laß dir ihre Tarife auch gleich schriftlich bestätigen, um später Probleme zu vermeiden. Frag auch, ob du einen auf dich zugeschnittenen Service haben kannst. »Ich kann mir das nicht leisten. Können wir es statt dessen nicht so machen?« ist heute eine von jedermann akzeptierte Frage.

Es gibt in einigen Regionen auch Dorfhelferinnen. Frag in deiner Klinik, deiner Kirche oder deinem Geburtszentrum nach, wo und wie du dir Hilfe organisieren kannst.

Füll so viele Zeilen aus, wie dir möglich ist:

Geburtshelfer/Hebamme: _____

Geburtsassistentin/Haushaltshilfe: _____

Kinderarzt: _____

Stillberaterin unmittel-
bar nach der Geburt: _____

Stillberaterin zu Hause: _____
(Geburtsassistentinnen oder Hebammen können das normalerweise auch.)

Klinik-Notruf: _____

Müttergruppe: _____

Notrufnummer bei
Postnatalen Depressionen: _____

(Kontaktgruppe oder -person): _____

Zwischen zwei und zehn Personen, die während der ersten beiden

Wochen etwas zu essen vorbeibringen, saubermachen, auf ältere Geschwister aufpassen, den Müll rausbringen, mit dem Hund spazierengehen, waschen, Botengänge erledigen oder auf das Baby aufpassen, damit du schlafen kannst. Achtung: Auch wenn jemand kommt, um dir zu helfen, oder du einen aufopfernden Partner hast, solltest du dich um Hilfe von außen kümmern. Für eine Person allein ist das alles zuviel. Wenn du eine Geburtsassistentin oder Haushaltshilfe hast, wirst du vielleicht Hilfe brauchen, wenn sie geht. Für Mütter ohne Partner sind diese Zeilen ein *Muß*.

Wenn du sehr viele Freunde und Angehörige hast, bestimm eine Person, die die Hilfsangebote koordiniert:

Babysitter für Tag und Nacht (Freunde, Verwandte, bezahlte Babysitter):

Kinder zwischen 10 und 12, die ihr Taschengeld aufbessern wollen:

Jemanden, den du nachts anrufen kannst, wenn du nicht mehr weiterweißt. (Besonders wichtig für Frauen ohne Partner oder solche, deren Partner viel auf Reisen sind; vielleicht die Notrufnummer deiner Klinik oder Hebamme!):

Eine andere junge Mutter, mit der du Hochs und Tiefs teilen kannst:

Vorbereitung auf die
Zeit nach der Geburt

Eine Nachbarin, die dir im Notfall hilft (eine halbe Stunde auf das Baby aufpaßt, während du duschst, oder dich ins Krankenhaus fährt):

_____

Jemand, der dir nahesteht und an den du dich wenden kannst, wenn du wirklich deprimiert bist oder eine Panikattacke bekommst. (Es sollte jemand sein, bei dem du dich gut aufgehoben fühlst und der vielleicht auch etwas von Postnatalen Depressionen versteht.)

_____

Orte, wo du zusammen mit dem Kind hingehen kannst, wenn du einfach raus mußt (Parks, die Wohnung einer anderen jungen Mutter):

_____

_____

Einige Ideen zu diesem Thema findest du in: *Tu dir gut während der Schwangerschaft.* Den »Nach der Geburt«-Kapiteln und *Wie kann ich mir denn guttun, wenn ich kleine Kinder habe!*

Dinge, die du tun willst, um dir in den ersten Tagen nach der Geburt gutzutun. (Mach ganz konkrete Angaben!)

_____

_____

Folgende Dinge solltest du noch zusätzlich sammeln und sie zusammen mit deiner Liste in einen Ordner legen:

- Adressen von Restaurants, die Menüs ins Haus liefern;

- einen Nachtdienstplan der Apotheken an deinem Ort. Auch in Krankenhäusern oder Taxi-Zentralen kannst du erfahren, welche Apotheke Nachtdienst hat.

- Schreib dir die Telefonnummern von verschiedenen Taxi-Zentralen oder einem Nachbarn mit Auto auf, falls du keines hast.

- Leg alle Notrufnummern in die Nähe des Telefons, auch die Büronummer deines Partners oder deiner besten Freundin.

Allgemeine Vorbereitungen

Wenn irgend möglich, solltest du jemanden fürs Grobe anheuern. Drei bis vier Monate lang so etwa alle zwei Wochen, das ist Spitze. (Nein, Spitze wäre täglich und für immer! Aber alle zwei Wochen für einen begrenzten Zeitraum ist realistisch.)

Vereinfache die Arbeitsabläufe in deinem Haushalt, so weit es geht. In den ersten Monaten kann sogar das Gießen der Pflanzen zu anstrengend sein. Schau dich um: Was raubt dir zusätzlich Zeit und Energie? Kannst du den Schnickschnack vielleicht einfach aus dem Weg räumen? Deine Pflanzen bei einer Freundin in Pflege geben? Tu alles weg, was du gewöhnlich fast zwanghaft geradezupfst oder abstaubst.

Wenn dein Partner während der ersten Wochen bei dir zu Hause bleibt, kommt der große Einbruch vielleicht, wenn er wieder arbeiten geht. Möglicherweise verschwinden alle Helfer etwa zur selben Zeit, und die Koliken schlagen gerade dann zu, wenn deine Erschöpfung einen Gipfelpunkt erreicht hat. Setz deine Hilfstruppen klug ein, indem du sie in der ersten Woche weniger in Anspruch nimmst, aber dafür mehr in der dritten. Engagiere jemanden − möglicherweise eine Haushaltshilfe −, der dir in den ersten beiden Wochen, nachdem dein Partner wieder an den Arbeitsplatz zurückgekehrt ist, täglich ein paar Stunden hilft. Du kannst natürlich auch einfach davonlaufen und dich dem Zirkus anschließen. (Entschuldige, meine Kleine brüllt gerade, während ich diese Zeilen schreibe.) Und sag allen Freunden und Verwandten Bescheid, daß du in den ersten beiden Wochen genügend Hilfe hast, aber danach jede liebevolle und helfende Hand gebrauchen kannst. Sag ihnen ruhig: »Bitte verschwindet nicht einfach, weil ihr glaubt, wir möchten alleine sein.« Möglicherweise möchtet ihr das in den ersten Tagen und Wochen ja wirklich. Später kann sich das Alleinsein leicht zur Isolation auswachsen.

Sorg für emotionale Unterstützung

Dein Wunsch, jemanden zu haben, der dir aufmerksam und verständnisvoll zuhört, verschwindet nicht einfach, wenn das Baby auf der Welt ist. Ganz im Gegenteil, er nimmt dramatisch zu. Doch die meisten Menschen konzentrieren sich dann ganz auf das Baby und vergessen die Mutter dabei. Und dies führt dazu, daß du, obwohl du gleichzeitig auch

stolz bist, dich vergessen und verlassen fühlst und deshalb wütend bist.
Sorg deshalb schon jetzt für emotionale Unterstützung.

Bitte deine Familie und deine Freunde, vor allem solche, die weit weg
wohnen, dir liebe Kartengrüße zu schicken. Karten, auf denen steht, daß
alles gut wird und du deine Sache super machst. Sag ihnen, daß das nichts
Besonderes sein muß, daß du einfach nur wissen möchtest, daß du selbst
für sie immer noch zählst.

Frag ein oder zwei Freundinnen, ob sie dich öfter mal anrufen und fragen
könnten, wie es dir, nicht dem Baby, geht. Es ist einfach toll, wenigstens
eine Freundin zu haben, bei der man sich über die unangenehmen Seiten
des Mutterdaseins ausheulen kann, ohne gleich das Gefühl haben zu
müssen, man sei undankbar oder nicht ganz normal.

Wenn du wieder arbeiten möchtest, such dir eine arbeitende Mutter, die
dasselbe gemacht hat und die dich trösten kann, ohne daß du darum
bitten mußt. Erzähl ihr von deinen Ängsten, und sag ihr genau, wann du
wieder anfangen mußt.

Am schönsten sind immer noch Geschenke für die frischgebackene
Mutter! Ich bekam einen pappsüßen Schokoladenkuchen von meiner
Lektorin, eine Pflanze von meiner besten Freundin Barbra, und Blumen
von ein paar sehr lieben Freunden. Ja, es ist wirklich unmöglich, um
Geschenke zu bitten. Also winke nur den Leuten mit dem Zaunpfahl,
von denen du sicher bist, daß sie deshalb nicht beleidigt sind.

LITERATUR UND TIPS

AFS − Arbeitgemeinschaft Freier Bundesverband e.V.,
Postfach 11 12, 76141 Karlsruhe, Tel. 09331/33 94

Bund deutscher Laktationsberaterinnen,
Delpweg 14, 30457 Hannover, Tel./Fax 0511/46 58 49

Bundesverband »Das frühgeborene Kind e.V.«,
Von-der-Tann-Str. 7, 69126 Heidelberg, Tel. 06221/3 23 45

Deutsche Arbeitsgemeinschaft Selbsthilfegruppen e.V.,
Friedrichstr. 28, 35392 Gießen, Tel. 0641/7 02 24 78

La Leche Liga Deutschland e.V.,
Postfach 65 00 96, 81214 München.
Dort kannst du Adresse und Telefonnummer von *La Leche*-Beratungsstellen in deiner Nähe erfahren.

Nationale Kontaktstelle zur Anregung von Selbsthilfegruppen,
Albrecht-Achilles-Str. 65, 10709 Berlin, Tel. 030/8 91 40 19

Geisel, Elisabeth: *Tränen nach der Geburt. Wie depressive Stimmungen bewältigt werden können.* Kösel, 1997. Die Autorin zeigt, wie wir unseren eigenen Ansprüchen und Erwartungen anderer begegnen können, um Depressionen vorzubeugen.

Leach, Penelope: *Die ersten Jahre deines Kindes. Ein Handbuch für Eltern.* dtv, 1993. Mir gefällt, wie dieses Buch aufgebaut ist. Es informiert einfach über alles, vom Füttern allgemein bis hin zur Frage, wie du das Baby zum Trinken bringst.

Lothrop, Hannah: *Das Stillbuch.* Kösel, 1997. Ein Stillbuch auch für Väter, in dem du dich über die neusten Erkenntnisse aus Wissenschaft und angewandter Stillunterstützung informieren kannst. Sehr empfehlenswert!

Zimmer, Katharina: *Warum Babys und ihre Eltern alles richtig machen. Über die ungeahnten Fähigkeiten, die ihnen die Natur in die Wiege gelegt hat.* Goldmann, 1997. Hier geht es um unsere »natürliche Kompetenz« zur Elternschaft, zu kindergerechtem und liebevollem Verhalten.

Eiger, Marrin und Sally Olds: *The Complete Book of Breastfeeding.* Workman, 1987. Ein sehr gutes Buch zum Thema »Stillen«.

Hughes, Kathleen: *The Nursing Woman's Companion.* Harvard Common Press, 1990. Ein ausgezeichnetes, allseits empfohlenes Buch übers Stillen.

Nathanson, Laura Walther: *The Portable Pediatrician for Parents.* HarperCollins, 1994. Ein prima Panikhelfer. Hilft auch, sich auf Kommendes einzustellen.

Noble, Elizabeth: *Having Twins.* Houghton Mifflin, 1991. Schwangerschaft mal zwei.

Eine Reise ins Land des Segens für Mutter und Kind

Was du dazu brauchst:

Magische Musik, der du dich stark verbunden fühlst und die du auch während der Geburt hören kannst.

Ein paar Frauen, die zu dir halten.

Ein privater Raum, im Haus oder im Freien, wo eure Gruppe bequem im Kreis sitzen kann.

Beachte: Es werden noch mehr Dinge gebraucht, aber ich habe sie unter »Was du für dich tun kannst« aufgeführt, damit du nicht alles schon im voraus weißt, wenn deine Freundinnen dich damit überraschen wollen.

Tu das:

- Am besten vier bis sechs Wochen vor deinem Geburtstermin.

- Wenn du dich alleine fühlst und nicht auf Bräuche oder die Unterstützung anderer Frauen zurückgreifen kannst.

- Wenn du am liebsten eine ganze Gruppe Freundinnen bei deiner Geburt dabei hättest.

- Wenn du Kontakt mit dem Wissen und der Kraft von Frauen aus allen Zeiten aufnehmen möchtest.

Worum geht's?

Wir alle haben Angst vor der Entbindung. Wir wissen, daß Abermillionen von Frauen diese Schwelle schon erfolgreich überschritten haben, um Mütter zu werden. Aber wie können wir dieses Wissen in uns lebendig halten, vor allem während der Wehen? Wir wissen, daß viele Menschen uns lieben und uns das Beste wünschen. Aber wie können wir uns in diese Liebe einhüllen, uns immer daran erinnern? Mach sie zum Fundament, indem du die Kraft des Rituals zu Hilfe nimmst und die Unterstützung einer Gruppe von Frauen, die du selbst auswählst.

Diese rituelle Reise soll dir eine entspannende, phantasievolle, liebevolle Erfahrung vermitteln, die dir während der Wehen und in den ersten Monaten des Mutterdaseins Mut macht. Wenn du möchtest, daß dieses Ritual für dich eine Überraschung wird, dann beauftrage ein oder zwei enge Freundinnen damit, es zu leiten. Gib ihnen dieses Buch, und lies selbst nur bis zum Abschnitt »Was du für dich tun kannst«. Sag deinen Freundinnen auch Bescheid, wenn du dich an der Planung beteiligen möchtest. Du kannst das Ritual nämlich nicht selbst leiten; du mußt dich entspannen und es geschehen lassen. Stell mit deinen Freundinnen eine Liste der Frauen zusammen, die daran teilnehmen sollen.

Wenn es wirklich unmöglich ist, das Ritual in der Gruppe zu vollziehen, dann nimm den Meditationsteil der Zeremonie mit einem Kassettenrecorder auf. Schaff dir einen »heiligen« Ort, und ändere das Ritual ab, so daß du es allein durchführen kannst. Du kannst diese Zeremonie auch mit einer Babyparty verbinden.

Was du für dich tun kannst:

Lies hier bitte nicht weiter, wenn du möchtest, daß dies eine Überraschung wird.

Dieses Ritual wurde ursprünglich von Randi Ragan und mir für Kristina Coggins und unsere Gruppe »Frauen und Spiritualität« geschaffen.

Vorbereitung

Zur Vorbereitung müssen Einladungen verschickt, das nötige Material gesammelt und der Raum so eingerichtet werden, daß er ruhig und bequem ist. Lies die Beschreibung der Zeremonie, und mach dich mit dem Ritual vertraut. Bei unseren späteren Ritualen gab es noch zusätzliche Teile. Jemand las ein Gedicht über die Geburt, eine Schwangere einen Brief an ihr ungeborenes Kind vor. Eine andere legte ein Gelöbnis für ihr Baby ab. Alle Frauen sprachen über ihre Geburtserfahrungen, auch über solche mit schöpferischen Projekten.

Die Einladungen, die verschickt werden, sollten den Geladenen vielleicht vermitteln, worum es geht und was sie mitbringen sollten. Hier ist ein Beispiel:

Du bist eingeladen, an einer Segenszeremonie teilzunehmen, die Jennifer und Randi für Kristina und ihr ungeborenes Baby halten. In dieser Zeremonie werden wir für Kristina singen und meditieren. Wir bieten ihr unsere Unterstützung an und bringen dem Baby Geschenke. Die Zeremonie soll entspannend sein und verlangt eine gewisse Beteiligung

Eine Reise ins Land des Segens für Mutter und Kind

deinerseits. Wir hoffen sehr, daß du teilnehmen kannst! (Wenn du Fragen hast, wende dich direkt an uns. Kristina weiß von nichts!)

Bring bitte ein symbolisches Geschenk mit, in dem sich die Qualität ausdrückt, die du dem Baby ins Leben mitgeben möchtest. Zum Beispiel eine Feder als Symbol für spirituelles Leben. Oder einen kleinen Spiegel als Bild für Aufrichtigkeit sich selbst gegenüber. Es geht hier nicht um Geld, sondern um Wünsche auf nicht-materieller Ebene. Bitte bring außerdem ein Kissen oder einen Klappstuhl zum Sitzen und eine Kerze mit.

Es ist gut, wenn die Gruppe sich 15 bis 30 Minuten trifft, bevor die Schwangere eintrifft. Ihr könnt dann alles, was ihr tun müßt, einmal kurz durchgehen.

Außer den Sachen, die die Frauen mitbringen, braucht ihr noch:

- ein paar Kissen und zwei bequeme Decken,

- eine Haarbürste,

- eine Trommel oder Rassel,

- entspannende Ritualmusik,

- eine Schüssel voll Wasser (mit Kräuterauszügen) und einen Waschlappen,

Für passende Musik, siehe: *Literatur und Tips*

- ein Lied deiner Wahl – eine Kopie vom Text für jede Teilnehmerin.

Bereite den Ort vor, indem du die Kerzen anzündest, Salbei verbrennst oder Duftöle verdampfst. Leg entspannende Musik auf. Die Frauen versammeln sich am besten im Kreis um die Schwangere, die in der Mitte sitzt oder liegt. Die Kerzen der Teilnehmerinnen sollten dort im Halbkreis aufgestellt werden, wo vermutlich ihr Kopf liegen wird.

Der Beginn der Zeremonie

Wenn die Teilnehmerinnen kommen, weise ihnen ihren Platz im Kreis zu. Ihr Geschenk, die Kerze und das Kissen behalten sie zunächst bei sich.

Geh mit ihnen das Ritual durch und sag ihnen, was ihre Aufgabe dabei ist und welches Stichwort du ihnen geben wirst. Diese Stellen sind im Text mit einem Sternchen ★ markiert. Es sind folgende:

- Das Lied singen. Es wird so oft wiederholt, bis du das Zeichen zum Aufhören gibst.

- Die durch das Ritual geehrte Frau waschen. Nacheinander waschen alle Frauen Gesicht und Hände der schwangeren Freundin und wiederholen dabei eine Affirmation. (Beispiele findest du weiter unten. Du kannst dir natürlich auch selbst welche ausdenken.)

- Der Schwangeren die Hände auflegen. Jede Frau legt ihr die Hände auf, und zwar nacheinander an Stirn, Schultern, Bauch, Knien oder Füßen. Stellt euch dabei vor, daß von euch heilende, stärkende, ermutigende Energie auf sie übergeht.

Außerdem sollte eine Frau die Trommel schlagen oder die Rassel schütteln, wenn du es ihr anzeigst.

Schalte die Musik ein, sobald die schwangere Freundin kommt, und bitte sie, ihren Platz in der Mitte des Kreises einzunehmen.

Die Reise

»Wir sind heute hier, um ein wunderbares Ereignis, eine tiefgreifende Veränderung zu feiern. Unsere Freundin (Name) nimmt aktiv teil am Schöpfungsgeschehen. Schließen wir nun alle die Augen. Wir atmen tief ein und aus. (Pause) Komm in dein Zentrum. Erlaubt euch selbst, ruhig zu sein. Es gibt keinen Ort, an dem wir sein müßten, außer diesem. Es gibt nichts zu tun außer dies eine: unsere Freundin zu ehren. (Pause. Denk auch du daran, tief durchzuatmen und dich zu entspannen.) Stellt euch einen Lichtkreis in eurer Lieblingsfarbe vor, der die Gruppe umgibt. (Pause) Und nun stellt euch vor, wie all die Farben ineinanderfließen und uns mit einem prächtigen Regenbogen schützen.« (Pause)

»Um (Name) daran zu erinnern, daß sie es verdient, sich selbst Zuwendung und Aufmerksamkeit zu schenken, vor allem nach der Geburt, bürsten wir ihr nacheinander das Haar. (Name), erlaub dir, dich zu entspannen und diese Aufmerksamkeit anzunehmen.«

»Gibt es etwas, was du uns erzählen möchtest? Über deine Schwangerschaft, deine Gefühle im Hinblick auf die bevorstehende Geburt? Und wie können wir dir in den nächsten Monaten helfen?« (An dieser Stelle kann die so geehrte Frau einen Brief an ihr ungeborenes Kind oder einen Teil ihres Schwangerschaftstagebuchs vorlesen. Und sie kann im einzelnen um Hilfe für die kommenden Monate bitten.)

»Ihr Frauen im Kreis, laßt uns jede etwas Konkretes versprechen. Etwas, was wir nach der Geburt für (Name) tun können.«

»Nun ist es Zeit für die Meditation, für die Reise zu deinen Vorfahren. (Name), leg dich bitte hin und schließ die Augen.« (Helft ihr, daß sie sich bequem hinlegen kann und es warm genug hat.)

»Dies ist eine Reise ins Land der Phantasie. Wir werden zusammen die Energie schaffen, die nötig ist, um (Name) zurückzutragen zu den alten Mysterien. Da wir diese ungewöhnliche, kraftgebende Reise nun miteinander antreten werden, nehmen wir uns nochmals Zeit, in uns hinabzutauchen, immer tiefer und tiefer in unser Zentrum.« (Pause. Entspann dich, und nimm die Energie im Raum wahr. Wenn du sie als zu gespannt oder bruchstückhaft empfindest, mach die Musik etwas lauter, und laß alle noch ein oder zwei Minuten tief durchatmen.)

»(Name), atme ein und aus. Laß dich vom Atem ins Herz deiner innersten Weisheit führen. In diesem Lichtkreis, in diesem Kreis von Frauen, die dich lieben, achten und dir Gutes wollen, bist du absolut sicher. Spür, wie die Erde dich stützt. Erlaub den Spannungen, aus deinem Körper abzufließen. Es gibt nichts zu tun, nichts zu kontrollieren. Laß einfach los. Öffne dich und empfange.« (Sprich langsam und mach dabei viele Pausen. Nimm wahr, wie entspannt sie ist, und ermutige sie, wenn nötig, noch mehr loszulassen.)

»Du reist zurück durch Raum und Zeit. Dein Atem führt dich zurück in eine Zeit, wo das Geheimnis und die Macht der Geburt noch verehrt wurden.« (Laßt euch Zeit!)

»Wenn du soweit bist, findest du dich am Eingang einer Höhle wieder.

Du hältst eine Fackel in der Hand und weißt instinktiv, daß dies die Höhle ist, in der die Frauen deines Stammes all die Mysterien des weiblichen Daseins feierlich begehen: die erste Menstruation, die Vorbereitung auf die Geburt, die Wechseljahre.« (Beschreib, wie der Eingang der Höhle für dich aussieht. Laß deine Phantasie spielen.) »Nimm dir einen Moment Zeit, um dieses Bild in dich aufzunehmen, es real werden zu lassen.« (Pause)

»Wenn du bereit bist, nimm deine Lampe und klettere in die Höhle. Zunächst mußt du durch einen dunklen, engen Gang. Während du ihn durchquerst, steigt die Erinnerung an das Ritual anläßlich deiner ersten Menstruation wieder in dir auf. Deine Mutter, Schwester, Tante hatte dich hierher geführt und dir die Macht des Frauseins erklärt. Du fühlst dich unglaublich sicher und vertraut dort. Es ist aufregend, immer tiefer in die Höhle einzudringen.« (Führe deine Freundin in die Höhle, indem du ihr erzählst, wie es dort aussieht. Vielleicht erblickst du Höhlenmalereien oder Edelsteine, die im Schein der Fackel aufglühen. Alles, was sich »richtig« anfühlt.)

»Nun hörst du schwach das Schlagen der Trommeln, das Singen der Frauen.« ★ (Bedeute der Gruppe, leise mit Singen und Trommeln anzufangen.) »Du gehst auf die Musik zu.« (Pause; hier wird ein paarmal das Lied gesungen.)

»Langsam betrittst du eine weite Höhle, die von Fackeln erhellt wird. In der Höhle haben sich alle Frauen versammelt, die diesen Weg schon vor dir gegangen sind. (Beschreibe Frauen, die deine Freundin hier gerne sehen würde: ihre Mutter, Großmutter, Tanten, die Anwesenden, weise Frauen aus eurer Gegend, unbekannte Vorfahrinnen, die deine Phantasie ihr ausmalt. Paß die Beschreibung ihrer Lebensgeschichte an.) »Diese Frauen heißen dich mit ihrem Lied willkommen. Sie grüßen dich. Die Weisheit, Kraft und Schönheit, die in diesem Raum versammelt ist, tut dir gut, erstaunt dich, rührt dich, schickt Energie und Kraft in deinen Körper.« (Pause)

»All diese Frauen sind heute nacht zusammengekommen, um dich zu ehren und zu segnen, um dir bei der Vorbereitung auf die Geburt zu helfen. Zart waschen sie dich mit geweihtem Kräuterwasser, einem Geschenk der Erde.« ★ (Hier wäscht jede der Teilnehmerin der Schwangeren Gesicht und Hände, während sie eine Beschwörungsformel spricht. Hier sind einige dieser Affirmationen:

Alle Furcht vor der Geburt fällt jetzt von dir ab. Die Geburt wird vollkommen sein.

Alle Furcht vor dem Nicht-Verheilen der Wunden fällt jetzt von dir ab. Dein Körper wird wunderschön verheilen.

Alle Furcht, keine gute Mutter zu sein, fällt jetzt von dir ab. Du wirst gut genug sein.

Alle Furcht, niemals mehr schöpferisch tätig sein zu können, fällt jetzt von dir ab. Du wirst dein eigenes Leben leben.

All deine tiefinnersten Ängste vor der Geburt fallen jetzt von dir ab. Du wirst es schaffen.

Wiederholt im Chor: »Du wirst es schaffen. Du bist stark genug.«

»Die Weisheit und Erfahrung dieser Frauen strömen in Form von Licht aus ihren Händen und segnen dich.« ★ (Hier legen nun nacheinander alle Frauen der Schwangeren die Hand auf und stellen sich vor, wie dabei heilende, liebevolle Energie in den Körper der so Geehrten fließen. Nehmt euch hierfür sehr viel Zeit.)

»Die Kraft aller Frauen sei mit dir.« (An dieser Stelle könnt ihr das Ritual nach euren Wünschen verändern: Welche Hilfe, welchen Segen braucht eure Freundin ganz besonders? Welche Teile ihrer spirituellen Einstellung können eingefügt werden? Beispiele aus früheren Ritualen: ein Gebet, das Bestäuben der Frau mit Mehl, Sprechen über eine frühere Fehlgeburt, eine Gruppenmassage.)

»Du weißt, daß die Energie und der Segen deiner Freundinnen dich in den kommenden Monaten und während der Geburt beschützen und nähren werden. Du weißt, daß du dich nur daran erinnern mußt, um die Stärke, die Aufrichtigkeit und den Mut zu finden, die du brauchst. ★ (Hier gibst du den anderen Frauen ein Zeichen, damit sie nochmals leise das Lied singen.) Verabschiede dich, wenn du möchtest. Wenn du fertig bist, nimm deine Fackel. Im Wissen, daß Weisheit, Stärke und Kraft immer mit dir sein werden, verläßt du die Höhle. (Auch hier beschreibst du die Dinge, die sie auf dem Weg in die Höhle gesehen hat, aber natürlich in umgekehrter Reihenfolge.) Du kommst langsam wieder zurück und erinnerst dich genau an den Segen. Du trägst die Energie der Frauen in dir und weißt, daß du immer auf sie zurückgreifen kannst.«

»Wenn du bereit bist, kommst du in diesen Raum, in diesen Kreis zurück. Du bist bereit, unsere Geschenke und Segenswünsche für dein Baby entgegenzunehmen.«

Die Geschenke

Überreicht ihr nun die Geschenke. Sagt ihr dabei, wofür jedes einzelne steht.

Das Ende der Zeremonie

Vielleicht möchtest du das Ende vorher in der Gruppe besprechen. Ihr könnt ein paar Minuten still dasitzen. Dann bedankt sich jede reihum. Oder ihr singt ein Lied, sprecht ein geleitetes Gebet miteinander, lest ein Gedicht oder ein Zitat über die Geburt vor. Ihr könnt auch rhythmische Musik auflegen, miteinander tanzen und so die intensive Energie dieses Rituals gehen lassen.

Ein sehr schöner Abschluß ist auch eine Party, bei der ihr euch von dem, was eure Gäste zu essen mitbringen, überraschen laßt. Wenn nach und nach alle eintrudeln, geht euer Ritual nahtlos in ein traditionelleres Fest über.

Hauptsache, ihr nehmt euch Zeit, pflegt euren Geist und habt Spaß!

Literatur und Tips:

Iglehart, Hallia Austen: *Weibliche Spiritualität. Traumarbeit, Meditation und Rituale.* Kösel, 1988. In diesem wunderbaren Buch gibt es auch ein Geburtsritual. Du findest darin eine Menge unterschiedlicher Ideen.

Robeck-Krauß, Helga (Hrsg.): *Neun Monate mit dir. Meditationen für Schwangere.* Kreuz Verlag, 1991. Ein sehr einfühlsames Büchlein mit ganz unterschiedlichen Texten rund um die Schwangerschaft.

Musik:
Da gibt es z. B. von Brooke Medicine Eagle »Singing Joy to the Earth« (eine gute Wahl wäre der »Song Ancient Mother«) oder die Earth Dance Singers: »Songs of the Sacred Wheel«. Außerdem die »Ritual Songs« der Colorado Midwives Association (enthält auch ein paar traditionellere Songs).
Bestellen kannst du das alles bei: Ladyslipper, P.O. Box 31 24, Durham, NC 27715, Tel.: 001-800-6 34 15 70. Oder frag im Esoterischen Fachhandel oder einem Frauenbuchladen in deiner Nähe nach.

NACH DER GEBURT:
ÜBERLEBEN UND WACHSEN

TU DAS:

- Vom Zeitpunkt der Geburt an. Und *täglich*.

- Sobald der geliebte, kostbare Engel (manchmal auch: #&$@#) schläft.

- Wenn du seit drei Monaten nicht geschlafen hast.

WORUM GEHT'S?

Nur sehr selten in deinem Leben wird Selbstzuwendung wichtiger sein als im nächsten Jahr.

Niemals in deinem Leben wird es schwieriger sein, etwas für dich zu tun.

Ich kann gar nicht genug betonen, wie wichtig es ist, daß du gut zu dir selbst bist, andere bittest, dich zu unterstützen, und dir selbst die Erlaubnis gibst, diese Hilfe auch anzunehmen. In den ersten Wochen nach der Geburt kann dein Leben davon abhängen: In den ersten beiden Wochen kann es zu ernsten Nachblutungen kommen, und je mehr du dich anstrengst, um so dramatischer steigt diese Gefahr an. Deine geistige Gesundheit hängt ebenfalls davon ab. Pioniere auf dem Gebiet der Forschung zur postnatalen Depression haben herausgefunden, daß die Depressionen stärker sind und länger dauern, wenn die Mutter nach der Geburt wenig Unterstützung erfahren hat. Im umgekehrten Fall tauchen sie oft gar nicht auf. Und auch deine Beziehung zum Baby kann beeinträchtigt werden. Zwar geben viele Menschen mittlerweile zu, daß die allgemeine Fixierung auf den Bindungsvorgang des Säuglings zur Mutter zu weit geht. Aber wenn du Zwillinge hast, dein Baby zu früh oder krank auf die Welt gekommen ist, wenn es ein anspruchsvolles oder schwieriges Baby ist, wie meine Lillian es war, und kein Mensch dir hilft, dann wirst du das Baby manchmal richtiggehend hassen. Und das wird dir wiederum

WAS DU DAZU BRAUCHST:

Leute, die dein Baby hätscheln, dir leckere Sachen zum Essen bringen, liebevolle Kärtchen und Aufmerksamkeiten schicken.

Möglichst tragbare, bereits fertige Annehmlichkeiten wie Fliederseife, Vollkorncracker, ein Abspielgerät mit Gregorianischen Gesängen und dazu eine Hollywood-Schaukel auf der Veranda oder im Garten.

Einen bequemen Platz zum Stillen.

Die Überzeugung, daß du, um deinem Kind guttun zu können, dir selbst Gutes tun mußt.

die heftigsten Schuldgefühle und Selbstanklagen einbringen, die du dir nur vorstellen kannst. Wie kannst du diesem unschuldigen, wunderbaren Wesen nur negative Gefühle entgegenbringen? Darüber hinaus kann deine Wahrnehmung von dir selbst als Mutter leiden. Zu wenig Schlaf macht aus jedem Menschen ein unfähiges, unliebenswürdiges Monster. Als Lillian erst einen Monat alt war, war ich fest davon überzeugt, daß sie meinen Mann lieber mochte als mich! Und außerdem wirst du im ersten Jahr der Mutterschaft unweigerlich herausfinden, daß du dich sehr schnell krank, müde und ausgelaugt fühlst, wenn du deinen Bedürfnissen nicht genügend Aufmerksamkeit schenkst. Und wenn du erst soweit bist, fällt dir die Erholung wieder schwerer, weil du ein kleines Kind hast, um das du dich kümmern mußt. Begib dich erst gar nicht in diesen Teufelskreis!

Und trotzdem kommt es vor, daß man diese Botschaft überhört und sich selbst sogar die grundlegendsten Wünsche nicht erfüllt. Weshalb? Weil du von diesem winzigen Menschen in deinem Arm so bezaubert bist. Weil dich die Unmenge Arbeit, die dieses Wesen macht, fast erschlägt. Weil sich alles nur um das Baby dreht. Weil Gefühle von Schuld, Unvollkommenheit und das Streben nach Perfektion dich quälen. Oder weil es einfacher und vertrauter ist, sich selbst zu verleugnen. *Fast jede Frau findet es einfacher, die eigenen Bedürfnisse zu verleugnen und sich um andere zu kümmern.* Ich hoffe, daß ich dich überreden, überzeugen, ja dazu zwingen kann, dir selbst Aufmerksamkeit zu schenken. Auf diese Weise kannst du Krankheiten, Depressionen und Zorn vorbeugen und kannst verhindern, daß sich in dein Leben als Mutter ein äußerst kraftraubendes Muster einschleicht: Mami kommt zum Schluß, Mami zählt nicht, Mami verschwindet von der Bildfläche.

Zunächst geht es um das rein körperliche Sich-Erhalten. Im nächsten Abschnitt wenden wir uns dann den erstaunlichen, ja manchmal sogar erschreckenden emotionalen Veränderungen zu, die du durchmachst.

Was du für dich tun kannst:

In den ersten Wochen

Während der ersten zwei Wochen gilt: Ruh dich aus, döse, laß los, mach einen Winterschlaf und entspann dich, so weit du kannst. Genau, *zwei* Wochen lang. Es gibt sicher tausend Gründe, weshalb du dein gewohntes Leben wiederaufnehmen kannst, sollst, mußt. *Widersteh* diesem Verlangen! Öffne dich und nimm Hilfe an, wenn du nicht als ausgebranntes Wrack enden willst. Vielleicht bist du nervös, weil du dich zu sehr zu Hause angebunden fühlst. Versuch, das anders zu sehen. Denk an all die anstrengenden, geschäftigen Zeiten in deinem Leben, wo du für zwei Wochen zu Hause alles gegeben hättest. *Rühr dich nicht vom Fleck.* Auch wenn du vor Energie zu platzen scheinst und allen dein wunderschönes Baby zeigen möchtest. Er oder sie wird in zwei Wochen noch genauso toll sein. Und für euch beide ist es sehr viel besser, wenn du langsam machst. Eine Geburt ist keine Krankheit. Du mußt also nicht im Bett bleiben (obwohl die Idee wirklich reizvoll ist), aber gerade in dieser Zeit ist es unglaublich einfach, sich zu überfordern, zu überanstrengen und sich selbst in die schönste Depression zu treiben. Das willst du doch sicher nicht.

Wenn deine Schamgegend noch wund ist, helfen Sitzbäder ganz wunderbar. Nimm drei Tage lang täglich eines, vor allem wenn du eine Vaginalgeburt hattest.

Du hast dich natürlich darum gekümmert, daß irgend jemand dir und deiner Familie nahrhafte, köstliche Gerichte vorbeibringt. Du wirst so richtig gefräßig sein. Genieß es. *Denk nicht eine Minute an dein Gewicht.* Dieses Thema ist tabu. Oder wie eine Freundin sagte: »Geh da nicht rein!« Sprich: Laß deinen Geist nicht in das vertraute Verlies des Schlankheitswahns abstürzen. Wenn nötig, kannst du ja die Spiegel im Bad und im Schlafzimmer mit Tüchern zuhängen. Steig auf keinen Fall auf die Waage! Denk daran, daß du gerade erst geboren hast. Dein Körper hat ein Kind ausgetragen und mit ihm hart dafür geschuftet, daß es auf die Welt kommen konnte. Du solltest ihn feiern (oder wenigstens nicht mißbrauchen)!

Bring ein Schild an deiner Tür an mit einer Aufschrift wie dieser: »Wir sind die stolzen Eltern von Sam, 7 Pfund und 300 Gramm. Wir freuen uns, daß Sie uns besuchen kommen. Unser/e Doktor/Hebamme hat

Siehe: Wie man angemessen um Hilfe bittet und sie auch annimmt; außerdem: *Vorbereitung auf die Zeit nach der Geburt*

Siehe *Anhang: Kräuter, Öle und andere natürliche Wohltaten.* Dort findest du Anweisungen und Rezepte für Sitzbäder.

jedoch verordnet, daß Besuche nicht länger als 15 Minuten dauern, damit wir uns ausruhen und unser Baby besser kennenlernen können. Da wir unsere Freude über das Baby gerne mit Ihnen teilen wollen, halten wir einen kurzen Besuch für einen guten Kompromiß.« Die Hebammen von Santa Barbara schreiben auf ihre Schilder noch: »Es wäre sehr nett, wenn Sie uns helfen könnten, bevor Sie gehen. Sie könnten z. B.: leise den Abwasch erledigen, die Wäsche mitnehmen, die Pflanzen gießen oder sonst irgend etwas tun, was Ihnen Spaß macht.« (»Aber ich kann doch Tante Hedwig, die extra den ganzen Weg von Frankfurt bis hierher gekommen ist, nicht bitten, nur 15 Minuten zu bleiben?« Das Beste wäre, wenn du sie davon abbringen könntest, gleich als erste zu kommen. Wenn das nicht geht, gib ihr 30 Minuten, und zieh dich dann ins Schlafzimmer zurück. Zum »Stillen«.)

Nimm einen neuen Ansagetext auf dem Anrufbeantworter auf. Namen, Geburtstag, Gewicht und Größe deines Babys und ein vorsorglicher Hinweis, daß du zur Zeit nicht sofort zurückrufen kannst. Wenn sich jemand für dich um Hilfsangebote und praktische Fragen kümmert, gib Namen und Telefonnummer bei der Ansage an, und bitte die Anrufer, sich mit dieser Person in Verbindung zu setzen.

Laß dich von einer Freundin/einem Freund massieren, oder bestell dir eine/n Masseur/in ins Haus. Eine der von mir befragten Frauen hatte eine sehr schwere Entbindung, die schließlich mit einem Kaiserschnitt endete. Am zweiten Tag nach ihrer Rückkehr aus der Klinik ließ sie sich von einer Masseurin eine Ganzkörpermassage geben, die ihrer Meinung nach »den Heilungsprozeß einleitete«.

Schreib die Geschichte deiner Entbindung auf. Jede Geburtsgeschichte verdient Würdigung. Ein guter Trick dabei ist, sie so zu schreiben, als würdest du sie deinem neugeborenen Baby erzählen. Vielleicht krümmst du dich dabei, heulst, fluchst, lächelst. Das ist ein Teil des Verarbeitungsprozesses. Tu es, bevor deine Erinnerung verblaßt. Erzähl die Geschichte auch. Das Baby in deinen Arm, dieser ganze unglaubliche Härtetest wird realer, wenn du sie einer möglichst großen Menge verständnisvoller Zuhörer schilderst. Wenn es schlimm für dich war, so verringert das Sprechen darüber den Schock. Triff dich mit einer Gruppe von Freundinnen (im Haus einer Freundin, nicht in deinem eigenen, schließlich willst du keine Party geben) ein paar Wochen nach der Geburt, um mit ihnen das »Heilungsritual des aufmerksamen Zuhörens« zu feiern.

Laß dich auf die spirituelle Seite dieser Zeit ein. Meditiere über den Füßen deines Babys, während er oder sie ißt (Babyfüßchen sind das Zentrum Gottes). Denk nicht. Atme nur und laß das Wunder von dir Besitz ergreifen. Notier dir deine Träume. Durch die häufigen Schlafunterbrechungen ist es leichter, sich daran zu erinnern. Tu nichts mit ihnen, laß dir nur einfach einen davon durch den Kopf gehen, wenn du aufstehst, um das Baby zu füttern. Setz dich ins Freie, und fühl den Wind auf deiner Haut, die Erde unter deinen Füßen. Halt ein oder zweimal pro Tag inne, und vergegenwärtige dir das Wunder dieses neuen Lebens und deiner Geburt als Mutter.

Mehr dazu in: *Ich bin ein Körper ohne Hirn: Nach der Geburt*

Stillen oder Fläschchen-Geben beansprucht deinen Rücken. Mach jeden Tag ein paar Dehnübungen. Wenn du ein Konditionsprogramm auf Video hast, mach davon nur die Stretching-Übungen. Laß deine Schultern fallen, entspann dein Kinn, und achte auf deine Haltung, während du fütterst und wenn du das Baby trägst.

Denk an deine Vitamine, vor allem an die Extraportion Calcium. Sie sind jetzt genauso wichtig wie während deiner Schwangerschaft.

Nachtschweiß und Hitzewallungen sind im ersten Monat oder noch länger ein ziemlich verbreitetes Problem. Duftender Körperpuder oder ein Spritzer eines natürlichen Duftwässerchens verhindert, daß du riechst wie ein Dockarbeiter. Auch die Blutungen können unangenehmen Geruch verursachen. Dagegen hilft, jedesmal die Binde zu wechseln, wenn du pinkeln gehst, und die Schamgegend mit einer Sprühflasche zu befeuchten. Auch häufiges Duschen ist hier sehr nützlich. Gegen den Geruch kannst du duftende Körpermilch auf den Schenkeln verreiben.

Jede Mutter, die ich interviewte, gab mir diesen Rat: *Schlaf, wenn das Baby schläft*. Solange das Baby noch nicht da ist, klingt das einfach und unmittelbar einsichtig. Nur – möglicherweise bist du gerade so richtig gut drauf und willst überhaupt nicht schlafen. Oder es fehlt dir nach ein paar Tagen, in denen du diesen Ratschlag beherzigt hast, einfach an Gesellschaft, und zwar von Erwachsenen. Vielleicht bekommst du ja auch viele Anrufe und Unmengen von Besuchern. Es ist so einfach, ja fast unvermeidlich, vor Freude anfangs gar nicht an sich zu denken. Und plötzlich ist man völlig fertig. Du kannst dieser Gefahr begegnen, indem du nur die Hälfte von dem tust, was du normalerweise machen würdest. Wenn du stillst, heißt diese Schlafregel, daß du etwa eine halbe bis maximal zwei Stunden Zeit

Siehe: *Vorbereitung auf die Zeit nach der Geburt*

hast. Angenommen, du sagst dir: »Ich füll bloß mal schnell die Waschmaschine!« Und weiter: »Nur schnell ein paar Geburtsanzeigen fertigmachen.« Dann ist am Ende das Baby plötzlich wieder wach und will trinken. Du solltest dich zumindest im ersten Monat ganz auf dich selbst konzentrieren und dich ausruhen, wenn das Baby schläft. Wenn Ausruhen Schlafen heißt (und das ist häufig der Fall), dann schlaf *sofort*. Wenn du nicht schlafen kannst oder willst, dann kuschle dich ins Bett und lies etwas, das dir guttut. Oder meditiere ein paar Minuten lang. Tu, was immer dir guttut und dich in deine Mitte bringt. Wenn du schon ältere Kinder hast, um die du dich kümmern mußt, denk wenigstens in den ersten beiden Wochen zuerst an dich. Sollte auch dies unmöglich sein, dann reservier wenigstens zwei Babyschlafzeiten, während des Tages und am frühen Abend, für dich.

Wenn du Unordnung beim besten Willen nicht ausstehen kannst, genehmige dir fünf Minuten (nicht mehr!), um dein Schlafzimmer in Ordnung zu bringen. Dann schließ die Tür und tu gar nichts. Denk daran, daß noch niemand an einem unaufgeräumten Badezimmer gestorben ist. (»Außer er rutscht auf dem schlüpfrigen Boden aus!« mault dein innerer Kritiker. Sag ihm, er soll sich trollen. Du hast schließlich gerade geboren!) Mach dir klar, daß du selbst von niemandem, der eine körperlich sehr harte Erfahrung (oder gar eine Operation, wenn du einen Kaiserschnitt hattest) hinter sich hat, erwarten würdest, daß er jedes Buch im Haus abstaubt oder das Bettzeug jede Woche wäscht.

Der beste Rat für die ersten beiden Wochen? *Tu die Hälfte von dem, was du glaubst, schaffen zu können.* Mach langsamer und nimm die Dinge lockerer, als es deiner Ansicht nach nötig wäre. Laß alles sein, was für dein geistiges und körperliches Wohlergehen und für das deines Babys nicht absolut lebenswichtig ist. Diese Zeit kehrt niemals wieder. Denk an dich selbst und dein Baby, und vergiß die Schwiegereltern, die Arbeit und all die Anrufe, die du noch erledigen solltest.

Balsam für die Seele nach der Geburt

Ob du die nächsten Monate überstehst, ohne hemmungslos Schokolade, Wein oder Mittagstalkshows in dich hineinzufressen, hängt ganz davon ab, wieviel Ruhe, Unterstützung und Trostpflästerchen du in dieser Zeit bekommst. Diese Zeit kann eine der anstrengendsten deines Lebens werden − emotional und körperlich. Oder auch nicht! Das hängt von deiner Entbindung, deinem Baby, deiner Hilfstruppe und einer Menge persönlicher und gesellschaftlicher Faktoren ab. Auf jeden Fall wirst du weniger Schlaf und mehr Verantwortung haben als je zuvor. Da tut Ermunterung not! Probier aus, was dich anspricht:

Flüchte für ein oder zwei Stunden in dein »altes Leben«. Mir z.B. fehlte das Herumstöbern in meinem Lieblingsbuchladen, Corey ihr morgendlicher Strandspaziergang. Janet wollte gerne mit ihren Arbeitskollegen zu Mittag essen und wenigstens für kurze Zeit nicht über Stillpläne und Saugreflexe sprechen. Mary hatte ganz einfach Sehnsucht nach ihrem Morgenritual, bei dem sie ihren Tee auf eine ganz bestimmte Art und Weise zubereitete. Tu etwas, das dich in einem dir vertrauten Bereich verankert, und sei es auch nur für ein paar Minuten.

Geh in einen Kurs für Rückbildungsgymnastik. Hier wird häufig auch Babysitting angeboten. Dorthin kannst du auch gehen, wenn dein Baby nicht aufhört zu schreien und du aus dem Haus möchtest, ohne Gefahr zu laufen, lauter scheele Blicke zu ernten. Durch die Übungen verbessert sich deine Einstellung zu deinem Körper wieder und außerdem, und das ist am wichtigsten, triffst du in diesen Kursen andere erschöpfte Mütter. (Geh auch hin, wenn du nicht gesellig bist und keine neuen Freunde finden möchtest. Die Gesellschaft wird dir guttun.)

Manchmal ist es deprimierend, mit anderen Müttern zu reden. Sie scheinen sämtliche Antworten parat und keinerlei Probleme zu haben. All das, worunter du leidest, seien es nun Koliken, eine Frühgeburt, Geschwisterrivalität oder ein völlig desinteressierter Partner, macht ihnen angeblich gar nichts aus. Hör ihnen höflich zu, bevor du sie stehen läßt und deinen boshaften Zwilling zu Wort kommen läßt: »Mein Baby schläft nicht, weil es genial ist. Ihr Baby wird höchstens mal Hamburger bei McDonalds braten. Hast du seine Schweinsäuglein gesehen?« (Ja, ja, ich weiß: Frauen sollten zusammenhalten, aber manchmal ist so ein privater Ausbruch von Boshaftigkeit unumgänglich.)

Einmal pro Woche kann dein Partner das Kind nachts füttern. Wenn er auf so fadenscheinige Ausreden wie die Arbeit, für die er frisch und munter sein müsse, zurückgreift, dann teil ihn für das Wochenende ein. Wenn du stillst, kannst du abpumpen. Such dir in dieser Nacht einen Schlafplatz weit weg von Mann und Kind. Ein anderes Zimmer, ein Zelt im Garten. (Wenn du jetzt lachst, dann weißt du noch nicht, was zu wenig Schlaf wirklich heißt). Wenn du alleinerziehende Mutter bist, dann bitte eine Freundin, dir zu helfen, oder besorg dir eine Kinderschwester für die Nacht. Vier bis acht Stunden ununterbrochen zu schlafen ist das beste Heilmittel.

Lies Bücher von Frauen, die über ihre Erfahrungen als Mütter schreiben.

Oft läßt uns nur die Rückkehr zu alten, weniger tollen Trostpflästerchen den Tag oder die Nacht überstehen. Die erste Wahl für alle Mütter, überall auf dem Erdball, ist dabei das Essen, und das nicht ohne Grund. Während der Schwangerschaft hast du dir vielleicht zum ersten Mal in deinem Leben als Erwachsene erlaubt, einfach zu essen, was du willst. Und das bekommt man nur sehr schwer wieder in den Griff. Vor allem da man in der Stillphase ohnehin einen enormen Appetit entwickelt. Essen ist ein sehr wirksamer Puffer, der dir hilft, die Ecken und Kanten deines inneren Aufruhrs zu entschärfen. Essen beruhigt. Es stellt vielleicht eine der wenigen Freuden dar, die dir in der Isolation der Sorge für ein Neugeborenes noch bleiben. Und es gibt emotionale Unterstützung, die dich erhält, wenn du nichts mehr zu geben hast. Was ich dir rate? Streich das D-Wort (Diät) aus deinem Wortschatz, bis du dein Leben wieder mehr in der Hand hast. Das dauert etwa ein Jahr oder noch länger. Wenn du stillst, sind Diäten sowieso verboten, weil sie die Milchbildung beeinträchtigen. Iß möglichst gesund, aber setz dich nicht mit anderen Dingen unter Druck. Wenn du früher schon mit dem Essen Probleme hattest, dann sprich mit einem Berater darüber. Gönn dir eine Pause: Dies ist vielleicht eine der schwierigsten Zeiten in deinem Leben. Wenn du erst wieder genügend Schlaf bekommst, hast du genug Zeit, dich um deine Figur zu kümmern. Verschwende nicht kostbare Energie darauf, dich fertigzumachen.

Sag laut einige Affirmationen für dich und das Baby, wenn du die Windeln wechselst: »Ich bin die beste Mutter für mein Kind« ist mein Lieblingssatz, vor allem wenn ich mich gerade völlig unfähig fühle. »Als Mutter und Mensch wachse ich jeden Tag.« Oder: »Tue ich mir selbst gut, tue ich auch dem Baby gut.« Und: »Alles ist gut.« Würge deinen inneren Kritiker nicht ab, wenn er loslegt. Hör höflich zu, ohne dich hineinziehen zu lassen, damit du verstehst, wie bereitwillig du dich fertigmachst. Und gib dann weiterhin dein Bestes.

Die meisten Frauen empfinden bei ihrer letzten Nachuntersuchung Trauer wie bei einem Verlust. Viele Frauen vermissen das Besondere der Schwangerschaft. Außerdem ist es einfacher, sich um das Baby zu kümmern, solange es noch im Mutterleib ist. Nimm dir ein wenig Zeit, um dir diese Veränderung bewußtzumachen. Gönn dir einen Tee im Straßencafé. Vertrau deinem Tagebuch an, wie du dich fühlst. Wenn du keinen Babysitter findest, binde dir dein Baby vor den Bauch, und mach einen Spaziergang, um dich von deiner Schwangerschaft zu verabschieden.

Tips zum Stillen

Wenn du dich fürs Stillen entschieden hast, *gib nicht auf.* Sehr, sehr viele Frauen betonten, wie wichtig es sei, dranzubleiben. Versuch es immer wieder. Es ist die Sache wert. Und in den meisten Fällen wird es immer einfacher. Außerdem ist es nicht nur gut für die Gesundheit deines Kindes. Es kann auch für dich eine tiefgehende seelische Erfahrung werden, bei der du dazu noch Zeit und Geld sparst.

Denk daran: Stillen ist eine Kunst. Es will erlernt sein, und du brauchst dazu Zeit und Übung. Manchmal dauert das ein bis zwei Monate. Laß den Mut nicht sinken. Du bist keine Fehlkonstruktion von Mutter Natur. Es ist ganz normal, daß du es persönlich nimmst, wenn das Baby die Brust nicht will oder damit Schwierigkeiten hat. Leg es für ein paar Minuten ab, und sag dir in deinem ruhigsten Ton: »Mir mir ist alles in Ordnung. Ich bin eine gute Mutter. Das Baby haßt mich nicht.« Und dann ruf jemanden an, der dir helfen kann (siehe unten). Darüber hinaus such dir eine andere Mutter, die beim Stillen Probleme hatte. Bemitleidet euch gegenseitig bei einem Glas Wein oder einem Karameleisbecher.

Der beste Rat für stillende Mütter: Wenn du Schwierigkeiten hast, egal welcher Natur, sprich *sofort* mit einer Laktationsberaterin. (In manchen Kliniken gehört sie zum Stammpersonal.) Wenn du keine kennst und mitten in der Nacht Probleme bekommst, ruf deine Hebamme oder deine Geburtsklinik an. Versuch nicht, alle Probleme allein durchzustehen. Häufig mußt du nur lernen, wie du dein Kleines richtig anlegst, und die Welt sieht gleich ganz anders aus.

Im Durchschnitt verbringt eine Mutter 1000 Stunden mit dem Stillen

Siehe: *Vorbereitung auf die Zeit nach der Geburt: Vorbereitung aufs Stillen.* Dort erfährst du, wie du jemanden findest, der dir beim Stillen hilft.

ihres Kindes. Richte dir also einen Stillplatz mit einem sehr gemütlichen Sessel ein. Deine Füße sollten auf dem Boden ruhen (oder auf einem Hocker) und dein Rücken gut gestützt sein. (Ein solider Schaukelstuhl ist in diesem Falle sein Geld wert.) Sehr nützlich ist auch ein U-förmiges Nackenkissen, auf dem dein Arm und das Baby liegen. Du steckst dir das U unter dem Arm, mit dem du das Baby hältst, um die Taille. Sehr angenehm (wenn auch ein wenig aufwendig) ist ein Servierwagen neben deinem Sessel. Dort stellst du das Telefon ab, einen Wasserkrug, ein Glas (oder eine Sportler-Trinkflasche mit beweglichen Strohhalm), die Fernbedienung des Fernsehers, ein Spucktuch zum Über-die-Schulter-Legen, Bücher, Zeitschriften, Snacks, die du aus der Hand essen kannst, eine Babynagelschere (die Stillzeit ist die beste Zeit dafür) und Lippenbalsam für Mama. Der Serviertisch sollte auf der Seite deiner freien Hand stehen. Wenn du die Seite wechselst, wandert das Tischchen einfach mit. Anfangs hast du vielleicht noch gar keine freie Hand, aber mit der Zeit legt sich das. (Vor allem in den ersten Wochen ist so eine Anordnung ungeheuer praktisch. Du kannst natürlich überall stillen. Achte nur darauf, daß du eine gute Rückenstütze und genügend Flüssigkeit zur Hand hast.)

Stillen ist eine erstklassige Gelegenheit zur Selbstfürsorge. Geh in der Stille auf. Bewundere das vollkommene Gesicht deines Babys. Sieh, wie es wächst und gedeiht, weil dein Körper es nährt. Lies mit lauter Stimme eine Erzählung oder ein Gedicht. Hör dir ein Buch auf Band an. (Du findest so etwas in deiner Bücherei oder im Video-Shop.) Schau einen alten Film an. (Ich hasse Fernsehen, aber in den ersten Monaten ist ein Kabelanschluß wirklich eine gute Idee. Du kannst dir auch einen deiner Lieblingsfilme ausleihen und ihn immer wieder in Ausschnitten ansehen, während du stillst.) Meditiere auf das Geräusch, das dein Baby beim Saugen macht. Hör dir eine Phantasiereise auf Band an, eine Late-Night-Talk-Show oder indianische Flötenmusik (mit Kopfhörern, wenn es schon spät ist). Dein Kassettengerät sollte immer in der Nähe stehen. Laß deinen Geist umherschweifen und nimm deine Gedanken auf. Entspann dich, während deine Hormone tanzen.

Siehe: *Wie du nach
der Geburt von deinem
Partner die Zuwendung
erhältst, die du
brauchst!: Revierver-
halten*

Bezieh beim Stillen deinen Partner ein. Laß das Baby zwischen euch im Bett liegen, während du es fütterst. Wenn es ihm gefällt, kann dein Partner ihm während des Stillens den Rücken streicheln und die Beinchen massieren. Oder noch besser: Er massiert deine Füße und kitzelt deinen Rücken! Er kann es zum Bäuerchen hochhalten, davor oder danach die Windeln wechseln, es beruhigen und ins Bettchen legen. Daß du stillst, heißt nicht, daß du für das Baby *allein* verantwortlich bist.

Sicher wünschst du dir manchmal, du könntest deine Brüste abnehmen und sie jemand anderem überreichen, der damit das Kind füttert. Mimi, die Mutter von Molly, drückte das in ihrer taktvollen Art so aus: »Du bist bloß ein Titten-Anhängsel.« Dankbarkeit und Freude mischen sich mit dem Gefühl, in der Falle zu sitzen. Üb einfach Hingabe. Fluch ruhig ein bißchen. Wenn du einen Partner hast, dann dreh dich zu ihm um und sag: »Diesmal stillst du sie!« (Humor ist, wenn man trotzdem lacht.) Pump eine Flasche voll Milch ab, so daß du eine Sitzung überspringen und ins Kino gehen kannst. Oder schlafen.

Tröste dich, wenn du nicht stillen kannst

Nicht stillen zu können oder auch nur Probleme damit zu haben kann sich verheerend auf deine Psyche auswirken. Heutzutage glaubt man allgemein, daß Mütter, die nicht stillen, Rabenmütter sind. Du glaubst vielleicht, daß dein Körper dich im Stich gelassen hat. Du fragst dich, ob die Beziehung, die du zu deinem Kind aufbaust, stark genug ist. Schon wenn dein Kinderarzt dem Baby noch zusätzliche Nährstoffe verschreibt, kommt dir das vor, als säße deine Weiblichkeit auf der Anklagebank. Viele Frauen und viele Babys haben Probleme beim Stillen. Das ist ganz normal. Noch schwieriger ist es, wenn du Brustkrebs hattest und eine Brust oder ein Knoten entfernt werden mußte.

Aber gleichgültig, was du jetzt denkst oder empfindest, bitte denk daran: *Dein Baby wird keinen bleibenden Schaden davontragen, wenn du nicht stillen kannst.* Wenn du aber gerne stillen möchtest und Schmerzen hast oder nicht die Unterstützung erfährst, die du bräuchtest, dann konsultiere zuerst jemanden, der dir helfen kann, bevor du ganz aufgibst.

Stillen ist wunderbar fürs Baby. Das wissen alle. Aber niemand spricht darüber, welche Auswirkungen es auf dich als Mutter haben kann: Wie es einen auffressen, einsperren, seelisch aufreiben kann. Es können dabei die unterschiedlichsten Probleme auftauchen:

- Ein verwirrendes Gefühl von Abhängigkeit während des Stillens. Oder Erinnerungen und seelische Eindrücke, die du jahrelang verdrängt hast.

- Ärger, wenn es nicht perfekt klappt oder dein Baby es nicht schafft, die Brustwarze zu finden. Du fühlst dich möglicherweise abgelehnt, weil dein Baby schläfrig ist oder sich mit dem Nuckeln schwertut. Ärger, Wut und Frustration über ein Kind, das nicht saugen will oder kann, und die enormen seelischen und körperlichen Veränderungen nach der Geburt führen häufig dazu, daß du dir vorkommst wie ein Schmutzfink.

- Ungenaue Anleitungen, wenn du das Stillen lernst. In Stillkursen sieht das oft ganz leicht aus. Und niemand bereitet einen auf die ganz persönlichen Probleme dabei vor. (Mir z. B. sagte niemand, daß es ganz in Ordnung ist, wenn Lillian bei einer Sitzung immer nur eine Brust will. In den ersten sechs Wochen trank sie ohnehin nur auf der linken Seite.)

- Nicht genug Zeit. Wenn du andere Kinder hast, kann es schwierig sein, genügend Zeit für das Stillen zu finden. Außerdem werden die älteren Kinder deshalb oft eifersüchtig.

- Die Schwierigkeiten, wenn du wieder arbeiten gehst. Dies stellt für fast jede Frau ein Problem dar. Nur an wenigen Arbeitsplätzen gibt es Zeit und Gelegenheit, Milch abzupumpen. Und auf der Damentoilette ist es oft schwierig, die Milch zum Fließen zu bringen. Du steckst gerade mitten in der Arbeit und spürst deine Brüste kribbeln. »Oh, schon wieder keine Zeit zum Pumpen. Aber jetzt bin ich gerade so schön drin.« Und versuch bloß mal, dich mitten in einer Besprechung abzumelden mit einem: »Entschuldigen Sie, meine Damen und Herren. Ich muß Milch abpumpen.«

- Die Scheu, vor anderen zu stillen. Und das Gefühl, gerade deshalb immer zu Hause sitzen zu müssen. Wenn du ohnehin schon unter Isolation und depressiven Verstimmungen leidest, kann dies das Faß zum Überlaufen bringen.

- Sexuelle Erregung. Auch das ist völlig normal, auch wenn es ziemlich verwirrend ist, vor allem wenn du sexuell mißbraucht wurdest oder deiner Sexualität zwiespältig gegenüberstehst.

- Ein eifersüchtiger und wenig hilfsbereiter Partner. Vielleicht denkt er, daß Stillen ein bißchen verrückt sei, etwas für »Hippies«. Oder er/sie möchte mit dir eine Reise machen und euer altes Leben ohne große Änderungen wiederaufnehmen.

- Das überwältigende Bedürfnis, wieder ganz du selbst zu sein. Ein eigenständiges Wesen. Durch das Stillen verlängert sich das Gefühl, eins mit deinem Kind zu sein. Auch das kann manchmal zuviel werden.

Aus welchen Gründen auch immer: Wenn Mama nicht alles perfekt macht, dann redet man ihr ein, sie vernachlässige ihr Baby. Stillen ist nur selten problemlos möglich. Wie alles am Elternsein kannst du es nicht vollständig kontrollieren. Wenn du es versucht hast und es nicht klappte, fühlst du dich vermutlich schrecklich. Und hast niemanden, der versteht, wie wichtig das für dich war. *Ich verstehe es. Und viele andere Frauen tun es auch.* Diese Enttäuschung ist so mächtig, daß sie dein Vertrauen in dich als Mutter erschüttern und dein Selbstbewußtsein auch auf anderen Gebieten untergraben kann. (»Ich konnte ja nicht einmal stillen. Vielleicht kann ich für mein Baby gar nichts richtig machen. Vielleicht liebt mein Baby mich nicht.«) Und wenn dich dann irgend jemand (ob deine Mutter oder eine Krankenschwester in der Klinik) kritisiert, weil du nicht stillst, dann kommst du dir noch »ungenügender« vor. Tröste dich damit:

- Such dir eine andere Frau, die ebenfalls Probleme beim Stillen hatte, und frag sie, wie sie sich fühlte und wie sie es geschafft hat. Frag deinen Gesundheitsberater oder gute Freunde, ob sie eine Frau kennen, die nicht stillen konnte oder wollte.

- Sei traurig, wenn dir danach ist. Laß deine Gefühle zu.

Siehe: *Zwiespältigkeit:
Wie man um den
Wandel trauert!*

- Vergib dir, wenn du glaubst, versagt zu haben, damit dieses Gefühl nicht ständig über dir schwebt wie eine dunkle Wolke. Vergib dir, und rede dir nicht ein, du hättest an deinem Kind etwas wiedergutzumachen.

- Sprich mit deinem Partner darüber, damit dieses Thema nicht zu Verstimmungen zwischen euch führt. (Es ist ja so einfach, in dieser Zeit seelischer Verletzlichkeit den eigenen Ärger auf den Partner zu projizieren.) Versuch, ihm deine Gefühle zu vermitteln, auch wenn du glaubst, daß es unmöglich ist, einem Mann beizubringen, wie wichtig es für dich sein kann, das Baby zu stillen. Du solltest Verständnis haben,

wenn er nicht völlig versteht, was in dir vorgeht. Gib ihm nicht die
Schuld!

- Mach dir bis in die tiefsten Tiefen deines Herzens klar, daß ein einzel-
ner Akt zärtlicher Elternliebe nicht über das Wohl und Wehe deines
Kindes bestimmt. *Du hast dein Kind nicht ruiniert oder seine Gesundheit
gefährdet, weil du nicht stillst.*

Schlaf

Sag dir immer wieder: »Ich werde da durchgehen. Ich habe keinen Fehler
gemacht.« Dein Körper wird sich auf weniger Schlaf einstellen. Die
Hormone helfen ihm dabei.

Schlaf kann zur Besessenheit werden. Du zählst nach, wie viele Stunden du
letzte Nacht geschlafen hast, fragst andere Mütter aus, wie lange ihr Baby
denn so schläft. »Freu dich, daß jetzt alles anders ist«, rät Freeda, eine
alleinerziehende Mutter. »Wünsch dir nie, es wäre wieder so wie früher.«
Wenn du dich nach sechs bis acht Stunden Schlaf am Stück verzehrst, fühlst
du dich noch unglücklicher und erschöpfter. Beglückwünsche dich, weil
du deine Sache so gut machst. Gib deinen Nickerchen Vorrang vor allem
anderen, auch − falls das möglich ist − wenn du an deinen Arbeitsplatz
zurückkehrst. (Schlaf in der Mittagspause.) Du solltest allerdings keine
schweren Maschinen bedienen, vor allem keine großen Flugzeuge fliegen.

Unterschätze den Schlafmangel aber auch nicht. Er kann dich zum
Nervenbündel machen. Man hat herausgefunden, daß zuwenig Schlaf
reizbar macht, Verfolgungswahn, Halluzinationen und Wutanfälle auslöst. Wenn dein Leben langsam aus den Fugen gerät, brauchst du mehr
Schlaf. Hier helfen nur eine Bekannte oder ein Babysitter, die auf das
Baby aufpassen, während du vier bis sechs Stunden schläfst, ohne gestört
zu werden. Mach vorher das Fläschchen (wenn du stillst, kannst du
abpumpen). Praktizier eine Woche lang folgendes: Leg dich hin, sobald
das Baby einschläft, auch wenn das Haus total herunterkommt und deine
anderen Kinder dich dafür hassen. Du mußt dich ausruhen! Wenn du
schon wieder arbeiten gehst, nimm dir einen Tag zum Schlafen frei. Wie
ungeheuer wichtig es ist, ausreichend zu schlafen, kann gar nicht genug
betont werden! Hör auf jemanden, dessen Baby noch mit sechs Monaten
alle zwei Stunden aufgewacht ist. Schlaf ist lebenswichtig.

Wenn es dir schwerfällt, wieder einzuschlafen, nachdem du das Baby gefüttert oder getröstet hast, stell dir eine Thermoskanne mit Kräutertee neben das Bett. Nimm 1 Teil Kamille, 1 Teil Lindenblüten, 1 Teil Lavendel und 1 Teil Baldrianwurzel, und laß ihn zehn bis zwanzig Minuten ziehen. Führ ein Wieder-Einschlaf-Ritual ein. Eine Viertelstunde lesen, beten, Wäsche falten. Oder dreh das Licht runter, und sprich nur in Babysprache.

Wie du dich seelisch von einem nicht geplanten Kaiserschnitt erholst

(Viele der folgenden Tips helfen auch nach einer Frühgeburt oder wenn du nach der Geburt das Bett hüten mußtest.) Wenn man von Blähungen einmal absieht, ist nach einem Kaiserschnitt das Schlimmste dieses Gefühl von Versagen, Wut und Verrat: »Warum mußte das gerade mir passieren?« Vielleicht hast du irgendwann einmal (wie die meisten Frauen) einen der folgenden Lehrsätze abgespeichert: Wenn du eine wirkliche Frau wärst, wenn du mehr Beckenbodengymnastik gemacht oder eine andere Klinik ausgesucht hättest, wenn du trotz der Wehen länger zu Hause geblieben wärst oder nicht so bald um Schmerzmittel gebeten hättest, dann hättest du »normal« geboren. All das Wenn und Aber frißt dich bei lebendigem Leibe auf.

Jeder sagt dir, daß du glücklich sein solltest. Schließlich hättest du ein wunderschönes Baby, und das sei alles, was zähle. Nur hilft das leider nicht. Du fühlst dich nur noch schuldiger: »Was ist nur mit mir los? Warum hänge ich so durch, nur weil ich nicht ›normal‹ geboren habe?« Vielleicht reagierst du auch wütend darauf: »Das Baby ist mir völlig schnuppe. Ich fühle mich trotzdem betrogen. Ich (wir) habe/n mich/uns monatelang auf eine natürliche Geburt vorbereitet. Genau das wollte ich!« Die guten Wünsche der anderen lösen also genau das Gegenteil aus: Du fühlst dich mißverstanden, isoliert und dumm, weil du den Kaiserschnitt scheinbar nicht verkraftest. Aber für dieses Problem gibt es gute Gründe:

- Mittlerweile ist die sogenannte »natürliche Geburt« fast zum Zwang geworden. Wenn du um Schmerzmittel bittest, hast du schon einen miesen Charakter. Und wenn du keine vaginale Geburt »hinbekommst«, giltst du als schwächlich. Bei Gesprächen mit dem Gesundheitsberater, mit Freunden oder Frauen, die keinen Kaiserschnitt hatten, taucht dieser Blödsinn nach der Geburt öfter mal auf.

- Ein nicht geplanter Kaiserschnitt, vielleicht sogar ein Notfall, läßt dir wenig Zeit, dich darauf vorzubereiten. Gerade noch liegst du in einem sanft erleuchteten Gebärraum, und dein Partner hält dich im Arm. Im nächsten Moment bist du von einem Dutzend Menschen umgeben, die dich und das Baby herumschubsen. Das bringt ein Gefühl von Schrecken, Panik und Kontrollverlust mit sich.

- Du hast vielleicht nicht geglaubt, daß dir so etwas passieren könnte – ein Kaiserschnitt. Du hast deine Hausgeburt geplant. Oder vielleicht ist es ja auch schon das zweite oder dritte Kind.

- Möglicherweise hast du nicht das Gefühl, daß dieses Kind aus dir gekommen ist, daß man es dir nur gezeigt oder gegeben hat. Aus diesem Grund stellt sich das Gefühl von Nähe nicht in dem Maß ein, wie du es erwartet hast. Allein das kann einen zur Verzweiflung bringen.

- Du gibst deinem Partner, deinem Gesundheitsberater oder deinem Baby die Schuld und hast deshalb ein schlechtes Gewissen.

- Vielleicht am schlimmsten ist es, wenn du dich körperlich verletzt, »ruiniert«, verstümmelt fühlst.

Einige Gedankengänge, um das Heilgeschehen einzuleiten:

Deine Gefühle müssen keinen Sinn haben. Schließlich hast du einiges hinter dir: einen größeren Eingriff, Schmerzen, Schmerzmittel, gescheiterte Hoffnungen, die Empfindung, man habe direkt deine Weiblichkeit angegriffen. Kein Wunder also, daß du dich merkwürdig, verrückt, voller Wut, total daneben, deprimiert und unfähig fühlst. Gib dir nicht noch eins drauf, weil du so fühlst.

Sag dir immer wieder: »Geburt ist ein Mysterium. Es gibt keine Garantien.« Du bist nicht Gott. Du kannst nicht beeinflussen oder vorhersagen, was geschehen wird.

Wenn du dafür schon bereit bist, mach Rooming-in mit deinem Baby. Behalt es so nah als möglich bei dir. Es ist unglaublich heilsam und beruhigend, dieses rosarote, faltige Gesicht und die unendlich weisen Augen zu sehen.

Nach der Geburt: Überleben und Wachsen

Siehe: *Vorbereitung auf die Zeit nach der Geburt: Vorbereitung aufs Stillen*

Stillen kann dir den Glauben an deinen Körper zurückgeben. Wenn du das Baby seitlich unter dem Arm hältst (wie ein amerikanischer Football-Spieler seinen Ball), ist es auch nach einem Kaiserschnitt möglich. Laß dir von jemandem, der darin *Erfahrung* hat, zeigen, wie das geht. Diese Person sollte auch das Baby stützen, bis du bequem liegst.

Scheu dich nicht, um Hilfe zu bitten. Wenn du dich gut damit fühlst, kannst du auch zu Schmerzmitteln greifen. Überanstreng dich nicht, indem du versuchst, alles perfekt auf die Reihe zu kriegen, weil du es nach dem Kaiserschnitt allen zeigen möchtest. Es gibt nichts, was du beweisen müßtest.

Such dir wenigstens eine andere Frau, die auch einen Kaiserschnitt hatte. Es gibt auch Selbsthilfegruppen zu diesem Thema. Geh zu einem dieser Treffen, und wenn du dich auf allen Vieren hinschleppst. Nimm Kontakt zu jemandem auf, der die gleiche Erfahrung gemacht hat. (Ich weiß, das scheint mein Allheilmittel für alles zu sein, aber es ist so beruhigend und seelisch stärkend, wenn man nach der Geburt Unterstützung bekommt. Deshalb kann dies gar nicht genug betont werden.)

Denk daran: Kein Mensch erwartet von jemandem, der sich gerade von einem größeren Eingriff erholt, daß er sich sofort danach um ein vollkommen hilfloses Neugeborenes kümmert. Sag dir das immer wieder, wenn du ein schlechtes Gewissen hast, weil du dich nicht schnell genug erholst oder nicht mehr tust. Du hast vor kurzem geboren!

Wenn du glaubst, grob oder unpersönlich behandelt zu werden, wenn dir Pflegemaßnahmen nicht oder nur unzureichend erklärt werden oder du sonst unzufrieden mit deinem Arzt, deiner Hebamme, den Krankenschwestern oder dem medizinischen Personal bist, schreib der betreffenden Person einen Brief. Erklär genau, wo du dich ungerecht behandelt fühlst. Sei fair, aber ehrlich und so genau wie möglich. Manchmal hilft es auch, wenn du deinem Baby einen Brief schreibst, wo du deinen negativen Gefühlen wie Ärger, Frustration oder Schuldgefühlen Luft machen kannst. Du kannst diesen Brief verbrennen – als Symbol dafür, daß ihr beide jetzt in eine neue Zukunft geht.

Nach der Geburt:
Überleben und
Wachsen

Die Freude über das Baby wird weder deine körperlichen Schmerzen lindern, noch dir die Enttäuschungen nehmen. Das ist o.k. so.

Denk daran, daß ein Kaiserschnitt auch für deinen Partner eine niederschmetternde Erfahrung sein kann. Möglicherweise schämt er sich, weil er dich nicht vor dem Eingriff bewahren konnte. Häufig tritt auch ein Gefühl des Versagens auf: Wenn er während der Wehen getan hätte, was man von ihm erwartete, wäre es erst gar nicht soweit gekommen. Wenn dein Partner ebenfalls mit Kaiserschnitt geboren wurde, kann es zum Aufbrechen frühester Gefühlsschichten voller Hilflosigkeit und Wut kommen. *Sprecht über eure Gefühle.* Versteckt sie nicht voreinander. Gebt euch Zeit zur Heilung. Wendy und ihr Partner nahmen z.B. miteinander an einem Kurs über Babymassage teil, der ihnen half, eine enge Beziehung zu dem Kind herzustellen und offen über ihre Gefühle zu sprechen.

Auch wenn du dir Sorgen machst, weil du deinem Baby noch nicht völlig verfallen bist, solltest du bedenken, daß das mitunter Wochen, ja Monate dauern kann. Chris und ich hatten erst so ab dem sechsten Monat langsam Spaß am Elterndasein. Nach acht Monaten aber waren wir total verliebt in die Kleine. Du bist keine Maschine. Du steckst mitten in einem ganz normalen, wenn auch ziemlich schwierigen Umstellungsprozeß. Sprich mit jemandem darüber, der dafür Verständnis hat.

Die Zeit neu erleben

Die Art und Weise, wie die Zeit sich verändert, gehört zu den anstrengendsten Dingen des Mutterwerdens. Du verlierst einfach die Kontrolle. Jemand anders gibt den Ton an. Vorher beanspruchte die Arbeit viel von deiner Zeit, aber du hattest immer noch gewisse Wahlmöglichkeiten. Du konntest kündigen, dir einen Tag frei nehmen, eine andere Arbeit vorziehen, wenn diese dich langweilte. Wenn du ein Baby hast, gibt es keine Wahlmöglichkeiten mehr. Du kannst dir nicht so einfach einen Tag frei nehmen; das muß geplant, ausgehandelt, arrangiert werden. (Wenn du außerdem noch stillst, brauchst du zwei Wochen, bis du genügend Milch für einen ganzen Tag abgepumpt hast, und verbringst deinen freien Tag womöglich auch mit Pumpen.) Du hast keine Wahl: Du mußt dich um das Baby kümmern. Es holt dich aus dem Bett, unterbricht dich mitten im Satz und scheucht dich aus der Dusche, während dein Haar noch voller Shampoo ist.

Aber es geht nicht nur um den Kontrollverlust. Auch die gewohnten Zeitabläufe sind plötzlich aufgehoben. Die Uhr zählt nicht mehr. Vielleicht trägst du zum ersten Mal seit Jahren keine Armbanduhr mehr. (Ich z. B. mußte einmal eine Freundin anrufen, weil ich nicht wußte, welches Datum wir hatten. Und dann gab es noch eine Zeitspanne, in der ich Chris immer fragen mußte, welches Jahr wir schrieben.) Die Bedürfnisse deines Kindes nach Essen, trockenen Windeln und Aufmerksamkeit teilen den Tag für dich ein. Und zu dem verwirrenden Gefühl, keine Wahl, keine Kontrolle mehr über dein Leben zu haben, kommt die beängstigende Empfindung, niemals genug Zeit zu haben. Dein Baby nickt ein. Sobald seine Augen zufallen, beginnt in deinem Bauch eine riesige, zeitfressende, furchterregende Uhr zu ticken: »Schon zehn Minuten vorbei, und ich weiß immer noch nicht, was ich tun soll. Ich muß mich entspannen. Was fange ich jetzt am besten mit mir an? Er wird wieder aufwachen. Ich weiß, daß er gleich wieder aufwachen wird. Ich möchte Gymnastik machen, duschen und dann ein bißchen schlafen. Das kriege ich nie alles auf die Reihe. Am besten gehe ich auf Nummer Sicher und dusche sofort.« Sobald Lillian schlief oder sobald Chris an der Reihe war, sich um sie zu kümmern, hetzte ich mich ab, um alles Nötige erledigen zu können. Nach ein paar Wochen war ich ständig in Panik. Das legte sich zwar, als ich mich mehr und mehr auf das Mutterdasein einstellen konnte (und mehr Schlaf bekam), doch das Zeitmonster blieb. Jeder Augenblick mußte genau geplant werden: Ich versuchte, etwas außer Haus zu erledigen, solange sie wach war. Oder ein Nickerchen zu machen, während Großmutter auf sie achtgab. Ich machte meine Gymnastikübungen, während Lillian von einem Babysitter versorgt wurde, und Liebe, wenn sie schlief.

Je eher du dich auf die neue Zeit einstellst, um so weniger Frustration und Ärger wirst du erleben. Dazu sind vor allem zwei Dinge nötig. Erstens solltest du dich daran gewöhnen, »in der Babyzeit zu leben«. Wenn du bei deinem Baby bist, dann gehört diese Zeit deinem Kind. Versuch nicht, nebenher andere Sachen zu erledigen. Widme dich ganz dem Augenblick. Das wird dein Leben sehr viel angenehmer machen. Mach dir keine Sorgen über den Beruf, die Plätzchen für die Müttergruppe, deine aus dem Leim gegangene Figur. Denk nicht an deinen Terminkalender. Aber du kannst nicht immer »in der Babyzeit« leben, sonst verlierst du dein

Selbstgefühl und fühlst dich überfordert und reizbar. Von der Unfähigkeit, selbst die einfachsten Sachen wie z. B. das Essen hinzukriegen ganz
abgesehen. Also wirst du ein bißchen Cha-Cha-Cha tanzen: Ein wenig
»Babyzeit«, wo du nichts tust, außer wirklich dringenden Sachen, vielleicht ein Glas Wasser trinken oder ein Sandwich essen. Und dann ein
wenig »Erwachsenenzeit«, wo du einmal nicht über die Farbe von Babys
Durchfall sprichst, ein Buch ohne Bilder liest oder zumindest ansatzweise
deine Persönlichkeit wiederfindest.

Zweitens solltest du, sobald das Baby dir freie Zeit läßt (was zwischen 15
Minuten und einer Stunde sein kann, wenn du Glück oder einen Babysitter hast), dich auf das stürzen, was unbedingt getan werden muß. Nutz
diese kurzen Zeiträume, um das zu erledigen, was *im Augenblick* am
dringlichsten ist, und vergiß alles andere. Dazu gehört auch ausreichend
Ruhe für dich. Wenn du in Panik gerätst, weil »sie bestimmt aufwacht,
bevor ich fertig bin« oder »ich den Babysitter nur noch eine Stunde habe
und all das noch fertig werden muß«, halt sofort inne. Atme tief durch
und sag dir: »Ich habe genug Zeit. Im Moment mache ich . . . und mehr
zählt nicht.« Wenn das Baby dich braucht, mußt du bereit sein, auf der
Stelle alles stehen und liegen zu lassen, um wieder in die »Babyzeit«
einzutreten. Ohne dieses Gefühl des Versagens, weil du nicht produktiv
oder entspannt genug oder was auch immer warst.

Wenn du in der »Babyzeit« bist, heißt das auch, daß du dir abends keine
Vorwürfe machst, weil du das Haus nicht gesaugt, deine Heimarbeit nicht
begonnen oder keine telefonischen Arbeitsbesprechungen mit deinem
Büro getätigt hast. *Beurteile einen Tag nicht danach, wieviel du erledigt hast.*
Beurteile ihn danach, wieviel Zeit du ganz bei deinem Baby gewesen bist
und wie oft du dir erlaubt hast, deinen inneren Stundenplan sausen zu
lassen: Wie gut du zu dir selbst und zu deinen Kindern warst. Welche
Fortschritte du angesichts einer sich in Lächeln auflösenden Blähung oder
einem Ansturm von Gekreische gemacht hast. An vielen Tagen ist schon
das reine Überleben Grund genug für ein Halleluja!

»Babyzeit« heißt auch, daß du lernst, nicht zuviel an einem Tag schaffen
zu wollen. Das funktioniert nur, wenn du langsamer machst! Willst du
während der ersten paar Monate an einem Tag Gymnastik machen, ein
Abendessen zubereiten und zum Gemüsehändler gehen, so ist das vielleicht schon zuviel. Probier's mal mit nur zwei Dingen pro Tag. Versuchst du ständig, zuviel auf einmal zu machen, kannst du deine innere

Uhr nicht aufgeben, die dich immer tiefer in Stundenpläne verwickelt, und nicht entspannt für dein Baby da sein.

Gewöhn dir nicht an, die Arbeit für wichtiger zu halten als die Zuwendung zu dir selbst. Dir selbst gutzutun muß an erster Stelle stehen, zumindest hin und wieder, sonst kommst du nie dazu.

Wenn oder sobald du wieder zu arbeiten anfängst, kann der Wechsel zwischen »In-der-Welt-Sein-Zeit« und »Babyzeit« schwierig werden. Hier hilft ein Übergangsritual. Jamie z.B. zieht sofort weite, bequeme Sachen an, wenn sie nach Hause kommt, stillt Ann und hört dabei klassische Musik. Shana läßt ihre Straßenschuhe immer vor der Tür stehen und zieht Hausschuhe an. Lin läßt ihre Aktentasche immer im Auto.

Denk daran, daß diese Zeit ganz erstaunlich kurz ist. Wenn du sie erst hinter dir hast, wirst du zurückschauen und kaum glauben können, daß sie so schnell vorbeiging. Eine Frau verglich sie mit einem Augenzwinkern. Zwingst du dich, ständig in der linearen Zeit zu leben, wirst du dir am Ende Vorwürfe machen. Versuch, in die Zeitlosigkeit deines Babys einzutauchen. Dies allein wird dir helfen.

Wann wird mein Leben wieder normal?

Da nach etwa sechs Wochen die Wochenbettblutung aufhört und deine Gebärmutter sich wieder zurückgebildet hat, wurde es zum ehernen Gesetz, daß Frauen, Babys und Familien sich nach sechs (höchstens acht) Wochen an den neuen Zustand gewöhnt haben sollten. Nach dieser Zeit solltest du endlich wieder arbeiten, dein altes Gewicht wieder haben (Vielleicht noch ein paar Pfund weniger, wenn du stillst − das verbraucht ja eine Menge Kalorien!) und in jeder Hinsicht wieder wie früher sein. Diese zeitliche Grenze ist willkürlich, lächerlich und grausam. Wieviel Zeit du brauchst, um dieses süße, neue Leben in deines zu integrieren, ist bei jeder Frau und jeder Familie anders. Vergiß den Wettlauf darum, wer früher in seine alten Jeans paßt und wer schneller die halbe Nachbarschaft im Auto herumkutschiert. Pfeif auf die Mutter, die dir im Wartezimmer des Kinderarztes erzählt, daß ihr Baby schon im Alter von zwei Wochen die ganze Nacht durchgeschlafen hat. Laß die (Single-)Freunde fallen, die dir ein schlechtes Gewissen einreden, weil du das Baby nicht in die Oper oder zum Abendessen ins Restaurant mitnehmen willst. *Widersprich jedem, der meint, eine Mutter sollte heutzutage eigentlich alles können.*

Welche Erfahrungen du auch machst, *du bist damit nicht allein.* Wenn alles super läuft, dann ist das Spitze. Genieß es! (Aber protz besser nicht damit. Leute, die ständig zuwenig Schlaf bekommen, sind gefährliche Kreaturen.) Wenn du dich wie Wackelpudding fühlst (in den Beinen und seelisch) und dein Baby nicht einmal für zwei Minuten ablegen kannst, dann bist du damit nicht allein. (Mir zumindest ging es genauso!) Eine erst kürzlich durchgeführte Studie zeigte, daß die meisten Frauen zwischen drei und achtzehn Monate brauchen, um sich von der Geburt vollständig zu erholen und auf die Erziehung des Kindes einzustellen. Viele Frauen, mit denen ich sprach, erzählten: »Es dauerte eineinhalb Jahre, bis ich wieder ganz ich selbst war.« Diese Dinge helfen dir dabei:

- Hör auf deine Bedürfnisse.

- Überleg dir neu, was »normal« für dich heißt.

- Wirf das Wort »sollen« aus deinem Wortschatz.

Beug dich nicht dem Druck des »Normalen«. (Ein Begriff, der ohnehin schwer zu fassen ist und der gewöhnlich ausdrückt, was andere von dir erwarten.) Miß den Wert dieser Zeit nicht an dem, was du tun *solltest.* Hör auf deine innere Stimme, die dir zuflüstert, wie dein Leben jetzt aussehen will. Sara, Schauspielerin und Mutter von Joe, fühlte etwa sechs Monate nach der Geburt einen starken Drang, wieder arbeiten zu gehen. Sie wußte nicht, was sie tun sollte, und malte daher spontan (mit ihrem Sohn in einem Tuch auf dem Rücken) ein Bild an einem einzigen Tag. Als es fertig war, trat sie zurück und studierte es. Erst da merkte sie, daß sie ihre Antwort gemalt hatte. Sie brauchte ein volles Jahr zu Hause. Auch wenn viele von uns diese Möglichkeit nicht haben, es gibt andere Gelegenheiten, wo wir die Wahl haben. Wir können z.B. nicht am Betriebsausflug teilnehmen. Wir müssen nicht immer jeden zurückrufen. Schraub dein gesellschaftliches Leben auf ein Minimum zurück. Einige Menschen werden das nicht verstehen. Die anderen bleiben deine Freunde.

Wenn du Druck auf dir lasten fühlst oder dir anormal vorkommst, frag dich: »Welche starren Erwartungen, welche Zwänge schreiben mir jetzt mein Leben vor?«

Sag dir, daß auch diese Zeit vorübergehen wird. Du wirst wieder genug Schlaf bekommen. Laß dich von diesen 12-Stufen-Programmen inspirieren – jeden Tag eine Stufe. Laß vor allem deine eigenen Erwartungen fallen, und dreh denen anderer eine lange Nase.

Ich möchte das noch einmal wiederholen. *Laß deine eigenen Erwartungen fallen, und dreh denen anderer eine lange Nase.* Wenn man von Einsamkeit und mangelnder Gesellschaft einmal absieht, sind es vor allem unrealistische Erwartungen, die wir selbst und andere im Hinblick auf frischgebackene Mütter hegen, die den größten Schaden anrichten. (Vielleicht auch die zu kurze Erholungszeit, die Müttern nach der Geburt zugestanden wird. Oder der mangelnde Respekt für die Mutterrolle. Und so weiter, und so fort.) Sei lieb zu deinem hübschen Selbst. Du tust dein Bestes. Und dein Bestes ist schon verdammt viel!

LITERATUR UND TIPS:

Borelius, Maria: *So geht's mir nach der Geburt. Was junge Mütter für ihr körperliches und seelisches Wohlbefinden tun können.* Kösel, 1996. Hier findest du auch etwas über Kaiserschnitt, Zangen- und Saugglockengeburt, Schlafmangel u.v.m.

Kast-Zahn, Annette und Hartmut Morgenroth: *Jedes Kind kann schlafen lernen. Vom Baby bis zum Schulkind: Wie Sie Schlafprobleme Ihres Kindes vermeiden und lösen.* Oberstebrink & Partner, 1995. Hat dein Kind Schlafprobleme? Hier bekommst du wertvolle Hilfestellungen mit anschaulichen Fallbeispielen und zahlreichen Tips zur Vorbeugung und Behandlung von Schlafproblemen.

Kitzinger, Sheila: *Das Jahr nach der Geburt. Ein Überlebenshandbuch für Mütter.* Droemer-Knaur, 1995. Dieses Buch ist wirklich umfassend (es enthält u.a. Informationen für behinderte Frauen; Frauen, die Opfer sexuellen Mißbrauchs wurden; alleinstehende oder lesbische Mütter und Mütter, die HIV-infiziert sind). Sheila Kitzinger schreibt als Feministin, voller Zuneigung für Frauen, und gibt auch Tips für dein Wohlbefinden (nicht nur für das des Babys).

Kitzinger, Sheila: *Wenn mein Baby weint. Praktische Hilfen und Informationen für Eltern.* Kösel, 1990. Das Buch hält, was der Titel verspricht!

Lothrop, Hannah: *Das Stillbuch.* Kösel, 1997. Gute Aufklärung und praktische Lebenshilfe fördern deine Sicherheit und Gelassenheit – und das ist genau das, was Mütter für eine befriedigende Stillzeit brauchen.

Weigert, Vivian: *Schlaf, Baby, schlaf.* Mosaik Verlag, 1997. Viele praktische Tips zum besseren Einschlafen (für Babys und Kleinkinder).

Harrison, Helen: *The Premature Baby Book.* St. Martin, 1984. Verständnisvolle Hilfe.

Hausknecht, Richard und Joan Heilman Rattner: *Having a Cesarean Baby.* Dutton, 1978. Eine umfassende und nachdenklich machende Studie. Leider ein wenig veraltet.

Lim, Robin: *After the Baby Is Born.* Celestial Arts, 1991. Eine liebevolle, spirituelle Art, die Zeit nach der Geburt zu sehen. Enthält auch Körperübungen und Rezepte.

Madsen, Lynn: *Rebounding from Childbirth.* Bergin & Garvey, 1994. Ein wunderbares Buch über den Heilungsvorgang nach einer traumatischen Geburt.

Placksin, Sally: *Mothering the New Mother.* Newmarket Press, 1994. Eine gute Quelle für die Zeit nach der Geburt. Du findest dort Ratschläge, wie du das beängstigende Thema »Zurück in den Job« anpacken kannst.

Price, Jane: *Motherhood: What It Does to Your Mind.* Pandora, 1988. Eine ausgezeichnete Untersuchung der psychologischen Umstellungen und Veränderungen, die das Muttersein mit sich bringt.

Nach der Geburt: Wie du mit deinen Emotionen zurechtkommst

Tu das:

- Wenn deine Hormone verrückt spielen und du dich entweder so gebenedeit wie die Madonna persönlich oder ganz dumpf im Hirn fühlst. Wenn du glaubst, daß deine Brüste immer rinnen werden, oder du wegen eines Windelverkäufers in Tränen ausbrichst. Und das alles innerhalb von 60 Sekunden.

- Wenn Wut, Ärger, Schuldgefühle, Verwirrung oder Trauer dich zu überwältigen drohen.

- Wenn du eines der folgenden Dinge nur zu gut kennst: Panikattacken; völliges Desinteresse an deinem Baby; Zwangsvorstellungen von schrecklichen Dingen, die dir oder dem Baby geschehen könnten; der schleichende Verdacht, daß keineswegs alles in Ordnung ist; die völlige Unfähigkeit, mit dem Alltag zurechtzukommen.

Was du dazu brauchst:

Den Mut, andere um Hilfe zu bitten und dich den Veränderungen in deinem Leben zu öffnen.

Worum geht's?

»Muttersein ist wie ein Sturm, etwas, das von einem Besitz ergreift: Es ist wie das Wetter. Nachts stürmt es, während sich in der Stille des nächsten Morgens dichter Nebel oder blendender Sonnenschein über das Land legen. Darauf folgen Regenschauer oder dichtes Schneegestöber.« So schreibt Laurie Colwin in ihrer Erzählung *A Big Storm Knocked It Over*. Niemand kann sich auf den Sturm der Gefühle, Enthüllungen, Schwankungen, Wirbel vorbereiten, der dich in den Tagen, Wochen und Monaten nach der Geburt deines Kindes überfällt.

Ein Baby zu kriegen war eines der folgenreichsten Ereignisse in meinem Leben. Ich hatte erwartet, daß an Gefühlen einzig und allein Depressio-

nen auf mich zukommen würden. In einigen Büchern, die ich gelesen
hatte, stand sogar, daß die emotionalen Veränderungen sich auf eine
leichte Weinerlichkeit am dritten Tag beschränkten. Die Bandbreite an
Gefühlen und die Veränderungen, die ich dann erlebte, waren herzzerreißend. Vielleicht fühlst du dich nie wieder so voller Liebe, so verwundbar,
so bebend vor Zorn, so spirituell offen, so betäubt, so erschöpft, so
einsam, so winzig. So wenig du selbst, so unfähig, so daneben, so wenig
bereit für all das.

Was wir frischgebackenen Mütter vor allem brauchen ist die Erlaubnis, zu
fühlen, was immer auch kommt. Nichts ist tabu, böse, verrückt oder
gruselig. Und du bist nicht allein mit dem, was du fühlst. Nur die fehlende
Erlaubnis, uns zwiespältig, ungenügend, traurig, zornig, ärgerlich, ge-
langweilt und gleichzeitig dankbar, hingerissen, kribblig vor Lebendigkeit und voller Liebe zu fühlen, macht die Zeit nach der Geburt so
unnötig schwierig und einsam.

Wenn du ein Baby hast, wirst auch du neu geboren. Diese ebenso verwirrende
wie bedeutsame Tatsache wird meist ignoriert. Du fühlst dich immer
noch ganz anders. Vielleicht trauerst du um die Teile deines Lebens, die
nun für immer (oder zumindest für eine ganze Weile) dahin sind, und bist
gar nicht so glücklich über deine neue Rolle, über ihre Vor- und Nach-
teile. Diese Verletzlichkeit, die du spürst wie eine offene Wunde, ist
gleichzeitig eine Riesenchance für Wachstum und Veränderung. Deb,
die Mutter von Dakota, erzählte: »Ich sehe meine Probleme nach der
Geburt wirklich als Segen an. Ich erlaubte mir, verletzlich zu sein und in
mich hineinzuspüren. Auf diese Weise veränderte ich mich so, wie es für
die Erziehung meines Babys nötig war.« Und das ist alles andere als
einfach! Mutter zu werden ist eine verwirrende und seelisch aufreibende
Zeit, aber es ist eben auch aufregend und lebendig. Man wird reifer
dadurch.

Ein Baby zu haben knackt die Nußschale deines Herzens und deines
Geistes. Freude und Zärtlichkeit kommen auf. Leider wird nur sehr selten
ehrlich, ausführlich und genau darüber berichtet, was da sonst noch auf
uns zukommt – das, was ich den »Nachgeburtssturm« nenne. Dabei
scheint es sich um ein wohlgehütetes Geheimnis zu handeln. Wir müssen
zusammenhalten und unserer Erfahrung Worte verleihen, damit wir aus
ihr lernen und an ihr wachsen können. Damit wir sie als die Zeit der Fülle
nutzen können, die sie auch ist, statt angesichts fehlender Traditionen,

mangelnder Vergleichsmöglichkeiten und Unterstützung den Kopf in den Sand zu stecken. Die seelische Wahrheit des Mutterwerdens ist: Es ist überwältigend und voller Heiterkeit; es verbindet dich mit deinen Vorfahren und konfrontiert dich mit deiner Kindheit. Es ist wunderbar und langweilig, friedvoll und erschreckend, erfüllend und einengend. Die seelische Wahrheit ist: Ein Kind zu bekommen verändert dich. Für immer.

Wenn es dir Angst macht, daß du dich so schlecht fühlst, wenn du Panikanfälle bekommst oder daran denkst, dir oder deinem Kind ernsthaft wehzutun, wenn du das Gefühl hast unterzugehen oder mit deinem Kind absolut nichts zu tun haben willst, dann schlag sofort das Kapitel »Mehr Hilfe« am Ende des nächsten Abschnitts auf.

WAS DU FÜR DICH TUN KANNST:

Ein Wort zur Wortwahl

Die Zustände nach der Geburt werden augenblicklich nur unter der Bezeichnung Perinatale oder Postnatale Depression (auch PND) ausführlich und offen diskutiert. Es kursieren auch andere Bezeichnungen wie z. B. der Wochenbett-Blues, Postnatales Streß-Syndrom, Perinatale Psychose oder Kindbettdepression.

Es ist schrecklich, wie viele Frauen unter Postnatalen Depressionen gelitten haben und noch leiden, sei es in der leichtesten Form, die man heute Postnatales Streß-Syndrom nennt, bis hin zur (äußerst seltenen) Form der Perinatalen Psychose. Es ist lebenwichtig, Mütter über Vorkommen und Ausmaß der PND zu informieren und das Kind beim Namen zu nennen, um ihnen den Glauben zu nehmen, nur sie allein hätten diese Probleme. Dabei kann die Wortwahl Schwierigkeiten bereiten. Viele Frauen empfinden die Anpassungsvorgänge nach der Geburt als sehr heftig und beunruhigend, aber sie würden sie wohl kaum als Depression bezeichnen. Das emotionale Spektrum nach der Geburt hat viele Schattierungen. Ich werde im folgenden versuchen, die ganze Bandbreite der Gefühle zu beschreiben, die dabei auftauchen können, und dir Hinweise geben, welche Symptome dagegen eine Postnatale Depression im höchsten Stadium kennzeichnen. Schließlich zählt nicht, wie wir unsere Erfahrung

Nach der Geburt: Wie
du mit deinen Emo-
tionen zurechtkommst

benennen: PND oder Nachgeburtshölle oder leichter Fall von Umstel-
lungsblues. Wichtig ist, daß wir all unser Empfinden in all seinen einzig-
artigen Abstufungen erleben, daß wir uns nicht gebrandmarkt fühlen,
wenn wir um Hilfe bitten, daß wir alle Stimmungen zulassen können,
ohne uns schuldig oder als Rabenmutter zu fühlen.

Was allgemein hilft

Bevor wir nun zu der individuellen Beschreibung deiner möglichen
Empfindungen kommen, solltest du dir folgende Ideen zu Gemüte führen, die dir vielleicht helfen, »besser drauf« zu sein.

Beweg dich. *Wenn du sonst nichts für dich tun kannst, nimm dir Zeit für ein
paar Gymnastikübungen.* Die Endorphine, die dabei produziert werden,
stimulieren deine Hypophyse, den natürlichen Regelmechanismus für
dein seelisches Wohlbefinden. Ich weiß, es ist möglicherweise ziemlich
schwierig, dafür genügend Zeit und Energie aufzubringen, aber es ist
lebenswichtig für deine Gesundheit. Gymnastik ist auch ein gutes Mittel
gegen Panikanfälle, weil sie dem plötzlichen Anstieg von Milchsäure
vorbeugt, welcher den Anfällen vorausgeht. Das heißt aber nicht, daß du
dich zwei Stunden lang verausgaben sollst. Ein Spaziergang mit dem Baby
in einem Tuch vor der Brust oder eine Viertelstunde Yoga-Stretching
wäre toll.

Siehe: *Deine Hilfs-
truppe* und *Literatur
und Tips.* Dort fin-
dest du Ratschläge,
wie du andere Müt-
ter kennenlernst.

Sprich mit anderen Müttern, die bereit sind, offen und ehrlich über ihre
Gefühle zu reden.

Isolier dich nicht zu lange von anderen. Isolation verschlimmert alles.

Paß auf, was du ißt. Du brauchst immer noch deine Schwangerschafts-
Vitamine, vielleicht sogar eine Extra-Portion Eisen. (Laß bei deiner
letzten Nachsorgeuntersuchung auch deinen Hämoglobinspiegel untersuchen.) Vermeide Alkohol, Koffein und Zucker, soweit es geht. Du
solltest davon aber nicht noch schlechtere Laune bekommen. Nimm
weiterhin kleinere Mahlzeiten zu dir wie während der Schwangerschaft.
Häufiger Proteinnachschub hilft bei Stimmungsschwankungen.

Gönn dir eine Übergangszeit. Tu nicht so, als ob nichts passiert wäre.
Selbst wenn du vor allem Freude empfindest und dein Baby das am

heftigsten herbeigesehnte Kind der Welt ist, hat dein Leben doch eine neue Richtung erhalten, haben die Dinge sich verändert.

Nimm dir jeden Tag Zeit für eine tiefe Entspannung. Dabei geht es nicht darum, Gymnastik zu machen, stundenlange Telefongespräche zu führen, zu malen oder andere angenehme Dinge zu tun. Entspannung bedeutet, Körper und Geist vollständig baumeln zu lassen. Werde eins mit deinem Bett. Stell dir vor, du liegst in der warmen Sonne am Strand oder gleitest einen breiten Flußlauf hinunter.

Willst du gesund bleiben und deine innere Weisheit zu Hilfe rufen, brauchst du Einsamkeit und Zeit zum Nachdenken. Mach daraus eine tägliche Gewohnheit. Eine halbe Stunde auf der Veranda, in der du deinem Tagebuch anvertraust, wie du dich fühlst. Oder in der Badewanne, wo du deinen Geist herumschweifen läßt. Das kann Wunder wirken für die geistige Gesundheit. Behalt deinen seelischen Raum immer im Auge!

Sei dir im klaren darüber, daß du deine Zeit und Energie einteilen mußt. Wenn du im selben Tempo weitermachst wie vor der Geburt, forderst du das Unheil geradezu heraus. Unrealistische Erwartungen an dich selbst und mangelnde Kompromißbereitschaft treiben dich in denselben Eiertanz, wie dein Hormonspiegel ihn dir gerade aufführt. Schick deinen Perfektionismus in Urlaub und mach dir keine Sorgen: Solltest du ihn brauchen, steht er sicher Gewehr bei Fuß. Aber jetzt kannst du dich mal so richtig gehenlassen.

Siehe: *Tu dir gut während der Schwangerschaft: Das Wesentliche entdecken*

Selbstzuwendung und Unterstützung sind die besten Heilmittel in allen Fällen von »akuter Mutterschaft«. Dabei muß Selbstzuwendung gar nichts Großartiges sein. Ein wenig Zeit für dich, ein duftendes, warmes Bad, ein Telefongespräch mit einer anderen Mutter, in der Rückbildungsgymnastik rumhängen – das erdet dich, gibt dir einen Rahmen. Vergiß nicht, deine Bedürfnisse sind genauso wichtig wie die deines Kindes – vielleicht sogar noch wichtiger, weil du dich ja um das Baby kümmern mußt. Du kannst nicht für ein kleines Kind sorgen, wenn du nicht für dich selbst sorgst.

Seelische Wetterlagen

Meine emotionale Wetterkarte verzeichnete: einen tief religiösen Augenblick, als ich Lillian auf dem Arm hielt und auf der Veranda den Glocken der nahen Missionskirche lauschte (»Ja, es gibt einen Gott!«); viele Augenblicke, in denen ich so tief gesunken war, daß ich vor Wut auf meinen Nägeln kaute (Eine Menge völlig unschuldiger Personen wurden in diesen ersten Monaten Opfer meines Fluches); das Gefühl, daß niemand mich mochte oder verstand, daß ich häßlich war, ekelhaft und gemein; Stolz und so viel Energie, daß ich in der ersten Still-Woche gleich drei Bücher las; Verfolgungswahn (Ich dachte, jedermann führe Lillians ständiges Weinen auf meine Unfähigkeit, mich zu entspannen, zurück); Wellen von schmerzhafter Einsamkeit (»Warum bin ich nur von allen meinen Freunden weggezogen?«); ein ungeheures Bedürfnis, geliebt zu werden (»Chris, liebst du mich? Warum liebst du mich? Ich weiß, daß du mich sitzenlassen wirst. *Wirst* du mich sitzenlassen?«) und eine gräßlich langweilige Isolation.

Gib deinem Gefühl einen Namen. Was empfindest du gerade? Wie hast du dich vor einer Stunde gefühlt? Oder an dem Tag nach der Geburt? Eine Woche später? Mach in deinem Kopf oder in deinem Tagebuch eine Liste. Mach dir deine emotionale Landschaft bewußt.

Im folgenden werden einige der häufigsten Stimmungen beschrieben. Deine Stimmungen sind vielleicht ganz andere. Womöglich empfindest du nur einen Hauch von einer oder gleich mehrere auf einmal. Diese Beschreibungen dienen nur dazu, dir zu zeigen, daß du nicht allein bist.

Ich bin weit offen. Zwischen drei und zehn Tagen nach der Geburt verspüren 80 Prozent der Frauen eine Neigung zur Weinerlichkeit und zu Stimmungsschwankungen. Sicher, dein Hormonspiegel sinkt, und dieses Sinken ist verantwortlich für die Weichheit, die du in dir spürst. Ich glaube aber ebenso, daß dieser kurze Zeitraum die Veränderungen ankündigt, die seelische Verletzlichkeit, die du in den nächsten Monaten erfahren wirst. Vielleicht wirst du dich nie verwundbarer fühlen als jetzt, so, als ob dein Herz jeden Moment brechen könnte. In diesem Moment könntest du noch die ganze Welt umarmen und im nächsten fühlst du dich schon so zerbrechlich wie eine Christbaumkugel. Wendy berichtete über ihre ersten drei Wochen: »Ich konnte nicht mehr aufhören zu weinen, weil ich immer daran denken mußte, wie schnell er groß werden würde.« Katya sagte ihrem Mann andauernd, wie wunderbar er sei, doch wenn er sich ihr näherte, solange sie Max stillte, überfiel sie jedesmal eine unüberwindliche Abneigung.

Überleg doch mal, in welchem Ausmaß deine physischen und psychischen Grenzen überrannt wurden. »Die Mutterschaft, vor allem in den letzten Monaten der Schwangerschaft, während der Geburt und während dem ersten Lebensjahr deines Babys, macht eine Frau seelisch verwundbar. Ihre körperlichen Reserven sind aufgebraucht, weil sie keine Zeit hat, Atem zu schöpfen. Ihre Identität als Person wird aufgeweicht. Kritik und Ablehnung treffen sie dadurch viel härter als sonst. Gleichzeitig ist sie offener für Einflüsterungen, wie sie sich benehmen oder sein sollte.« schreibt Janet Price in *Motherhood: What It Does to Your Mind*. Die psychologischen Barrieren, die dich vorher geschützt haben, sehen nun aus wie Schweizer Käse − voller Löcher. Du spürst alles, jeder Pfeil trifft dich.

Faß dich selbst nur mit Glacéhandschuhen an. Sei wirklich lieb zu dir selbst. Du brauchst jeden Tag ein bißchen Zeit für dich allein (ja, auch wenn du noch andere Kinder hast), um herauszufinden, wie es dir geht. Die heftigsten Gefühlsstürme, die dicken Tränen vergehen normalerweise gegen Ende der zweiten Woche. Erlieg aber nicht der Versuchung, deine Gefühle nicht ernst zu nehmen. Versuche, sie offen und bewußt wahrzunehmen und, wenn möglich, zu genießen. Vielleicht wirst du dich nie mehr wieder so schmerzlich lebendig fühlen wie jetzt.

Es ist ernster, wenn du so deprimiert bist, daß du nichts mehr zustandebringst; wenn du Anfälle von Panik oder Angst hast; wenn du den Kummer nicht mehr ertragen kannst. In diesen Fällen solltest du Hilfe von außen suchen. Siehe den Abschnitt »Mehr Hilfe«.

Ich kann nicht stillsitzen. Ich würde mich am liebsten 24 Stunden täglich um das Kind und den Haushalt kümmern. Auch bekannt unter: »Ich bin jetzt Mutter und muß mich jederzeit um alles und jeden kümmern.« Oder: »Wenn ich nicht 24 Stunden am Tag auf Achse bin, fühle ich mich schuldig.« Auch: »Ich fühle mich sowieso schuldig, egal was ich tue.« Und: »Ich bin jetzt Mutter. Ich bin kein eigenständiges Individuum mehr, nur eine Mama.«

Peinlicherweise muß ich gestehen, daß ich damit am stärksten zu kämp-

Nach der Geburt: Wie du mit deinen Emotionen zurechtkommst

fen hatte. Die Symptome reichen vom irrwitzigen Bedürfnis, ständig etwas zu tun, bis zu einem pochenden Schuldgefühl, das dir sagt, daß du die einzige Person sein solltest oder mußt, die sich um das Baby kümmert. Ich hatte neun Monate lang jedem, der es hören wollte oder nicht, gepredigt, daß Chris und ich schließlich völlig gleichberechtigte Partner seien und daß es für ein Kind lebenswichtig sei, von beiden Elternteilen sowie von anderen Erwachsenen umsorgt zu werden. Und trotzdem war ich krank vor Schuldgefühlen, als meine Mutter sich um Lillian kümmerte, damit ich arbeiten konnte. Oder als Chris um vier Uhr morgens aufstand und sie eine Stunde lang herumtrug. Bis ich eines Tages nach stundenlangem Schreien die Geduld verlor. Mit einem Wort – immer dann, wenn ich mich nicht heroisch und vollkommen auf dem Altar der Mutterschaft opferte. Was mich in dieser Zeit rettete, war, daß Chris angesichts meines Benehmens nur sehr erstaunt war und ansonsten ruhig in dem fortfuhr, was sein Recht ebenso wie meines ist: sich um seine Tochter zu kümmern. Seine Haltung half mir, dieses zwanghafte Verständnis meiner Rolle als Mutter abzubauen. Ich sprach mir ruhig Mut zu und tat mir auf vielfältige Weise gut. Trotzdem war ich verblüfft, wie jäh und ausnahmslos uns das Bedürfnis, immer beschäftigt zu sein, überfällt. Marilyn wusch die Babysachen nur mit der Hand, Jackie bügelte sogar Pullover, und ich schrieb eine Danksagungskarte eine halbe Stunde, nachdem das Geschenk bei mir eingetroffen war.

Lies die Kapitel *Tu dir gut während der Schwangerschaft* und *Wie kann ich mir denn guttun, wenn ich kleine Kinder habe!*

Was dagegen hilft? Geh auf Kreuzfahrt! Kipp dir ein paar kleine Tequilas hinter die Binde. Nimm irgend etwas Stumpfes, Schweres und geiße dir damit ununterbrochen Kopf, Nacken und Schultern – natürlich, ohne dich dabei zu verletzen. Oder bau deine Schuldgefühle ab und mehr Selbstzuwendung auf.

Es ist ernster, wenn du nichts mehr auf die Reihe bekommst, weil du sicher bist, alles falsch zu machen und dem Baby nur zu schaden, oder weil dein Selbstwertgefühl total am Boden zerstört ist. In diesem Fall such Hilfe von außen. Schlag im Abschnitt »Mehr Hilfe« nach.

Ich bin so vergeßlich. Man kann es auch Milchhirn oder Babykopf nennen. Oder: »Ich bin so daneben, ich sollte wirklich nicht Auto fahren.« Das haßte ich am allermeisten! Wenn ich mit anderen Leuten sprach, hörte sich das ungefähr so an: »Ich habe vergessen, was ich sagen wollte.« Oder: »Ähm, was habe ich gerade gesagt?« Und: »Worüber hatten wir gerade gesprochen?« Es kann einen verrückt machen: diese Unfähigkeit, einen

Gedankengang zu Ende zu führen, die richtigen Worte zu finden, sich daran zu erinnern, was man eben noch in diesem Zimmer wollte, vom Supermarkt einmal völlig abgesehen. Woher kommt das »Milchhirn«? Hormonelle Umstellung, zu wenig Schlaf und die ständige Sorge, ob es dem Baby auch gut geht, ob man dies oder jenes richtig macht.

Nach der Geburt: Wie du mit deinen Emotionen zurechtkommst

Was du dagegen tun kannst? Kauf dir einen dicken Schlüsselanhänger für deine Auto- und Hausschlüssel. Ich erschrak fürchterlich, als ich für eine Sekunde glaubte, ich hätte Lillian im glühendheißen Auto zusammen mit den Autoschlüsseln eingesperrt. Geh liebevoll mit deinem mangelhaften Gedächtnis um. Sei nett zu dir, wenn du wieder einmal das Gefühl hast, dich im Nebel zu verlieren. Mach immer nur ein Ding zur selben Zeit, vor allem, wenn du ohnehin nicht gerne Entscheidungen triffst. Sag laut vor dich hin, was du als nächstes vorhast: »Ich hole mir jetzt einen Schluck Wasser, dann ziehe ich die Schuhe an, suche die Hundeleine und stecke das Baby ins Tragetuch. Dann schließe ich die Tür ab und gehe spazieren.«

Siehe: *Ich bin ein Körper ohne Hirn: Praktische Tips (die nach der Geburt noch genauso nützlich sind)*

Ich stelle mir dauernd schreckliches Zeug vor! Du bist in der Küche, dein Baby liegt neben dir. Du schneidest Tomaten für das Mittagessen, und plötzlich fragst du dich, wie es wohl wäre, wenn jemand jetzt das Messer nehmen und dein Baby in Stücke schneiden würde. Du erschrickst zu Tode, das Bild ruft Ekel in dir hervor, und trotzdem kannst du es nicht wieder aus dem Kopf kriegen. Oder du spazierst mit dem Baby über eine vielbefahrene Straße und stellst dir vor, wie ein Auto bei Rot über die Kreuzung rast und dich und den Buggy mitreißt. Oder du malst dir bildhaft die schlimmsten Unfallszenarios aus, wenn dein Partner abends spät dran ist.

Eine überaktive Einbildungskraft gehört zu den schwierigsten Seiten an der Mutterschaft. Deine Ängste werden 1000fach verstärkt. Du kannst selbst nicht glauben, was für schreckliches Zeug du denkst. Das kommt sehr häufig vor. Du bist trotzdem nicht verrückt. Viele andere Mütter leiden ebenfalls unter diesen häßlichen, ungewollten Bildern. Diese ungeheure Angst entsteht, weil man dich während deines ganzen Lebens mit schrecklichen, blutigen Bildern bombardiert hat, die ohne jede Diskretion zeigten, was Menschen alles geschehen kann. Die Liebe, die du jetzt deinem Kind entgegenbringst, ruft diese Bilder wieder wach, und deine momentane seelische Offenheit verstärkt diesen Prozeß noch. Verdränge deine Ängste nicht, aber überprüfe sie regelmäßig an der Realität.

Versuch es auch mit den Techniken zur Kontrolle der Gedanken in *Angst: Der Geist als Affe*

Nach der Geburt: Wie du mit deinen Emotionen zurechtkommst

Es ist ernster, wenn diese Vorstellungen dich so sehr quälen, daß du davon krank wirst oder Panikanfälle bekommst; wenn du nicht mehr schlafen kannst; wenn du ihnen keinen Einhalt mehr gebieten kannst; wenn du ständig Angst hast, daß deinem Baby etwas passieren wird, auch wenn alles in Ordnung ist. Lies den Abschnitt »Mehr Hilfe« am Ende dieses Kapitels.

Mein Leben wird sich nicht verändern. Du gehst nach zwei Wochen wieder in die Aerobicstunde, auch wenn du beim Hüpfen deine Gebärmutter mit den Händen an ihrem Platz halten mußt. Drei Wochen nach der Geburt gibst du eine Dinnerparty für 25 geladene Gäste. Einen Monat danach willst du an deinen Arbeitsplatz zurückkehren, obwohl du eigentlich acht Wochen bezahlten Mutterschutz hast. Sobald das Baby acht Wochen alt ist, fliegst du mit ihm nach Singapur. Und brichst dann zusammen. Später, wenn sie dich aus der Gummizelle wieder rauslassen, zeigst du dich einsichtig: »Mein Leben hat sich wirklich verändert. Ich kann nicht mehr alles im selben Tempo wie vorher machen. Ich sehe es ein.« Leider glaubt dir jetzt niemand mehr, und du bekommst noch ein paar weitere Wochen Zwangsurlaub verordnet.

Dein Leben wird nie mehr sein wie vorher. Der beste Weg, diese schwindelerregende, berauschende, ab und zu auch erschreckende Wahrheit hinzunehmen, ist es, deine Erwartungen schon vor der Geburt umzustellen. Darüber hinaus erlaub dir, ohne Schuldgefühle zu trauern. Die wenigsten von uns geben gerne alles auf. Wir wollen unser altes Leben und unser bewundernswertes Baby. Es hört sich so ungeheuer leicht an, dieses Gerede über das Prioritäten-Setzen. Aber wenn du deiner engsten Freundin absagen mußt, Tag für Tag nicht zur Gymnastik gehen kannst, obwohl es dir guttäte, und dein Leben auf 1000 andere Arten vereinfachen mußt, so ist das nicht gerade einfach. Du fühlst dich zornig und elend damit. Du hast Angst davor, daheim festgebunden zu sein, allein mit diesem winzigen Wesen, das gerade erst die Augen öffnet. Vielleicht langweilst du dich auch, und das überrascht dich. Du hast Schuldgefühle, weil du nicht jede Minute des Mutterdaseins faszinierend findest. Vielleicht machst du dir auch nur vor, daß dein Leben sich nicht verändert hat, weil du niemanden hast, bei dem du dich anlehnen kannst.

Siehe: *Was geschieht mir mir, wenn das Baby auf der Welt ist?:* Hingabe. Außerdem: *Zwiespältigkeit: Wie man um den Wandel trauert*

Versuche, behutsam festzustellen, wieviel Energie du darauf verwendest, die Veränderung vor dir selbst zu leugnen (auch wenn du glaubst, du kannst nicht anders, weil du keine Wahl hast). Wenn du das Baby in

Nach der Geburt: Wie du mit deinen Emotionen zurechtkommst

seinem Autositz überallhin – sei es ins Büro oder in die verrauchte Kneipe – mitschleifst, dann wäre es an der Zeit, die Sachlage mal zu überdenken. Je mehr Energie du darauf verwendest, gegen die Veränderung anzukämpfen, um so schlimmer wird es.

Wenn sonst nichts klappt, dann kauf dir ein Paar Inline-Skater, ein Rückentragetuch für das Baby und zisch einfach ab. Hey, wenn du nur drei Stunden Schlaf täglich brauchst, ist alles möglich.

Es ist ernster, wenn du einfach nicht fassen kannst, daß du jetzt ein Baby hast oder dich vollkommen von der Realität abgetrennt fühlst. In diesem Fall, siehe in »Mehr Hilfe«.

Grenzenlose Freude, Stolz, Glück: Ich habe ein Baby! Bremse die Wogen mitreißender, berauschender Ekstase, die dich manchmal überkommen, nicht, indem du dir Dinge sagst wie: »Jetzt lächelt er noch, aber in ein paar Minuten heult er sicher gleich wieder.« Oder: »Aber ich habe immer noch nicht ausreichend geschlafen.« Genieß die glücklichen Augenblicke! Wälz dich darin, saug sie vollkommen auf! Laß die Freude herein! Öffne dein Herz ganz weit für diesen süßen, scharfen Schmerz der darin liegt, jemanden so sehr zu lieben. Das ist das Wesen des Elternseins.

Siehe: *Der Aufruhr der Gefühle*

Es ist ernster, wenn deine Stimmungschwankungen dich beänstigen oder du in einem Moment vor Energie platzt und im nächsten anfängst zu weinen. Dann schlag im Abschnitt »Mehr Hilfe« nach.

Ich habe Panikanfälle. Ein schlimmer Panikanfall ist, als würde dein Herz stehenbleiben. Du würdest dir am liebsten die Haut in Streifen vom Leib reißen und schreiend durch die Straßen laufen. Du verspürst Todesangst. Dein Herz rast, kalter Schweiß bricht dir aus, deine Gliedmaßen zittern. Panik und Angst ergreifen von dir Besitz, du verlierst vollständig die Kontrolle. So ein Panikanfall ist wirklich die Hölle auf Erden.

Wenn du schon öfter Panikattacken hattest, dann such Hilfe. Natürliche (keine synthetischen) Progesteronspritzen können sehr nützlich sein. Und laß deine Schilddrüsenfunktionen überprüfen. Dabei mußt du nur einen einfachen Bluttest machen lassen.

Es gibt Augenblicke, da hasse ich mein Baby. Das Baby hat stundenlang gebrüllt, oder es schien dir zumindest so, und du singst noch ein Schlaflied, das keinerlei Wirkung zeigt. Das Gesicht des Babys hat sich lila verfärbt. Egal was du tust, es hört nicht auf zu schreien. Da steigt in dir plötzlich wie eine Woge der Zorn hoch, und du siehst vor deinem inneren Auge, wie du das Baby durch den Raum schleuderst.

Als mir das zum ersten Mal passierte, versuchte ich gegen drei Uhr morgens (vergeblich) Lillian zu beruhigen. Ich ging auf und ab und wiegte sie dabei. Und plötzlich bemerkte ich, daß ich sie ein klein bißchen zu stark wiegte. Scham und Furcht überkamen mich. Ich kam mir vor wie eine Kinderschänderin. Für immer dazu verdammt, als Mutter schrecklich kalt und unnahbar zu sein, um mein eigenes Kind vor mir zu schützen. Als ich damals mitten in der Nacht schluchzend auf dem Bettrand saß, fühlte ich mich wie ein Wurm. Niemals in meinem Leben habe ich mich verachtenswerter gefühlt.

Später brachte ich den Mut auf, Alice davon zu erzählen, die Hebamme ist und selbst zwei Kinder hat. Es war einfach wunderbar, als ich sie sagen hörte: »Ja, das ist wirklich schlimm. Es kann einen richtig erschrekken. Ich mochte dieses Gefühl überhaupt nicht.« Ich war also nicht die einzige! Ich war nicht geistesgestört! Ich würde nicht 15 Jahre lang den Psychoanalytiker für meine Tochter bezahlen müssen. (Hm, zumindest bis jetzt nicht!)

Die Wut auf dein winziges Baby, die dich manchmal überkommt, ist ziemlich weit verbreitet. Daß sie dir so unmäßig erscheint, hat viele Gründe: Du schläfst nicht genügend, fühlst dich hilflos, ohne Kontrolle (»Warum kann ich sie nicht dazu bringen aufzuhören?«) und isoliert. Vielleicht spielen auch unbewußte Erinnerungen an deine Abhängigkeit und deinen Zorn als Baby eine Rolle. Leg das Baby in den Wagen, auch wenn es weint, und geh barfuß nach draußen. Fühl die Erde unter deinen Fußsohlen. Vergib dir selbst. Schmuse ein paar Minuten mit deinem Hund oder deiner Katze, wenn du sowas hast. *Bitte jemand anderen, sich um das Baby zu kümmern, und sei es nur für 15 Minuten. Ein paar Stunden wären natürlich besser.* Ruf in deiner Klinik an. Oder im Frauengesundheitszentrum. Bei der Telefonseelsorge. Vielleicht gibt es dort ja eine Art Hotline für solche Fälle. Jedenfalls sollte jemand, der etwas davon versteht, dir versichern können, daß diese Gefühle völlig normal sind. Laß dich massieren, um Spannungen abzubauen. Schrei deine Wut heraus, wenn du unter der Dusche stehst.

Es ist lebenswichtig, daß dein Zorn dich nicht in einen Teufelskreis von Selbsthaß zieht. Das würde dein Selbstwertgefühl zunichte machen und dein Vertrauen in dich als Mutter erschüttern. Vergib dir. Sprich mit anderen Müttern. Tu dir gut!

Es ist ernster, wenn du das Gefühl hast, du stehst kurz davor, dir oder dem Baby wehzutun; wenn dieser Gedanke dich zwanghaft verfolgt und du den Drang fühlst, ihn in die Tat umzusetzen. Dann solltest du unverzüglich Hilfe suchen. In der Einleitung zu diesem Kapitel findest du Vorschläge zur Krisenbewältigung, in den Quellenangaben die entsprechenden Telefonnummern. Wenn du fürchtest, diese Grenze bereits überschritten zu haben, dann ruf dort jetzt, *in dieser Minute*, an.

Tips zum Dich-selbst-Bemuttern findest du in *Ich will zu meiner Mama!*, Vorschläge, um mehr Selbstliebe zu entwickeln, dagegen in: *Wie kann ich mir denn guttun, wenn ich kleine Kinder habe!*

Ich bin so voller Traurigkeit, voller Reue. Die sommerliche Abenddämmerung erfüllt dein Wohnzimmer mit Licht. Du trägst das Baby herum. Es ist unzufrieden, schreit ein bißchen, saugt an seinem Schnuller. Dann wimmert es wieder, flicht der Ausgewogenheit halber ein paar schrille Schreie dazwischen. Du stehst am Fenster und beoachtest, wie die Welt ohne dich ihren Lauf nimmt: Ein Pärchen joggt. Eine junge Frau führt ihren Hund Gassi. Deine Nachbarn trinken Wein auf der Veranda. Du fühlst dich wie ein Kind, das ins Bett muß, während seine Freunde noch draußen spielen. Und schuld daran ist nur das Baby.

Gefühle wie Reue und Trauer mögen unmütterlich und schockierend sein, aber sie sind ebenso natürlich und unvermeidlich wie die Wehen, die dir dieses Wesen in den Arm gelegt haben. Das Gefühl, einen Verlust erlitten zu haben, gehört bei frischgebackenen Müttern mit zu den stärksten, am weitest verbreiteten und am wenigsten geduldeten. Dabei ist es völlig gleichgültig, wie sehr du dir dieses Baby gewünscht hast, wie lange es gedauert hat oder wieviel du auf dich genommen hast, bis du schwanger wurdest. Niemand kann sich auf diese Umwälzung, die dein ganzes Leben auf den Kopf stellt, richtig vorbereiten, vor allem nicht beim ersten Kind (obwohl das zweite häufig denselben durchschlagenden Effekt hat). Reue und Liebe vermischen sich, und mit der Zeit verschwindet erstere, auch wenn sie immer wieder mal ihr Haupt hebt. Vor allem, wenn du deiner alten Flamme begegnest und gerade einen sackartigen Pulli mit Spuckflecken drauf trägst.

Die Unfähigkeit der Menschen in unserer Kultur, sich ehrlich mit den Veränderungen auseinanderzusetzen, die ein Baby mit sich bringt, die

Nach der Geburt: Wie
du mit deinen Emotionen zurechtkommst

Besessenheit, mit der wir uns nur auf die positiven Aspekte konzentrieren, führt dazu, daß wir uns selbst verachten, wenn wir auch nur ansatzweise zugeben, daß es auch Momente gibt, in denen wir lieber kein Baby hätten. Aber wenn wir uns nicht erlauben, zu trauern und ehrlich über die nötige Umstellung zu sprechen, wenn wir es versäumen, »die Veränderung zu begrüßen, statt sie zu leugnen« wie die kritische Kinderschwester Marilyn Downy sagt, kehren sich diese Verlustgefühle in Form von Depressionen gegen uns. Wenn bestimmte Seiten der Mutterschaft uns Sorgen machen, ist, wie der Psychologe Brad Sachs betont, die Versuchung groß, daß wir diese Gefühle durch Überaktivität zu verdrängen suchen, um uns dem Unbehagen erst gar nicht stellen zu müssen. Mit einem Seufzer der Erleichterung ziehen wir uns diesen löchrigen, unbequemen, aber ach so wohlbekannten Schuh an, der uns erlaubt, unentbehrlich zu sein, uns hauptsächlich um andere zu kümmern und unseren eigenen Empfindungen aus dem Weg zu gehen.

Wir sollten über die Schattenseiten das Mutterdaseins offen sprechen können. Das geht aber nur, wenn du deinen Mund aufmachst und einer anderen Mutter erzählst, wie es dir geht. Schreib ein paar Zeilen in deinem Tagebuch über dieses Thema: Warum glaubst du, ist es nicht in Ordnung, Reue und Trauer zu empfinden, weil du nun ein Baby hast? Wer sagt das? Was erschreckt dich daran so? Glaubst du, dein Baby nicht genug zu lieben, wenn du diese Gefühle eingestehst? Oder befürchtest du, das Eingeständnis, daß nicht alles an der Mutterschaft toll ist, bedeutet, deine Mutter habe dich nicht geliebt? Beschäftige dich mit diesen Fragen. Eine andere gute Tagebuchübung ist es, eine Liste der Dinge aufzustellen, die du aus deinem alten Leben vor dem Baby vermißt. Sei so genau und ausführlich wie möglich. Laß alles aufs Papier fließen.

In *Zwiespältigkeit:
Wie man um den
Wandel trauert* findest
du Anleitungen zum
Trauern, in *Was ge-
schieht mit mir, wenn
das Baby auf der Welt
ist?* Tips, wie du dich
selbst wiederfinden
kannst.

Wenn dir der Wunsch, deinen Verlusten einen Namen zu geben und um sie zu trauern, im Augenblick nur selbstsüchtig und völlig unwichtig vorkommt, ist das in Ordnung. Achte aber darauf, ob sich etwa acht oder neun Monate nach der Geburt Anzeichen einer leichten, schleichenden Depression bemerkbar machen. Möglicherweise ist es dann an der Zeit, die Trauerarbeit zu leisten.

Es ist ernster, wenn du nicht mehr aufhören kannst zu weinen oder deine Tränen nicht unter Kontrolle hast; wenn du so deprimiert und niedergeschlagen bist, daß du weder für dich noch für das Baby sorgen kannst. Mit

Nach der Geburt: Wie du mit deinen Emotionen zurechtkommst

solchen Zuständen kann man nicht alleine fertig werden. Sieh unter »Mehr Hilfe« nach.

Ich kann zu meinem Baby keine Beziehung aufbauen. Der Druck, unsere Babys von dem Moment an zu lieben, in dem sie zur Welt kommen, lastet stark auf uns. Jede Mutter, die sich erst nach Tagen, Wochen oder Monaten in ihr Kind verliebt, macht sich deshalb Sorgen. Sie schämt sich und fühlt sich wertlos – Abschaum. Ich wollte, ich könnte dir jetzt die Hand halten und dir sagen: »Du wirst dein Baby lieben. Du machst Umwälzungen durch, die so heftig sind, daß du dich erst daran gewöhnen mußt. Hab Geduld mit dir selbst. Sprich mit jemandem, der für diese Probleme Verständnis hat, und vor allem: laß los.« Du wirst eines Tages auf diese Zeit zurückschauen und dabei lächeln. Oder zumindest vor Erleichterung seufzen. Du bist dabei, eine neue Beziehung aufzubauen. Babys kommen aus uns heraus, und jede von uns muß lernen, Mutter zu sein und zu diesem Wesen, das ihr eigen Fleisch und Blut ist, eine Beziehung aufzubauen. Diese Beziehung ist die engste deines Lebens. Wenn du eine Weile zum Aufwärmen brauchst, ist das ganz normal.

Es gibt Frauen, die gern ein kleines Kind versorgen. Andere kommen besser zurecht, wenn die Kinder älter werden. »Alles in allem haben Mütter, die mit den Anforderungen von Kleinkindern weniger gut zurechtkommen, auf Dauer auch keine schlechtere Beziehung zu ihren Kindern als solche, die gerade die Kleinkindphase am meisten mochten. Wenn Mütter ihren Babys gegenüber nicht so intensive Liebesgefühle hegen, heißt das nicht, daß sie ihre Kinder später nicht lieben«, schreiben Louis Genevie und Eva Margolies in *The Motherhood Report*. Wenn die Erfahrung mit dem Baby nicht die bisher umwerfendste deines Lebens ist, dann macht das auch nichts. Wenn du dieses Stadium des Mutterseins zutiefst haßt und über entsprechende Möglichkeiten verfügst, wäre es vielleicht sinnvoll, jemanden zu suchen, der dich bei der Kinderpflege ablöst. Ist dein Partner jetzt mehr auf Fürsorge eingestellt als du, kann er dir ja das Geschmuse und Gegurre abnehmen. Es ist wichtig, daß du deine Stärken und deine Schwächen richtig einschätzt und dich nicht von einem zuckersüßen, begrenzten Mutterbild einschüchtern läßt.

Siehe: *Was geschieht mit mir, wenn das Baby auf der Welt ist?: Der Mythos von der perfekten Mutter . . .*

Es ist ernster, wenn du dein Baby nicht einmal anfassen kannst, ohne heftige Abneigung oder Schuldgefühle zu empfinden. Schlag im Abschnitt »Mehr Hilfe« nach.

Nach der Geburt: Wie du mit deinen Emotionen zurechtkommst

Ich fühle mich von aller Welt verlassen. Hast du auf ein bestimmtes Ereignis fast ein ganzes Jahr gewartet, dann fühlst du einen winzigen Stecknadelstich der Enttäuschung, wenn es plötzlich vorbei ist. Das Gefühl, nicht beachtet zu werden, wird noch dadurch verschärft, daß die Mutter unmittelbar vor und nach der Geburt gewöhnlich mit Aufmerksamkeiten überhäuft wird. Leute, von denen du seit Jahren nichts mehr gehört hast, rufen plötzlich an und nerven dich mit immer derselben Frage: »Ist es schon da?« Aber ein paar Wochen später hält die Paketpost nicht mehr vor deinem Haus, das Telefon läutet nicht mehr, weil niemand dich stören will, und die Einsamkeit breitet sich um dich herum aus wie eine Eisdecke auf einem winterlichen See.

Siehe: *Deine Hilfstruppe*

Dagegen hilft am besten vorbeugen. *Aber es ist niemals zu spät, den Kontakt zu anderen wieder aufzunehmen.* Wenn möglich, bitte eine enge Freundin, dich einmal die Woche anzurufen und sich zu erkundigen, wie es dir (und nur dir) geht. Vereinbare mit ihr, daß nur du das Thema »Baby« anschneidest. Wenn du über die nötigen Mittel verfügst, dann bestell etwas aus einem Katalog. So bekommst du wenigstens hin und wieder ein Päckchen. (Du kannst auch einem Buchclub mit einem schönen Werbegeschenk beitreten.) Bitte eine andere Freundin, dir in den nächsten Wochen immer wieder eine Jux- oder Überraschungskarte zu schicken. Wem hast du noch keine Geburtsanzeige geschickt? Na, dann los! Vielleicht rufen sie an oder schicken ein Geschenk. Mache eine Gruppe frischgebackener Mütter ausfindig. Du mußt ja nicht hingehen. Manchmal ist es schon beruhigend zu wissen, wohin man sich im Notfall wenden kann.

Es ist ernster, wenn du dich so von aller Welt abgeschnitten fühlst, daß es dir schon schwer fällt, mit einer nahestehenden Person auch nur die einfachste Unterhaltung zu führen; wenn du dich fragst, ob deine Umgebung dich schon langsam für verrückt hält. In diesen Fällen solltest du sofort mit jemandem sprechen, auch wenn es dir sehr schwer fällt. Such dir genau aus, wen du ansprichst. Nach Möglichkeit sollte es eine der Nummern in den Quellenangaben sein, außer du kennst jemanden, der sich mit diesen Problemen auskennt und dir sehr nahesteht. Der erste Kontakt ist der schwierigste, aber du wirst es nicht bereuen, wenn du diesen ersten Anruf tätigst oder jemand anderen bittest, es für dich zu tun. Lies zuerst »Mehr Hilfe«.

Ich glaube, bei der Geburt versagt zu haben. Du hast mit Kaiserschnitt

Nach der Geburt: Wie du mit deinen Emotionen zurechtkommst

geboren, nach einer Epiduralanästhesie gebrüllt, hättest dein Baby verkauft, nur um Schmerzmittel zu bekommen, oder du hast dich nach der Entbindung ganz einfach erschöpft zur Seite gedreht, um zu schlafen (statt das Neugeborene zu hätscheln) – und nun glaubst du, keine richtige Frau zu sein und das lebensverändernde, spirituelle und ekstatische Erlebnis Geburt verpaßt zu haben.

Der Versuch, die Geburt wieder zur Frauensache zu machen, hatte leider eine fatale Nebenwirkung: Plötzlich kursierte die Vorstellung, jede Frau, die ihr Kind nicht dankbar, schweigend und ohne Schmerzmittel zur Welt bringt und es ununterbrochen anbetet, habe versagt. Viel zu viele Menschen haben vergessen, daß jede Frau einzigartig ist und die Geburt ein Mysterium. Deine Gene, dein Körperbau, der Körperbau des Kindsvaters, deine früheren Geburtserlebnisse, der Ort, an dem du das Kind zur Welt bringst – all das beeinflußt die Entbindung, und das meiste davon läßt sich nicht kontrollieren. Und vergiß das Baby nicht. Höchstwahrscheinlich sind doch Beginn und Ablauf deiner Wehen eng verknüpft mit diesem winzigen Wesen. Starke Schmerzen und unvorhergesehene Komplikationen können auch auftreten, wenn du die furchtloseste, körperlich stärkste und bestvorbereitete Frau der Welt wärst. Wehen und Entbindung sind die letzte Vorbereitung auf die Elternschaft: Du mußt dich dem Unvorhersehbaren anheimgeben, dem Geheimnis.

Siehe den nächsten Abschnitt »Ich fühle mich fett und schlampig«. Die Ratschläge, die du in *Nach der Geburt. Überleben und Wachsen: Wie du dich seelisch von einem nicht geplanten Kaiserschnitt erholst* findest, kannst du auch auf diese Situation anwenden.

Es ist ernster, wenn du einige Wochen nach der Geburt immer noch vom Gedanken an dein Versagen besessen bist; wenn du strikt Diät hältst, Abführmittel nimmst oder dich auf andere Weise bestrafst. In diesen Fällen, siehe im Abschnitt »Mehr Hilfe«.

Ich fühle mich fett und schlampig. Ich finde es geradezu herzzerreißend traurig, daß wir, nachdem wir ein Leben in unserem Körper genährt und dies ans Licht der Welt gebracht haben, nachdem wir dieses seidenweiche Affengesichtchen liebkost und diese prallen, winzigen Zehen geküßt haben, uns immer noch wegen unseres Körpers schelten. Über unsere weichen, schlaffen Bäuche jammern. Dem Spiegel aus dem Weg gehen. Verstohlen in unsere Jeans oder unsere Kostümröcke schlüpfen in der Hoffnung, endlich den Reißverschluß hochzubekommen, und mit den Zähnen knirschen, wenn es wieder nicht geht. Daß wir kostbare Augenblicke damit verschwenden, wie besessen über unser Gewicht nachzudenken. Was verlieren wir schon, wenn wir unsere weiblichen Körper achten und verehren – einen Körper, der immerhin Leben geschaffen hat?

Erfinde ein Danke-deinem-Körper-Ritual oder – wie Anne Lamott es nennt – eine »Körperlobpreisungszeremonie«. Such dir ein mondbeschienenes Fleckchen Erde, wo du dich nackt niederlegen kannst. Flüstere deine Dankgebete, während das Mondlicht deine Gliedmaßen liebkost. Oder geh nackt tauchen (im Winter reicht auch die Badewanne) und stell dir vor, daß das Wasser dich mit einem dicken Dankeschön umgibt. Salb dich mit Öl und massiere deinen Bauch dabei. Visualisiere, wie er dir geholfen hat, das Baby wachsen zu lassen. Salb deine Arme und danke ihnen, daß sie dir erlauben, dein Baby zu halten. Segne jeden deiner Körperteile, weil er dir geholfen hat, das Baby zu erschaffen, und weil er dir helfen wird, deinem Kind gutzutun. Du kannst dich auch in einen Kreis von Kerzen setzen und der höheren Macht, an die du glaubst, all die Gründe nennen, weshalb dein Körper heilig ist. Besuch ein Naturheiligtum oder eine Kirche und danke Gott/Göttin für deinen funktionierenden Körper.

Die praktisch Veranlagten unter euch können es ja folgendermaßen versuchen:

Gib die Umstandskleider, die du dir ausgeliehen hast, so schnell als möglich zurück.

Häng nur die Sachen in deinen Kleiderschrank, die du im Augenblick auch tragen kannst. Bewahr den Rest in einem anderen Schrank, in Papiertüten oder einer Schachtel unter dem Bett auf. Wenn du wieder schlanker wirst, kannst du aus diesem Fundus deine Garderobe »aufstocken«.

Kauf dir neue Schuhe. Außer du hast das Gefühl, sogar deine Füße seien zu fett.

Besorg dir Sachen für einen Teil deines Körpers, den du besonders magst. Leiste dir eine Pediküre und neue Sandalen, wenn du deine Füße liebst, eine Rubbeltätowierung für eine Schulter (daß du jetzt Mutter bist, muß ja noch nicht heißen, daß du nun dazu verurteilt bist, fade zu sein), eine neue Haarfarbe, einen wunderbaren neuen Hut.

Sammle Bilder von kräftig gebauten Müttern mit ihren Kindern. Schau, ob du im Geschenk-Shop eines Museums welche findest oder im Frauenbuchladen. Dekorier damit die ganze Wohnung.

Wenn du neue Kleider brauchst, kauf sie aus dem Katalog. Das ist weit weniger deprimierend, als sich selbst in diese hell erleuchteten, fegefeuerartigen Umkleidekabinen zu zwängen – und du brauchst keinen Babysitter.

Nach der Geburt: Wie du mit deinen Emotionen zurechtkommst

Bist du der Verzweiflung nahe, so erinnere dich daran, daß dein Körper eine Aufgabe von unschätzbarem Wert erfüllt hat. Fühl die sagenhafte Sinnlichkeit dieses Babykörpers, und übertrag ein bißchen davon auf deinen eigenen. Wie oft sagst du deinem Baby: »Am liebsten würde ich dich fressen?« Laß diese ganz körperliche Liebe auf dich abfärben. Betrachte zuerst deine Schenkel und dann die deines Babys. Du findest seine Extrapfunde ja auch nicht häßlich. Du findest sie rosig und unwiderstehlich. Du bist immer noch genauso vollkommen und schön wie dein Baby. Wirklich! Versuch wenigstens für eine Sekunde, daran zu glauben.

Siehe: *Angenehme Kleidung und andere Wege zur Sinnlichkeit*

Es ist ernster, wenn du stillst und trotzdem eine strenge Diät einhältst; wenn du ungewöhnlich viel Zeit darauf verwendest, über dein Aussehen zu jammern; wenn du nach jeder Mahlzeit auf die Waage steigst; wenn du unter Eßstörungen leidest. In diesen Fällen lies bitte den Abschnitt »Mehr Hilfe«.

Ich kann mein Kind nicht allein lassen. Trennungsangst ist ein sehr weit verbreitetes, schmerzliches Problem. Vor allem berufstätige Mütter, die nach dem Mutterschutz wieder an den Arbeitsplatz zurückkehren, leiden oft heftig darunter. Aber es kann auch schon sehr qualvoll sein, das Baby zum ersten Mal bei seinem Babysitter zurücklassen zu müssen. Solange du weg bist, hast du das Gefühl, als fehle ein Teil von dir selbst. Du meinst, du hörst das Baby in der Ferne schreien. Wenn du die Nacht ohne das Baby verbracht hast, stehst du morgens vielleicht auf und suchst es ganz automatisch.

Du hast diese Gefühle, weil dein tiefstes Inneres mit Liebe durchtränkt ist. Du erlebst die guten Seiten des Elternseins, das, wofür alles sich lohnt, was jedermann versucht zu beschreiben, wenn es darum geht, wie toll es ist, ein Kind zu haben. Und du erlebst dich selbst als Individuum. In den ersten Wochen des Mutterseins verschmilzt du mit dem Baby. Dein Kind weiß nicht, wo es aufhört und du beginnst. In geringerem Ausmaß durchlebst auch du dieses Verschwimmen der Grenzen. Dieses Verschmelzen ist gut für euch beide, aber an einem bestimmten Punkt ist es für dich nötig, dich daraus zu lösen und dich erneut deiner Grenzen zu

Nach der Geburt: Wie du mit deinen Emotionen zurechtkommst

versichern. Auch das ist ein wichtiger Teil des Mutterseins. Der aber auch schmerzhaft sein kann.

Zwing dich zu nichts. Es kann Monate dauern, bis du es erträgst, nicht bei deinem Baby zu sein. Üb ein wenig, indem du das Kind jemand anderem überläßt, während du in einem anderen Raum etwas für dich tust. Mußt du dein Kind zum allerersten Mal allein lassen, so sorg dafür, daß sich jemand um das Baby kümmert, dem du total vertraust – dein Partner, deine Mutter, Schwester oder deine beste Freundin. Bleib nur kurz weg. Erledige einfache, unkomplizierte Dinge. Diese kurzen Zeiten kannst du dann langsam auf mehrere Stunden ausbauen. Wenn du dein Baby zum ersten Mal einer unbekannten Person anvertrauen möchtest, dann sorg dafür, daß sie einmal babysittet, solange du zu Hause bist. Du kannst Freundinnen zum Kaffee einladen oder ein Nickerchen machen. Nimm nur Babysitter, die dir von Freunden empfohlen wurden oder die von einer vertrauenswürdigen Agentur kommen.

Bist du völlig unfähig, dein Baby allein zu lassen, solltest du professionelle Hilfe in Anspruch nehmen, um besser mit deinen eigenen Ängsten vor dem Verlassenwerden fertig zu werden. Deine Unfähigkeit zur Trennung kann das Kind beeinflussen und ihm erschweren, eine eigenständige Persönlichkeit zu entwickeln. Sprich darüber mit jemandem.

Siehe: *Wie kann ich mir denn guttun, wenn ich kleine Kinder habe!: Praktische Tips für den Umgang mit Schuldgefühlen*

Wenn du mit einem Partner lebst, dann denk daran, daß er dieses Problem vielleicht nicht versteht und sich möglicherweise vernachlässigt fühlt oder gar eifersüchtig wird. Auch diese Gefühle sind berechtigt. Wenn du sehr auf das Kind fixiert bist, kann sich das negativ auf deine Partnerschaft auswirken. Mach dir keine Vorwürfe, weil du gerne mit dem Baby zusammenbist, und sei dir im klaren darüber, daß du für die Gefühle deines Partners nicht verantwortlich bist. Aber benutz deine neue Liebe auch nicht als Vorwand, um dich oder deine Partnerschaft zu vernachlässigen.

Es ist ernster, wenn du über das erste Mal hinaus Angst- oder Panikanfälle bekommst, sobald du das Kind mit jemand anderem als deinem Partner oder einem nahen Verwandten allein läßt. In diesem Fall schlag unter »Mehr Hilfe« nach.

Ich bekomme nicht genug Schlaf. Schlafmangel kann dich vollkommen verrückt machen. Unterschätz das nicht! Forschungsergebnisse auf dem

Gebiet der PND zeigen, daß Schlafmangel bei Aufkommen oder Verschlimmerung von Depressionen eine erhebliche Rolle spielt. Hast du nicht geschlafen, bist du überreizt und verärgert, unfähig, auch nur die geringste Extrabelastung hinzunehmen. (Als ich — völlig erschöpft — eines Tages in die Küche kam und auf der Arbeitsfläche überall Ameisen laufen sah, bin ich ausgeflippt.) Dann fällt es dir schwer, auch nur die leichtesten Aufgaben zu planen und auszuführen. Deine Nerven sind ohnehin bis zum Zerreißen gespannt, und sollte dein Baby dann noch schreien, brichst du los, auch wenn du dich danach mies fühlst, weil du so schnell die Geduld verloren hast. Und die kleinste Veränderung in deinem Tagesablauf bringt dich aus der Fassung.

Du mußt einfach längere Zeit durchschlafen können. Sieh das nicht als unerschwinglichen Luxus an. Es ist dein Recht als Mensch und unveräußerlicher Bestandteil deiner Gesundheit. Sei vorsichtig: Vielleicht merkst du in den ersten Wochen oder Monaten gar nichts und brichst hinterher zusammen. (Gerade die Rückkehr in den Job ist für viele Frauen der Tropfen, der das Faß zum Überlaufen bringt.) Kehrt dein Partner an den Arbeitsplatz oder ein anderer Helfer nach Hause zurück, kommen neue Anstrengungen auf dich zu. Ausreichend Schlaf sollte für dich absoluten Vorrang haben.

Tips findest du in: *Nach der Geburt. Überleben und Wachsen: Schlaf*

Es ist ernster, wenn die Symptome einer Postnatalen Depression mit denen von zuwenig Schlaf verwechselt werden, was häufig geschieht. Der einzige Weg, sie zu unterscheiden, ist, ausreichend zu schlafen. Und das ist nur möglich, wenn du bereit bist, um Hilfe zu bitten.

Wenn du unter Schlaflosigkeit leidest, kann »Mehr Hilfe« nicht schaden.

Siehe: *Anhang: Kräuter, Öle und andere natürliche Wohltaten.* Dort findest du Rezepte, die auf natürliche Weise den Schlaf unterstützen.

Mehr Hilfe: Postnatale Depression

Wenn der Schmerz, die Verwirrung oder die Depressionen zu stark werden, wenn du nicht mehr damit fertig wirst, wenn du unter einem der Symptome leidest, die weiter oben unter »Es ist ernster, wenn . . . « aufgeführt wurden, oder wenn du dich einfach überfordert fühlst und nicht so recht weißt, was du tun sollst: Denk daran, daß es Möglichkeiten gibt, dir zu helfen. Wundervolle, liebevolle, wirkungsvolle Hilfsmöglichkeiten, die du ohne Scham in Anspruch nehmen kannst.

Mach dir klar:

Alles wird wieder gut. Postnatale Depressionen sind vollständig heilbar.
Du bist nicht verrückt. Du bist nicht allein. Und du bist keine schlechte
Mutter. Postnatale Depressionen sind ein ausgesprochen vielschichtiges
Phänomen, das bisher nur unzureichend erforscht ist. Seine Ursprünge
sind sozusagen »biopsychosozialer« Natur: Es hat ebensoviel mit dem
schnell fallenden Hormonspiegel der Mütter zu tun (bio) wie mit ihrem
seelischen Zustand (psycho). Aber auch die hohen Erwartungen, die auf
den frischgebackenen Müttern lasten, und die Isolation, der sie ausgesetzt
sind, spielen eine große Rolle (sozial). Der nach der Entbindung rapide
abfallende Östrogenspiegel kann die Funktion der Hirnanhangdrüse
(Hypophyse) beeinträchtigen. Diese aber regelt die Produktion Tausen-
der anderer Hormone, die wiederum die Funktion anderer Drüsen steuern, wie z. B. der Schilddrüse oder der Nebennierenrinde, welche den
Adrenalinspiegel kontrolliert. Diese Drüsen erzeugen Substanzen, die
unmittelbar auf dein Seelenleben einwirken. Dazu kommt noch der
Streß und die unerwarteten Probleme bei der Umstellung auf ein Leben
mit dem Baby. Nicht weniger negativ wirkt sich die mangelnde Unterstützung für Mütter in unserer Gesellschaft aus. Das alles ist vermutlich
verantwortlich für die Entstehung einer Postnatalen Depression. Da sie
bisher jedoch wissenschaftlich kaum erforscht wurde, weiß niemand
genau, woher sie eigentlich kommt.

Sicher ist: *Je eher du Hilfe suchst, um so früher wirst du wieder gesund.* Erlaubst
du dagegen deiner Depression, sich immer tiefer einzunisten, indem du
keine Hilfe suchst, riskierst du eine lange und komplizierte Heilphase.

Der verheerendste Mythos unter all denen, die sich um die PND ranken,
ist der, daß davon nur bestimmte Frauen betroffen seien, nämlich Neuro-
tikerinnen, Frauen, die ihr Baby nicht wirklich wollen, Karrierefrauen
oder solche, die eine Veranlagung zu depressiven oder sonstigen Nerven-
erkrankungen aufweisen. Das ist eine Lüge. PND kann bei Frauen aus
allen Schichten, allen Altersklassen und in allen möglichen Lebensum-
ständen auftreten. Niemand weiß, weshalb eine Frau sie bekommt und
die andere davon verschont bleibt. Als Entstehungsgründe allgemein
anerkannt sind bisher nur: der Mangel an Beistand, den Mütter in unserer
Kultur erfahren; die eherne Regel, nach der sie ihre Bedürfnisse immer
hintanstellen müssen, und der daraus entstehende Mangel an Fürsorge
nach der Geburt (direkte Ursache für den Schlafmangel).

Um Hilfe zu finden:

Mußt du die Hand ausstrecken! Das Tabu, das nervliche und seelische Krankheiten umgibt, darf dich nicht abhalten, dich bald besser zu fühlen. Je eher du mit jemandem sprichst, der etwas von Postnatalen Depressionen versteht, um so schneller findest du Hilfe. Probier es erst gar nicht alleine! Das ist gar nicht nötig. Bitte, bitte, bitte – such dir Hilfe!

Es ist immer noch schwierig, eine passende, mitfühlende und aktuelle Behandlung für PND aufzutreiben. Viele Ärzte nehmen PND nicht ernst. Andere tun es zwar, finden aber keinen Zugang, der der Vielschichtigkeit des Phänomens Rechnung trägt. PND unterscheidet sich nämlich von anderen seelischen Störungen dadurch, daß die Behandlung auf körperliche, psychologische und soziale Zusammenhänge des Lebens der Patientin eingehen muß. Wenn nur einseitig behandelt wird, setzt der Heilungsvorgang vielleicht nicht ein. Wenn du z. B. einen Psychotherapeuten aufsuchst, dessen Behandlung nur auf die Kindheit und ihre Einflüsse auf dein späteres Leben als Mutter abzielt, geht es dir am Ende vielleicht schlechter als vorher. Was du jetzt brauchst, ist vor allem Zuspruch, Beistand in dem, was du durchmachst, und Hilfe für deinen Hormonspiegel.

Hilfe findest du über die Rufnummern, die unter »Literatur und Tips« aufgelistet sind. Ruf dort an, sobald du Fragen zu deinem seelischen Befinden hast. Wenn du zu deprimiert bist, um jemanden anzurufen, laß es jemand anders für dich tun. Die Leute dort tun alles Menschenmögliche, um dir zu einer geeigneten Therapieform an dem Ort, wo du wohnst, zu verhelfen. Das kann eine Kurzzeitpsychotherapie bei einem Spezialisten für PND sein, eine Hormonbehandlung (Wenn es dir möglich ist, besteh auf natürlich hergestelltem Progesteron), eine Ernährungsberatung oder Unterstützung bei der Aufstellung einer Hilfstruppe während deiner Erholungsphase. Dort erhältst du möglicherweise auch die Anschriften von PND-Selbsthilfegruppen in deiner Nähe oder die Telefonnummer einer Leidensgenossin. Manchmal ist schon ein Gespräch mit einer Person, die alles, was du jetzt mitmachst, schon hinter sich hat, wahnsinnig hilfreich.

Du kannst auch in deinem Geburts- oder Elternzentrum anrufen, ein Frauenzentrum kontaktieren (Adressen findest du in Frauenzeitschriften) oder eine Selbsthilfegruppe für »junge« Mütter. Frag deinen Gesundheitsberater oder deinen Kinderarzt, ob er dir einen Therapeuten empfehlen kann. Auch der Pfarrer deiner Kirche kann eine gute Quelle sein. Wird dir jemand empfohlen, so versichere dich zuerst, ob die empfehlende Person schon Rückmeldungen von anderen Leuten erhalten hat, denen sie dieselbe Empfehlung gegeben hat.

Laß deine Schilddrüsenwerte überprüfen. Viel zu viele Frauen haben schon unter quälenden Depressionen und falschen Behandlungsmethoden gelitten, obwohl ein einfacher Bluttest und entsprechende Medikamentengaben die Dinge schnell wieder ins Lot hätten bringen können. Besteh darauf, auch wenn dein Arzt nicht will.

Die kritischen Phasen für den Ausbruch einer PND sind: die ersten beiden Wochen nach der Geburt, die ersten beiden Wochen vor dem Wiedereinsetzen der Periode, die beiden Wochen nach der Entwöhnung des Kindes.

Wenn du Medikamente bekommst, so heißt das nicht, daß du verrückt bist oder »wirklich krank«. Es heißt nur, daß du einige Symptome aufweist, auf die vermutlich diese Medikamente gut ansprechen. Doch die Wahl liegt bei dir. Informier dich. Werde zur kritischen Verbraucherin. Versuch, so viel als möglich über das Medikament, das du nimmst, zu erfahren: in der Apotheke, beim Arzt, in medizinischen Handbüchern. Laß deine Gesundheit genauestens überwachen. Verschreibt dir jemand ein Medikament und gibt dir den nächsten Termin erst in einem Monat, so ist das nicht in Ordnung. Laß dir den nächsten Termin schon nach einer Woche geben. Daß du Medikamente nimmst, heißt auch nicht, daß du aufhören mußt zu stillen. Besteh darauf, daß man dir etwas verschreibt, was dir nach wie vor erlaubt zu stillen, wenn du das möchtest.

Das Allerwichtigste ist aber, daß du eines immer im Kopf behältst: Wenn du Hilfe brauchst, gibt es keinen Grund, sie nicht zu suchen. Laß dich nicht von der lächerlichen Idee einfangen, daß du mit allem allein fertig werden mußt. Du bist keine Versagerin, wenn du die Hand ausstreckst.

Literatur und Tips:

Arbeiterwohlfahrt (AWO) Bundesverband e.V., Oppelner Str. 130, 53119 Bonn, Tel.: 0228/6 68 50

Deutscher Caritasverband, Karlstr. 40, 79104 Freiburg, Tel.: 0761/20 00

Internationale Studiengemeinschaft für Pränatale und Perinatale Psychologie und Medizin (ISPPM), Sekretariat der deutschsprachigen Mitglieder, Dr. L. Janus/J. Bischoff, Friedhofweg 8, 69118 Heidelberg

Pro Familia − Deutsche Gesellschaft für Familienplanung, Sexualpädagogik und Sexualberatung e.V. − Bundesverband, Stresemannallee 3, 60596 Frankfurt/Main, Tel. 069/63 90 02

Geisel, Elisabeth: *Tränen nach der Geburt. Wie depressive Stimmungen bewältigt werden können.* Kösel, 1997. Ein phantastisches Buch, das Auskunft gibt, wie du Depressionen vorbeugen oder sie bewältigen kannst.

Nipsel, Petra: *Mutterglück und Tränen. Depressionen nach der Geburt verstehen und überwinden.* Herder, 1996. Geht detailliert auf die Ursachen von postnatalen Depressionen ein und zeigt Möglichkeiten der Selbsthilfe, aber auch der professionellen Hilfe auf.

Saavedra Wilson, Beth: *Meditationen für junge Mütter. Wege zur inneren Ausgeglichenheit.* Heyne, 1996. Saavedras beruhigendes Buch behandelt fast jede emotionale Befindlichkeit.

Kleiman, Karen und Valerie Raskin: *This Isn't What I Expected.* Bantam, 1994. Das weitaus beste Buch über postnatale Depressionen. Wenn du auch nur eines der Symptome aus der Kategorie »Es ist ernster, wenn . . .« aufweist oder dich völlig unfähig fühlst, etwas auf die Reihe zu bekommen, dann besorg dir dieses Buch. Enthält eine Übersicht über die verschiedenen Behandlungsformen und ihre Nebenwirkungen.

Placksin, Sally: *Mothering the New Mother.* Newmarket Press, 1994. Ein guter Überblick über die PND und ausgezeichnete Quellenangaben.

WIE DU NACH DER GEBURT VON DEINEM PARTNER DIE ZUWENDUNG ERHÄLTST, DIE DU BRAUCHST!

(UND WIE DU AUCH EIN BISSCHEN GEBEN KANNST!)

WAS DU DAZU BRAUCHST:

Jeden Tag ein paar Minuten Zeit für dich und deinen Partner.

Hin und wieder zwei oder mehr Stunden ohne Baby.

Ein paar Mark für Verrücktheiten.

TU DAS:

- unmittelbar nach der Geburt.

- wenn dein Blick auf deinen Partner fällt und dir absolut nicht einfällt, wie er noch gleich mit Vornamen heißt.

- wenn all eure Gespräche sich nur um die folgenden Dinge drehen: Schlaf, Schlafmangel, Zeit und Menge des letzten Stuhlgangs oder die Geschwindigkeit, mit der das Baby Bäuerchen macht. Mal abgesehen von so hochgeistigen Themen wie dem Besuch bei den Schwiegereltern oder den Haarspaltereien um zu spät bezahlte Rechnungen.

WORUM GEHT'S?

Das Baby liegt schreiend in seinem Bettchen, und das einzige, wonach dir jetzt der Sinn steht, ist, daß du dich auch hinlegen und heulen möchtest. Du möchtest auch gefüttert und ins Bett gebracht werden, möchtest auch jemanden haben, der aus der Welt einen Ort der Sicherheit und Geborgenheit macht. Die naheliegendste Person für Mütter, die nicht allein leben, ist der Partner. Alleinerziehende Mütter spüren dieses Bedürfnis, umsorgt zu werden, vielleicht noch stärker. Deshalb sollte in deiner Hilfstruppe auch jemand sein, bei dem du dich hilfsbedürftig und verletzlich zeigen kannst: deine beste Freundin, Bruder oder Schwester, vielleicht auch deine Mutter. Du brauchst gerade jetzt ungeheuer viel Liebe, Anteilnahme und Aufmerksamkeit.

Ein Baby zu haben läßt uns an die eigene Babyzeit denken. Es weckt den Wunsch, selbst abhängig zu sein, umsorgt zu werden. Manchmal spült es auch Erinnerungen an die Kindheit hoch. Doch wenn dein Partner dir hilft, das Baby zu versorgen, wird er/sie ebenfalls Bedürfnisse und Wünsche in dieser Richtung haben. Und auch deine Partnerschaft braucht Aufmerksamkeit, wenn sie lebendig und tragfähig bleiben soll. Sich gegenseitig gutzutun ist jedoch schon unter normalen Umständen schwierig. Mit einem Neugeborenen ist es fast unmöglich. Dieses *fast* steht für den schwachen Hoffnungsschimmer, daß ihr genügend Zeit und Energie finden werdet, euren guten Draht nicht abreißen zu lassen und die Zuwendung zu bekommen, die ihr beide jetzt braucht.

WAS IHR FÜR EUCH TUN KÖNNT:

Weshalb dein Partner jetzt von dir Zuwendung und Verständnis braucht

Für Frauen in heterosexuellen Partnerschaften kann es sehr hilfreich sein, wenn sie versuchen, die Gefühle ihres Partners zu verstehen. Vielleicht fühlt auch er sich hilfsbedürftig und verletzlich, jetzt, wo das Baby da ist, aber Männer fühlen sich mit diesen Empfindungen unbehaglich − erst recht, wenn sie sie offen zugeben sollen. Kein Mensch kümmert sich um ihn. Niemand fragt ihn, wie es ihm denn so geht, wie das Baby sein Leben verändert. Vielleicht möchte er auch von dir umsorgt und umhegt werden. Das drückt sich oft in einem erhöhten Verlangen nach Sex aus, was dich möglicherweise gerade so entzückt wie die Aussicht auf erneute Wehen. Sein Bedürfnis nach Zuwendung macht dich vielleicht wütend. Schließlich wendest du dich gerade 24 Stunden am Tag dem Baby zu. Und dies macht das Baby in den Augen deines Partners zum Rivalen um deine Gunst. Dazu noch ein wenig Schlafmangel oder ein Übermaß an Arbeit und das Baby, das jedermanns Zeit, Aufmerksamkeit und Zuwendung für sich beansprucht. Das hört sich nicht gerade nach Champagner und Spitzenunterwäsche an!

Wenn dein Partner eine Frau ist

Frauen in gleichgeschlechtlichen Partnerschaften haben häufig die gleichen Probleme wie andere Paare. Es kommt allerdings weniger häufig vor, daß die nichtbiologische Mutter das Baby als Rivalen sieht. Nur wenn die biologische Mutter stillt, fühlt die andere sich von diesem Vorgang manchmal ausgeschlossen: »Mein Körper kann das auch.« Hier ist es nützlich, wenn andere Dinge wie z. B. Baden oder nachts Wiegen fest in den Aufgabenbereich der nichtbiologischen Mutter gehören. (Schließlich hat jeder Partner Anspruch auf denselben Anteil an Schlafmangel!)

Liebevolle Ideen für liebebedürftige Partner

Beziehungsstreß nach der Geburt ist normal! Das heißt noch nicht, daß ihr wirklich Probleme habt. Jeder fühlt sich dabei mal unter Druck, dem Zusammenbruch nahe (häufig verbunden mit größerer Nähe und stärkerer innerer Verpflichtung), hat mehr oder weniger Lust auf Sex oder verliert die Geduld. Vor allem aber verspürt jeder das intensive Bedürfnis nach Zuwendung. Ich kann dir versichern: Du bist völlig normal, auch wenn du die Person, mit der du dieses Baby hast, auf einmal haßt, so daß du ihn ermorden könntest, weil er gerade das letzte Stück von der leckeren gefüllten Schokolade gegessen hat. Doch je mehr du für die Partnerschaft tun kannst (und das wird nicht viel sein, weil du immer noch zuwenig Energie hast), um so größer wird deine Freude, um so geringer dein Kummer sein.

Denk daran, daß ihr während dieser paar Monate beide Liebe, Aufmerksamkeit, Zuwendung, Anerkennung, Hilfe und Unterstützung braucht. Schreib diese Worte auf einen Zettel, und hefte ihn an die Kühlschranktür.

Kümmere dich während dieser Zeit um niemanden außerhalb eurer Partnerschaft. Sei unbarmherzig und gnadenlos, wenn du euer Sozialleben auf ein Minimum zurückschraubst. Verschwende deine Zeit und Energie nicht damit, Leute zu unterhalten, die das Baby sehen wollen oder einfach anstandshalber mal vorbeischauen. Ihr müßt euch gegenseitig beschützen. Sicher, du wirst Freunde verlieren. Das passiert nun mal. Dein Leben verändert sich ja schließlich, und deine Zeit ist jetzt sehr kostbar. Du mußt sie optimal nutzen. Menschen und Hobbys bleiben dabei häufig auf der Strecke.

Wie du nach der Geburt von deinem Partner die Zuwendung erhältst, die du brauchst!

Fragt euch in den ersten Wochen, vor allem zwischen der dritten und sechsten, selbst: »Welche Art von Zuwendung brauche ich jetzt?« Das könnt ihr machen, während ihr duscht oder das Baby füttert. Teilt euch mit, was ihr herausgefunden habt. Unterstützt euch dann gegenseitig, wenn ihr versucht, diese Ideen in die Tat umzusetzen. Wenn du z. B. mehr Schlaf brauchst, kann dein Partner samstags auf das Baby aufpassen, während du schläfst. Oder er kann dir helfen, ein älteres Kind als Babysitter aufzutreiben, damit ihr beide schlafen könnt. Wenn dein Partner mehr Sex braucht, um sich wohlzufühlen, und das für dich nicht gut ist, kannst du ihm entgegenkommen, indem du ihm fünf Minuten lang den Rücken massierst. Ihr werdet nicht all eure Bedürfnisse immer erfüllen können (nicht einmal annähernd), aber wenn ihr sie beim Namen nennt und dem Partner mitteilt, bleibt ihr in Kontakt miteinander.

Ein Baby zu haben kann Kindheitsängste und -traumata wiederbeleben. Wenn einer von euch adoptiert wurde, Inzest- oder Gewaltopfer war, in einer Alkoholikerfamilie aufgewachsen ist oder sonst ein frühkindliches Trauma erlebt hat, solltet ihr euch darüber im klaren sein, daß solche Dinge gerade im ersten Lebensjahr des Babys häufig wieder aufgewühlt werden. Das Gute daran ist, daß ihr diese Gelegenheit zur Heilung alter Wunden nutzen könnt, vielleicht bietet sie sich jetzt sogar zum allerersten Mal. Und die Heilung erfolgt oft sehr schnell. Das Schwierige daran ist, daß der Betroffene weniger Energie und Geduld, weniger Verteidigungsstrategien hat, um sich zu schützen. Wenn dem so ist, sucht *bitte* Hilfe von außen.

Und denk daran, daß zuwenig Schlaf eine hohe Belastung ist. Solltest du in Tränen ausbrechen, weil du den Kaffee verschüttet hast, bist du deshalb noch lange nicht verrückt. Hack nicht auf dir herum, und laß es nicht an deinem Partner aus. Sag dir nur immer wieder: »Wir werden da durchkommen. All das dauert schließlich nicht ewig.«

Revierverhalten

»Laß sie nicht allein auf dem Wickeltisch liegen!« Oder »Er mag es nicht, wenn man ihn so hält. Er will so gehalten werden.« Das sind Beispiele für Revierverhalten. Dieser Begriff beschreibt in der Kindererziehung ein bestimmtes Verhalten seitens eines Elternteils. Dieser »weiß alles besser« und hindert damit den anderen, an der Erziehung gleichberechtigt teilzu-

Wie du nach der Geburt von deinem Partner die Zuwendung erhältst, die du brauchst!

nehmen. Er blockiert und hemmt ihn, wertet seine Leistungen ab. Revierverhalten tritt in besonders starkem Maße auf, wenn das Baby ein »Frühchen« war oder sonstige gesundheitliche Probleme hatte. Der Kindererziehungsguru T. Berry Brazelton schreibt in seinem Buch *Touchpoints*:

> »Alle Erwachsenen, die sich um ein Baby kümmern, konkurrieren natürlich miteinander. Konkurrenzgefühle sind ganz normal, wenn man für ein abhängiges Wesen sorgt. Jeder Erwachsene wünscht sich, daß er oder sie diese Aufgabe ein wenig geschickter erledigt als der andere.«

Nun ja, ein wenig Revierverhalten mag ja unvermeidlich, vielleicht sogar nützlich sein. Vielleicht ist es sogar ein Zeichen dafür, daß beide Eltern sich gleichermaßen um das Baby sorgen.

Was jedoch von Anfang an vermieden werden sollte, ist übermäßiges Revierverhalten. Da man von Frauen gewöhnlich annimmt, sie seien von Natur aus Experten in Kindererziehung, und da man von uns als Müttern erwartet, daß wir absolut selbstlos einfach alles schaffen, geraten wir leicht in diese Falle. Mit ausgeprägtem Revierverhalten bestärken wir jedoch nur diese Einschränkungen und rauben unseren Partnern das Vertrauen in sich selbst als Väter oder Mütter. Wir machen uns unentbehrlich – und haben deshalb nie frei. Darüber hinaus zerstören wir die Beziehung unseres Partners zum Kind, eine Beziehung, die dasselbe Recht auf Existenz und Lebendigkeit hat wie die unsere.

Achtung! Revierverhalten ist eine verführerische Angelegenheit. T. Berry Brazelton schreibt in seinem Buch über einen »Vollzeit-Vater«, der mit seiner Tochter zu allen Vorsorgeuntersuchungen ging. Brazelton bewunderte die Fähigkeit der Mutter, sich quasi im Sessel zurückzulehnen und ihren Mann alles übernehmen zu lassen. »Und trotzdem ertappte ich mich dabei, wie ich mich besorgt fragte, ob sie dem Baby denn wirklich zugetan sei. Erst später bemerkte ich, daß diese Sorge meiner klischeehaften Wahrnehmung der Mutterrolle entsprang.« Diese emotionalen Schablonen sind in den meisten von uns ziemlich lebendig. Außerdem fühlen wir uns mit dieser Art von Revierverhalten nützlich und intelligent. Es hilft, daß wir uns in der Zerbrechlichkeit unserer neuen Rolle gleich viel sicherer vorkommen. Dabei richten wir uns danach, was wir unserer Ansicht nach tun sollten und was andere von uns als Mütter erwarten.

Wie du nach der
Geburt von deinem
Partner die Zuwen-
dung erhältst, die
du brauchst!

»Man sagt der heutigen Mutter häufig, wie gut sie es doch hätte, in einer Zeit Kinder großzuziehen, in der Männer so gern helfen, aber sie fühlt sich durch diese Hilfe trotzdem eher bedroht als unterstützt. Sie lächelt dünn, wenn ihr Kind nachts eher Papa statt Mama ruft . . . «, schreibt Brad Sachs in seinem Buch *Unser erstes Kind*. Die meisten von uns suchen Bestätigung für ihre Weiblichkeit immer noch auf dem grundlegendsten Niveau, nämlich in der Fähigkeit, Zuwendung zu schenken und für die eigene Nachkommenschaft zu sorgen. Wir fühlen uns daher ganz instinktiv abgewertet und zurückgewiesen, wenn wir die Rolle der Fürsorgerin mit unserem Partner teilen. Diese Vorstellungen sind oft gut versteckt, so daß sie kaum greifbar werden, denn gleichzeitig können wir auch an die Notwendigkeit einer gleichberechtigten Partnerschaft glauben. Sind wir uns aber unserer wirklichen Reaktionen auf die Hilfe des Partners nicht bewußt und fragen uns nicht ehrlich, ob wir wirklich wollen, daß unsere Kinder ihre Papis genauso lieben wie ihre Mamis, dann senden wir widersprüchliche, verwirrende Signale aus, und unser Partner weiß nicht, inwieweit wir die Verantwortung tatsächlich teilen wollen. Lehn dich also zurück, beiß dir auf die Zunge und befrag dein Herz, was es zu diesem Thema zu sagen hat. Vielleicht kommt die Antwort nicht sofort. Vielleicht fühlst du dich verwirrt und schuldig. Vielleicht tun dir auch die Arme weh. Registrier nur einfach deine Reaktionen. Und block diese Selbstbefragung nicht ab, indem du dir sagst: »Das Problem ist ohnehin rein theoretisch! Er würde mir sowieso nicht helfen!« Das ist ein ganz anderes Thema, und zwar eines, das du erst angehen kannst, wenn du dir im klaren bist, inwieweit du die Sorge für dein Baby wirklich teilen willst.

Glaub bloß nicht, daß dieses Tauziehen dich nichts angeht, wenn du in einer lesbischen Partnerschaft lebst. Die Hoffnung, daß das Baby dich nur ein klein *bißchen* mehr mag als deine Liebste, als auch der Glaube, daß im Grunde nur du weißt, wie eine gute Mutter zu sein hat, − diese Empfindungen gibt es auch im Herzen der radikalsten Feministin. Und du hast zudem noch mit Schamgefühlen zu kämpfen: »Ich bin doch lesbisch. Das gibt es doch nicht, daß ich solche Gefühle habe!« Vergiß die Politik einfach, und öffne deiner Partnerin dein Herz.

Vorschläge, wie du Revierverhalten vermindern kannst:

* Bitte deinen Partner, dieselben Kindererziehungsbücher zu lesen wie du. Wenn er oder sie *zuwenig Zeit* hat, streich die wichtigen Passagen

Wie du nach der Geburt von deinem Partner die Zuwendung erhältst, die du brauchst!

Siehe: *Nach der Geburt: Wie du mit deinen Emotionen zurechtkommst: Seelische Wetterlagen: »Ich kann mein Kind nicht allein lassen«*

Siehe weiter unten: *»Zweifel (mit-)teilen«*

an. So verfügt ihr beide über das grundlegende Wissen, und du mußt dich nicht als Expertin betätigen.

- Versucht ernsthaft, die ersten drei Termine beim Kinderarzt gemeinsam wahrzunehmen. Schick deinen Partner auch einmal allein mit dem Baby hin.

- Laß deinen Partner von Anfang an öfter mit dem Baby allein. Bleib nicht in der Nähe, gib keine Ratschläge. Wenn du dazu das Haus verlassen oder ein Glas Wein trinken mußt, dann tu das.

- Teil deinem Partner mit, welche Ängste du hast: mit dem Baby etwas falsch zu machen, es zu verletzen, keine gute Mutter zu sein. Erzähl von deinen Unzulänglichkeiten so ehrlich und offen, wie du kannst. Je mehr du vorgibst, perfekt zu sein, um so schlimmer wird dein Revierverhalten.

Auch andere Erwachsene zeigen diese Art von Verhalten. Heißestes Thema ist das Stillen, wenn Großmütter, Tanten oder Schwestern nicht gestillt haben. »Woher willst du wissen, daß du genug Milch hast?« Oder: »Vielleicht schläft sie besser, wenn du ihr die Flasche gibst.« Oder: »Es kann doch nicht schaden, wenn du ihr wenigstens ab und zu Flaschennahrung gibst!« Und das sind nur einige ihrer Lieblingssprüche. Diese Art von Revierverhalten ist zermürbend. Am Ende haben beide Elternteile keinerlei Selbstbewußtsein mehr. Am besten gibst du folgende Antwort: »Es ist lieb, daß du dich so um das Baby kümmerst. Ich werde über deinen Vorschlag nachdenken.« Wenn du dann allein oder zusammen mit deinem Partner eine ruhige Minute hast, überleg dir das, was gesagt wurde, in aller Ruhe. Achte darauf, was deine innere Stimme dir sagt. 95% der Ratschläge werden wohl ausgemustert. Den Rest kannst du ja durchaus berücksichtigen. Tu dies, weil du dir selbst vertraust und dich schätzt, nicht weil du anderen gefallen willst oder meinst, nach jedem Strohhalm greifen zu müssen. Und wenn diese Taktik fehlschlägt (was vorkommen kann), dann stoß ein ohrenbetäubendes Geheul aus, rauf dir die Haare, fall geifernd auf die Knie, und sag der/m anderen, sie/er solle das Maul halten! Steh dann ganz ruhig auf, wisch dir den Mund ab und sag z.B.: »Oh, diese verflixten Hormone! Die können einen ja wirklich verrückt machen.« (Rückgriffe auf die Biologie sind immer gut, wenn du dich irgendwie aus einer Zwickmühle befreien mußt.)

Zweifel (mit-)teilen

Wie du nach der Geburt von deinem Partner die Zuwendung erhältst, die du brauchst!

Nehmt euch regelmäßig, vielleicht einmal die Woche, Zeit, um über die Punkte zu sprechen, von denen ihr denkt, als Eltern in letzter Zeit etwas falsch gemacht zu haben. Seid nachsichtig mit den Gefühlen des anderen. Hört auf eure kritische Stimme, die immer solchen Spaß daran hat, euch eure Fehler vorzuhalten. Macht das abwechselnd. Zum Beispiel:

Du: Das Baby schreit nur, weil ich so nervös bin.

Dein Partner: Ich widme ihm immer noch nicht genug Aufmerksamkeit. Ich bin dabei, schon genauso beschäftigt zu sein, wie mein Vater es war.

Du: Sie ist wütend auf mich, weil ich sie verlasse und zur Arbeit gehe. Ich bin ihr nicht nah genug.

Dein Partner: Ich bin auch nie hier. Es ist erst vier Monate alt, und ich bin schon der typische Vater, der nie da ist.

Am Ende umarmt ihr euch gegenseitig und sagt: »Danke, daß du mir deine Dämonen gezeigt hast.«

Reagiert *auf keinen Fall* auf das, was der andere sagt, nicht einmal, wenn ihr etwas Positives dazu sagen wollt. Wenn ihr das tut, hat es den Anschein, als verstündet ihr die besondere Art von Selbstbestrafung eures Partners nicht. Und er oder sie hat nicht das Gefühl, daß ihm der andere zuhört. Teilt einfach eure Zweifel ohne jeden Kommentar miteinander. Das macht die Teufel der Selbstkritik klein und unbedeutend und erlaubt euch, eure Verletzlichkeit zu zeigen. Wenn du deinen Partner hinsichtlich eines ganz bestimmten Punktes beruhigen möchtest, tu das erst am nächsten Tag. Nehmt euch auf jeden Fall in die Arme, lacht und tröstet euch gegenseitig.

Eine andere gute Methode, um in Kontakt zu bleiben, ist es, offen zu sagen, welche Opfer ihr nicht gerne bringt und an welchen Punkten ihr das Elternsein nicht so toll findet. Macht es, wie zuvor beschrieben, und tauscht auch eure verruchtesten und winzigsten Klagen aus.

Wie du nach der
Geburt von deinem
Partner die Zuwen-
dung erhältst, die
du brauchst!

Zum Beispiel:

Du: Alles, was ich will, ist einmal richtig ausgiebig duschen, ohne daß das Baby die Hälfte der Zeit brüllt.

Dein Partner: Ich möchte acht Stunden schlafen. Acht Stunden Schlaf stehen mir zu.

Du: Ich hasse es, nicht einfach alles stehen- und liegenlassen zu können, um ins Kino zu gehen.

Dein Partner: Ich finde es schrecklich, dieses Gefühl, in der Falle zu sitzen.

Beendet die Übung mit einem positiven Satz wie: »Ich liebe dich, und ich weiß, daß du unser Kind liebst, auch wenn es dir manchmal auf die Nerven geht, Vater/Mutter zu sein.«

Ihr könnt natürlich auch miteinander teilen, was ihr am Elternsein liebt. Macht es abwechselnd, bevor ihr schlafen geht oder wenn ihr zu einer Einladung unterwegs seid. Teilt die kleinen Glücksmomente, diese gewöhnlich unerwarteten Augenblicke mit eurem Kind, wenn die Zeit stillzustehen scheint, euer Herz vor Freude springt und ihr wieder wißt, weshalb ihr Eltern geworden seid. Viel zu häufig gehen diese Momente vorbei, ohne daß man ihnen Beachtung schenkt. Und kaum ist man mit dem Partner zusammen, spricht man nur über Probleme, beispielsweise wie man das Baby dazu bringt, mehr zu trinken oder mehr zu schlafen. Im täglichen Leben innezuhalten, um sich an die schönen Augenblicke zu erinnern, das brennt sie unwiderruflich ins Gedächtnis ein und macht die Bürde wieder etwas leichter.

Umsorgt das Kind im anderen

Ein Kind zu haben läßt uns häufig selbst wie Kinder fühlen, und so ist oft der beste Weg, sich um den Partner zu kümmern, die Hinwendung zu den kindlichen Teilen seiner Persönlichkeit. Schenkt euch gegenseitig Zeiten, in denen ihr total abhängig sein dürft. Umsorgt euch gegenseitig so, wie ihr es mit dem Baby tun würdet. Bring ihm den Kaffee ans Bett. Streichle ihren Rücken, während sie einschläft. Mach ihr Kartoffelbrei. Oder legt euch gemeinsam aufs Bett, streckt Arme und Beine in die Luft und gebt Babylaute von euch (ein Beispiel aus dem wirklichen Leben, das angeblich Wunder wirkt). Verurteilt euch nicht, weil ihr kindisch seid oder den anderen braucht. Versucht es mal damit:

- Bereite deinem Partner ein Bad.

- Bring ihn oder sie zu Bett.

- Wiege deine Partnerin im Schoß.

- Verstreu Süßigkeiten auf seinem Kopfkissen.

- Erledige etwas im Haushalt, von dem du weißt, daß er es haßt, wie z. B. Gemüse einkaufen, die Miete bezahlen oder den Abfalleimer saubermachen.

- Leg die Wäsche zusammen, wie ihre Mutter es immer gemacht hat.

- Kauft oder kocht zusammen eure Kinderlieblingsspeisen: Fischstäbchen mit Pommes oder Vanilleeis mit heißen Himbeeren oder Mohrenkopftorte.

- Fragt euch gegenseitig: »Wann kommen denn die Großen nach Hause?«

Gönnt euch jeweils Zeit für euch selbst

Eine gewisse Zeit nach der Geburt entbrennt plötzlich zwischen dir und deinem Partner ein wahrer Machtkampf – nicht um das Baby, sondern darum, wer mehr »frei« bekommt, wer mehr Zeit hat, sich eigenen Belangen zu widmen und alle viere von sich zu strecken. Das Gefühl, seiner Freiheit und Freizeit beraubt zu werden, macht aus jedem Menschen ein wildes Raubtier.

Versucht, eine Regelung zu finden: Zwei Nächte hast du »Dienst«, zwei Nächte dein Partner, eine weitere seid ihr zusammen dran. Das Wochenende gehört dann der Familie. Darüber hinaus könnt ihr euch kleinere Zeiteinheiten zugestehen, z. B. den Samstagnachmittag, den ihr immer abwechselnd »frei« haben könnt. So etwas funktioniert allerdings erst, wenn das Baby sich an einen regelmäßigen Tagesablauf gewöhnt hat, vor allem wenn du stillst. Aber sogar bevor es soweit ist, kannst du dir zwischen den Stillzeiten ein wenig Freizeit gönnen. Du mußt in dieser Zeit ja nicht unbedingt aus dem Haus gehen. Vielleicht möchtest du nur mit den anderen Kindern spielen, mit deinem Partner ein bißchen herumlümmeln oder die Hausarbeit erledigen. Wichtig ist nur, daß die Wahl bei dir liegt. Du tust nur, was du wirklich möchtest. Wenn ihr nämlich vorher schon klärt, wer »Dienst« hat, mußt du kein schlechtes Gewissen haben, wenn du auf der Veranda sitzen und Zeitung lesen willst, obwohl das Baby schreit. Du kannst dich richtig entspannen. Denk daran: Bestimmt genau, wann der »Kinderdienst« beginnt und aufhört. Nach dem Abendessen oder nach dem Spülen? Die ganze Nacht über, d.h. die Person, die dran ist, steht morgens auch mit dem Baby auf. Vereinbart alles ganz klar und genau.

Dieses System beruht auf der Annahme eines wohlgeordneten, planmäßigen Tagesablaufes, den es so natürlich nicht gibt. Also funktioniert es auch nicht immer. Zum Beispiel wenn dein Partner auf Geschäftsreise geht und dich eine Woche lang mit dem Baby allein läßt. Tag und Nacht. Wenn du zu Hause arbeitest, wirst du mehr als nur zwei Nächte pro Woche frei brauchen. Irgendwann wird einmal eine ganze Woche fällig! Vergiß nicht, daß das Baby nicht nur deine Sache ist. Je mehr du daran glaubst, um so besser ist es. Und laß das »Wie du mir, so ich dir«. Manchmal braucht einer der beiden Partner mehr freie Zeit − für die Arbeit oder einfach, um auf dem Damm zu bleiben. Gib ihm oder ihr die nötige Zeit, ohne dafür eine Gegenleistung zu erwarten. In den mehr als 18 Jahren, die euer Kind mit euch leben wird, wirst du genügend Gelegenheit finden, Zeit für dich zu beanspruchen. Sieh es einmal unter diesem Gesichtspunkt. Trotzdem: Das soll nicht heißen, daß du nicht für dich kämpfen sollst, wenn z.B. die Arbeit ungerecht verteilt ist.

Die »Blaue Stunde«

Fast jedem Paar bereitet der Übergang zwischen Arbeit und Daheimsein Schwierigkeiten. Wenn du es bist, die zu Hause bleibt, hat dein Bedürfnis nach Unterstützung vielleicht schon verzweifelte Ausmaße angenommen, wenn dein Partner nach Hause kommt. Aber die Person, die außer Haus arbeitet, hatte vielleicht auch einen harten Tag und wünscht sich nichts sehnlicher als ein bißchen Stille und Entspannung. Und nicht gerade ein kreischendes Baby, das ihm/ihr sofort in die erschöpften Arme

Wie du nach der Geburt von deinem Partner die Zuwendung erhältst, die du brauchst!

gelegt wird. Wenn beide Elternteile arbeiten, dann macht das zusammen zwei erschöpfte Menschen und ein Baby, das besonders der elterlichen Aufmerksamkeit bedarf. Außerdem ist das Abendessen nicht fertig, das Bad muß eingelassen, die Wäsche abgenommen, das Baby gefüttert werden, und zu allem Überfluß hast du aus dem Büro auch noch Arbeit mit nach Hause gebracht. ... Wenn dir danach ist, dann kannst du jetzt anfangen zu heulen.

Arbeitet miteinander an einem Ritual, das euch zueinander führt. Setzt euch am Wochenende zusammen und überlegt, wie ihr den Übergang besser gestalten könnt. Wenn einer von euch beiden im Moment zu Hause ist, könnt ihr euch ja folgendes überlegen:

Der außer Haus arbeitende Partner bekommt auf jeden Fall eine halbe Stunde für sich, wenn er nach Hause kommt. Zum Ausgleich erhält der andere samstags drei Stunden Zeit für sich.

Wenn du mit dem Kind zu Hause bist, kannst du es ja ein wenig spazierenfahren. Vielleicht findest du auch einen Ort, wo du die »Blaue Stunde« verbringen kannst. Im Griffith Park in Los Angeles gibt es z. B. eine Gruppe von Eltern mit Kindern jeden Alters, die sich jeden Abend um fünf Uhr auf dem Spielplatz treffen. Die Eltern können sich dort gegenseitig ihre Erschöpfung klagen, die Kinder wiederum sind abgelenkt und kommen gar nicht auf die Idee, lästig zu sein.

An den Partner, der nach Hause kommt: Lauf nicht am anderen vorbei auf das Baby zu. Natürlich ist es wichtig, daß du zeigst, wie sehr du das Baby liebst, aber nicht auf Kosten des Partners, der, gerade weil er zu Hause ist, jetzt Aufmerksamkeit besonders nötig hat. Gib ihr/ihm das Gefühl, immer noch die Nummer eins zu sein, auch wenn dir das selbstverständlich erscheint oder das Baby gerade jetzt wirklich unwiderstehlich ist. Vielleicht denkst du ja, es gefällt ihm/ihr, wenn du dem Baby soviel Aufmerksamkeit schenkst − das ist sicher richtig, aber erst nachdem du dich um ihn/sie gekümmert hast.

Überleg, ob du nicht ein- bis zweimal die Woche einen Babysitter für den späten Nachmittag anheuerst. Zum Beispiel eine Schülerin, die mit dem Baby spielt, während du andere Dinge im Haus erledigst (Schüler kosten weniger). Schick sie erst heim, wenn dein Partner schon eine halbe Stunde da ist.

Wie du nach der Geburt von deinem Partner die Zuwendung erhältst, die du brauchst!

Siehe: *Wie kann ich mir denn guttun, wenn ich kleine Kinder habe!*

Entspann dich, bevor die »Blaue Stunde« beginnt. Tu etwas für dich selbst während des letzten Tagesschläfchens, das dein Baby hält. Hör dir eine Entspannungskassette an. Mach ein paar Gymnastikübungen. Schaff dir eine Reserve, so daß du im Notfall auch noch ein wenig länger durchhältst.

Sprecht auch darüber, wie die Person, die nach Hause kommt, mithelfen kann. Er oder sie hätte vielleicht gern eine wirklich schöne Zeit in intimer Atmosphäre, während das Baby gerade am Höhepunkt seiner täglichen Aufregung angelangt ist. Das geschieht häufig, da Kinder gewöhnlich eine ungeheure Menge an Eindrücken aufnehmen und am Ende des Tages einfach nur schreien, um Dampf ablassen zu können. Wenn dann der Partner nach Hause kommt, ist dies für das ohnehin schon übererregte Kind nochmals ein Quentchen Aufregung mehr. Der Partner aber, dem es vielleicht eben erst gelungen ist, das Kind zu beruhigen, fühlt in dieser Situation Mordgelüste in sich aufsteigen. Wenn das Kind dann älter wird, wirft es sich dem Heimkehrenden häufig mit solchem Enthusiasmus in die Arme, daß der Daheimgebliebene sich wohl kaum so richtig gewürdigt fühlt. Sprecht darüber. Was würde euch beiden guttun? Was ist am besten für das Baby?

Wenn beide Eltern arbeiten:

Nutzt die Zeit der gemeinsamen Heimfahrt, um neue Kräfte zu sammeln. Besorgt euch entspannende Musik, die ihr im Auto oder mit Kopfhörern auch in den öffentlichen Verkehrsmitteln hören könnt. Sagt vor euch hin: »Der Arbeitstag ist jetzt vorbei. Ich habe getan, was ich konnte. Nun gehöre ich vollständig meiner Familie.« Wenn das nicht hilft, kipp ab und zu einen doppelten Martini.

Wer von euch auch immer als erster zu Hause ist oder das Baby von der Tagesmutter holt, muß sich mit dem ersten Ansturm an Hausarbeiten abmühen – das Essen hinstellen, das Baby füttern etc. Er oder sie verdient Extrazeit für sich am Wochenende. Wenn es möglich ist, wechselt euch wochenweise ab. Die Person, die als zweite nach Hause kommt, erhält 15 bis 30 Minuten zur Entspannung.

Wenn euer Baby zu Hause betreut wird, solltet ihr vereinbaren, daß eure Helferin noch eine halbe Stunde länger bleibt. Diese halbe Stunde lohnt sich. Die Helferin kann z.B. das Abendessen herrichten, während du stillst, duschst oder mit dem Baby spielst. Wenn das nicht möglich sein sollte, bitte sie wenigstens, ein paar einfache Vorbereitungen für das Abendessen zu treffen, solange das Baby schläft.

Wie du nach der Geburt von deinem Partner die Zuwendung erhältst, die du brauchst!

Ein allgemeiner Rat für die »Blaue Stunde«:

Stellt eine Verbindung zwischen euch her, bevor ihr euch wieder dem Überlebenskampf zuwendet. Seht euch an, schaut euch in die Augen, atmet dreimal tief ein und aus. Nehmt die Gegenwart des anderen in euch auf. Wenn ihr ein älteres Kind habt, bezieht es in diese Übung mit ein.

Keine Anrufe. Schaltet den Anrufbeantworter ein.

Wenn genügend Geld dafür vorhanden ist, dann kann der Heimlieferservice für Speisen und Getränke geradezu zum Lebensretter werden. Ob ihr aber nun kocht oder nicht, vergeßt komplizierte Gerichte. Setzt euch einmal die Woche ein paar Minuten zusammen, um gemeinsam ein paar einfache Sachen für den Speiseplan zu suchen. Menüvielfalt wird für die nächste Zeit wohl ein Fremdwort bleiben.

Wenn die Hölle losbricht, dann legt die beruhigendste Musik auf, die ihr habt, und legt euch alle miteinander, die ganze Familie wohlgemerkt, auf das Bett oder den Fußboden und laßt einfach los. Schlaft oder weint zusammen, schwört, daß ihr nie mehr wieder Kinder wollt, aber hört auf zu funktionieren. Oder setzt euch im Kreis um das Baby und massiert euch gegenseitig. Oder wechselt einfach die Energieebene, indem ihr spazierengeht oder -fahrt, wenn das Wetter zu schlecht ist.

Versprüht Lavendelessenz in der Luft. Studien haben gezeigt, daß sie hilft, Streß abzubauen.

Wenn euer Baby seine Nervenkrise immer zu ganz bestimmten Zeiten bekommt, dann versucht nicht, gerade in dieser Zeit zu Abend zu essen. Schnappt euch ein wenig Käse und Brot oder eine vorbereitete Quarkspeise und eßt erst richtig, wenn das Kind schläft. Auf diese Weise hast du ein bißchen länger Zeit für deinen Partner und dein älteres Kind, wenn letzteres alt genug ist, um mit dem Abendessen noch ein wenig warten zu können.

Wenn du ein älteres Kind hast, bring es dazu, dir zu helfen. Wenn du es mit einbeziehst, wird es nicht noch zusätzlich Spannungen verursachen.

Wie du nach der Geburt von deinem Partner die Zuwendung erhältst, die du brauchst!

Es kann den Tisch decken oder im selben Zimmer das Baby schaukeln. Oder Gemüse putzen.

Liebesbeweise

Die Fähigkeit, mit dieser Übergangszeit fertig zu werden und sie sogar zu genießen, erwächst aus Kleinigkeiten – aus kleinen Gesten von Liebe und Wertschätzung, die dich im Moment aber genausoviel Kraft kosten, als müßtest du einen Überraschungstrip nach Rio planen. Doch du und dein Liebster, ihr braucht diese kleinen Beweise der Zuneigung jetzt mehr denn je. Zu dem, was ihr sonst tut, versucht noch folgendes:

Sagt euch jeden Abend, bevor ihr zu Bett geht, zwei Dinge, die ihr am anderen als Elternteil besonders schätzt. Und dann zwei Dinge, die ihr an ihm oder ihr besonders mögt und die nichts mit eurem Elternsein zu tun haben.

Verwöhnt euch gegenseitig mit kleinen Aufmerksamkeiten. Das hilft wirklich, den Streß und die Anstrengungen der ersten Wochen besser zu überstehen. Bring ihm seine geliebte Zeitschrift mit, abonniert einen Spielfilmkanal im Kabelfernsehen, schick sie allein zum CD-Kaufen, besorgt euch leckere Gourmet-Snacks oder holt euch zwischendurch eine gute Flasche Wein, die ihr zusammen trinkt, wenn das Baby schläft. Gut, anfangs scheint das Geld immer hinten und vorne nicht zu reichen, aber sei versichert, daß die paar Mark, die du jetzt für Videos oder den Chinesen ausgibst, deinem Kind nicht gleich die Ausbildung kosten.

Oder laßt die kleinen Aufmerksamkeiten, und verwöhnt euch mit bezahlten Helfern. Jemand, der das Auto durch die Waschanlage fährt oder den Hausputz macht. Das kann eine enorme Hilfe für überreizte Nerven sein.

Macht ein Codewort ab, das dem anderen zeigt, daß ihr jetzt kurz vor der Explosion steht. Benutzt es aber nur im Notfall. Es bedeutet, daß euer Partner sich jetzt um das Baby kümmern und euch eine Pause verschaffen *muß*.

Vereinbart eine regelmäßige Verabredung zur beiderseitigen Erholung. Das muß nicht einmal die Woche sein, und es muß auch nicht mehr als zwei Stunden dauern. Aber wenn ihr auf dem Weg dorthin seid, so wird das Thema »Baby« tabu, sobald ihr euren Bestimmungsort erreicht. Sobald ihr das Restaurant (den Park, das Haus eurer Freunde) betretet, wird über das Kind nicht mehr gesprochen. Sucht euch dazu Orte aus und tut Dinge, die in eurem Vor-Baby-Leben eine besonders wichtige Rolle spielten.

Wie du nach der Geburt von deinem Partner die Zuwendung erhältst, die du brauchst!

Sex

Die Paare, mit denen ich sprach, berichteten offen, daß sie bis zu einem Jahr nach der Geburt des Babys kein geregeltes Sexualleben mehr hatten. Es ist gar nicht so ungewöhnlich, in den ersten sechs Monaten nur ein- oder zweimal Sex zu haben. Die Gründe dafür sind vielfältig:

Es tut weh. Aufgrund hormonaler Umstellungen ist, vor allem wenn du stillst, deine Vagina trockener. Sex kann daher schmerzhaft sein, gerade wenn du einen Dammschnitt hattest oder genäht werden mußtest, von den unglaublichen Anpassungsvorgängen, die deine Vagina während der Geburt leisten mußte, einmal völlig abgesehen. Das dauert manchmal Monate.

Du hast vielleicht Angst, gleich wieder schwanger zu werden. Während der Schwangerschaft ist Sex oft super, gerade weil du dir über Verhütung keine Gedanken machen mußt. Wenn du jedoch die Wehen noch so frisch im Gedächtnis hast, ist dir möglicherweise eher nach: »Hier kommt mir nichts mehr rein!« – so formulierte es zumindest eine der von mir befragten Frauen.

Man fühlt sich nicht gerade sexy, wenn man seinen Bauch mit den Händen halten muß, damit er nicht bis zu den Knien rutscht.

Wer will schon Sex, wenn er Schlaf haben kann?

Keine Zeit, vor allem nicht, wenn du noch andere Kinder hast.

Rinnende Brüste. Sex in einer Milchpfütze verliert doch stark an Reiz. (Ein Mann in unserer Geburtsvorbereitungsgruppe meinte: »Ich sollte im Bett einen Regenmantel tragen, soviel Flüssigkeit verliert sie.«)

Du hast aufgrund der hormonellen Umstellungen vielleicht gar kein Interesse daran. Masters und Johnson fanden heraus, daß Frauen bis zu drei Monate nach der Geburt kaum Verlangen nach Sex haben.

Vielleicht genügt es dir auch, dein Baby zu berühren, es zu stillen, und du willst gar keinen anderen Körperkontakt. Und wenn das Baby schläft, willst du dich selbst wiederhaben – ein bißchen körperliche und seelische Unabhängigkeit. Du willst nicht schon wieder geben, schon wieder mit jemandem verschmelzen.

Mütter und Väter haben keinen Sex. Die ganz normale Verwirrtheit über eure neuen Rollen läßt vielleicht keinen Raum für solche Wünsche.

Ärger – wenn dein Partner seinen Anteil an der Hausarbeit oder der Fürsorge ums Kind nicht übernimmt.

Schuldgefühle, weil du dir manchmal wünscht, du könntest das Baby ungeschehen machen und deine Beziehung so wiederhaben, wie sie war.

Und wenn ihr schließlich doch noch dazu gekommen seid, ist es häufig nicht sonderlich befriedigend. Die emotionalen, körperlichen und seelischen Veränderungen können manchmal erst nach Monaten in euer Sexualleben eingebaut werden. Während der ersten paar Male, wo ihr euch liebt, fühlst du dich steif und ungeschickt, du bekommst keinen Orgasmus, oder es tut einfach weh. Das sieht alles ziemlich hoffnungslos und deprimierend aus.

Entscheidend ist: Mach dich auf ein lausiges Sexualleben gefaßt. Mach dich auf ein verschwindend geringes Sexualleben gefaßt. Aber wer sagt denn, daß eine gute Partnerschaft darin besteht, lebenslänglich miteinander Sex zu haben? Was macht es schon, wenn ihr das »Land des schweren Atmens« eine Zeitlang nicht betretet?

Pamela Anderson, die einen Sohn namens Samson und einen Doktor in östlicher Medizin hat – worüber sie auch Workshops hält –, glaubt, daß Frauen, die während und nach der Geburt entsprechende Zuwendung und Unterstützung erfahren, ihre Energie und ihr Sexualleben viel früher wieder aufnehmen können als andere. Von ihr stammt die durch und durch faszinierende Idee, Sex als Hilfsmaßnahme einzusetzen, mittels derer der Partner »ausschließlich die Bedürfnisse der Frau erfüllt und sie

Wie du nach der
Geburt von deinem
Partner die Zuwen-
dung erhältst, die
du brauchst!

nach der Geburt zur Heilung anregt«. Wie würde das aussehen, wenn Sex (nicht nur Geschlechtsverkehr, sondern auch Umarmen und Schmusen) sich nicht um »Er will und ich nicht« oder um »Ich bin viel zu müde« drehen würde? Wenn es statt dessen eine Möglichkeit wäre, wie dein Partner dir Energie schenken, sich um dich kümmern kann? Wenn dein Partner verstehen lernt, welch ungeheure Mengen Energie du im Moment gibst und daß du dich von der Geburt (körperlich und seelisch) erholen mußt, dann mag er oder sie dazu in der Lage sein, Sex als Möglichkeit der Heilung zu nutzen. Und natürlich kannst du − irgendwann in der Zukunft − dasselbe für ihn oder sie tun: Berührung und Sex als Geschenk anbieten.

Ein sanfter Weg, euer Sexualleben wiederaufleben zu lassen, ist, die Kontrolle vollständig in die Hand der frischgebackenen Mutter zu legen. »Sie bestimmt die Grenzen und hört auf, wenn ihr danach ist.« Das vermittelt Pamela Anderson. »Diese Art und Weise führt sie zum Sex hin, nicht weg davon.« Das soll nicht heißen, daß die Initiative von dir ausgehen muß, aber du kannst sagen: »Bitte berühr mich hier« und »Bitte hör auf. Ich möchte jetzt nicht weiter gehen«. Oder »Ich möchte oralen Sex haben, aber noch keinen Geschlechtsverkehr.«

Frag dich selbst: »Wie kann die körperliche Beziehung, die ich zu meinem Partner habe, zu meinem Wohlbefinden beitragen?« Denk dir Wege aus, wie du dir und deinem Partner durch körperliche Nähe guttun kannst.

Um einander körperlich nahe zu bleiben, könnt ihr folgende Knuddel-Übung machen: Legt euch seitlich aneinander, dein Partner liegt auf der Außenseite. Er/Sie legt seine Hand liebevoll auf einen Teil deines Körpers, der heilende Energie braucht, und sendet dir diese durch die Hand. Er stimmt seinen Atem völlig auf deinen ab. Du hast nur eines zu tun: dich völlig zu entspannen. Er/Sie hingegen schickt dir Energie. Atmet miteinander und laßt los.

Wenn du keine Lust auf Sex hast, dann sprich mit deinem Partner so aufrichtig und liebevoll wie möglich darüber. Achte darauf, daß er/sie alle biologischen Tatsachen, aufgrund derer es dir so geht, versteht. (Vielleicht sprichst du vorher mit deinem Gesundheitsberater darüber.) Versucht, alles auf längere Sicht zu betrachten. Eines Tages wirst du wieder sexuell interessierter und ansprechbarer sein.

Wir tun uns gut! Das Wohlfühlbuch für Schwangere

337

Wie du nach der Geburt von deinem Partner die Zuwendung erhältst, die du brauchst!

Für deinen Partner kann es hingegen sehr wichtig sein, daß du ihm zeigst, daß er immer noch die Nummer eins ist, daß das Baby ihm nicht den Platz in deinem Herzen weggenommen hat, denn diese Versicherung holen Männer sich häufig auf sexuellem Gebiet. Ein langer, ausgiebiger Kuß, Streicheln mit der Hand oder auch nur das Gefühl, daß du seine sexuellen Bedürfnisse anerkennst, hilft ihm, sich geliebt und mit dir verbunden zu fühlen.

In gleichgeschlechtlichen Partnerschaften sind Berührungen und andere kreative Formen von Sex ohne Geschlechtsverkehr viel öfter Teil der sexuellen Begegnungen. Küssen und Umarmen »zählen als Sex«, meinte Mary, die Mutter von Eli. Vielleicht habt ihr mehr Möglichkeiten, kurz, aber trotzdem befriedigend miteinander in sexuelle Verbindung zu treten, ohne kostbare Schlafzeit mit der harten »Hol den Vibrator und das Massageöl«-Methode zu vergeuden.

Viele Frauen berichteten, sie hätten sich nach der Geburt sexuell lebendiger denn je gefühlt. Nutz es! Da werde ich richtiggehend neidisch. Genieß es, aber mach dir keine Sorgen, wenn deine Lust einmal zu- und einmal abnimmt.

LITERATUR UND TIPS:

Belsky, Jay und John Kelly: *Und dann waren wir plötzlich zu dritt.* Goldmann, 1995. Eine sehr lesenswerte Untersuchung, für die über einen Zeitraum von sieben Jahren mehr als 250 Paare befragt wurden.

Cowan Pape, Carol und Philip Cowan: *Wenn Partner Eltern werden. Der große Umbruch im Leben des Paares.* Piper, 1994. Zehnjahres-Untersuchung: Scharfsichtig und realistisch.

Sachs, Brad: *Unser erstes Kind. Krisen und Chancen der Eltern.* Fischer, 1995. Eine ausgezeichnete, ernsthafte Untersuchung über die psychische Realität von Ehe und Elternschaft.

Brazelton, T. Berry: *Touchpoints. Your Childs Emotional and Behavioral Development.* Eddison Wesley, 1992.

Hotchner, Tracy: *Childbirth and Marriage*. Avon Books, 1988. Eine umfassende und einprägsame Studie über den Einfluß, den ein Kind auf eine Ehe hat. Hotchner vertritt die Auffassung, daß die Ehe genauso wichtig ist wie das Baby. Nicht all ihre Vorstellungen finden meine Zustimmung. Trotzdem enthält das Buch eine Menge leicht faßlicher Informationen.

Martin, April: *Lesbian and Gay Parenting Handbook*. Harper-Collins, 1993. Das grundlegende Handbuch zu diesem Thema. Voller hilfreicher Informationen, u.a. Tips, wie man die Beziehung vor dem Auseinanderbrechen bewahrt.

Wie du nach der Geburt von deinem Partner die Zuwendung erhältst, die du brauchst!

Wie kann ich mir denn guttun, wenn ich kleine Kinder habe!

Was du dazu brauchst:

Dein Tagebuch bzw. Papier und einen Stift.

Zeit – zwischen fünf Minuten und einer Stunde täglich.

Tu das:

- Wenn dein Haar langsam verfilzt, du seit deiner Schwangerschaft nicht mehr beim Zahnarzt warst und deine sexuellen Phantasien sich darin erschöpfen, daß du dir ausmalst, wie du an der Seite deines Partners acht Stunden lang ununterbrochen schläfst.

- Wenn du nicht länger Mutter, sondern nur noch allein sein willst.

- Wenn du nicht einmal das Badezimmer benutzen kannst, ohne daß eine kleine Nase sich gegen die Glasscheibe preßt und jemand heftig atmet.

Worum geht's?

Ist eine Mutter, die sich selbst guttut, ein Widerspruch in sich? Willst du die nackte Wahrheit wissen? Ohne die freundliche Tünche, mit der Selbsthilfebücher gewöhnlich alles beschönigen? Ja, zu 98%! Schon genug Schlaf zu bekommen ist oft absolut unmöglich, von Kanu fahren, Romane lesen, Aquarelle malen mal völlig abgesehen. Susan, die gerade zum zweiten Mal schwanger war, antwortete auf meine Frage: »Hast du Möglichkeiten gefunden, dir gutzutun, obwohl du ein kleines Kind zu versorgen hast?« mit »Soll das ein Witz sein?«

Fast jede Mutter muß in den ersten Jahren darum kämpfen, einigermaßen gesund und normal zu bleiben. Für Gefühle von Unabhängigkeit und Ausgeglichenheit bleibt da gar kein Raum. Darum sollte Selbstzuwendung nicht zu einer weiteren Sache werden, die du tun *mußt*, wenn du eine gute Mutter sein willst. In diesem Kapitel geht es darum, herauszufinden, aus welchen sozialen oder seelischen Gründen wir sinnloserweise immer noch glauben, uns auf dem Altar der Mutterschaft opfern zu müssen. Und dagegen Überlebensstrategien zu entwickeln.

WAS DU FÜR DICH TUN KANNST:

Warum wir Schuldgefühle und Konflikte empfinden

Wie kann ich mir denn guttun, wenn ich kleine Kinder habe!

Der Familienpsychologe John Rosemond vertritt folgende Ansicht:

>»Selbstzuwendung ist in jeder Hinsicht der Schlüssel zum Erfolg in der Elternrolle. Gerade alleinerziehende Eltern fragen mich immer wieder, wie sie bestimmte erzieherische Probleme mit ihren Kindern angehen sollen. Und ich antworte ihnen: ›Kümmern Sie sich weniger um Ihr Kind. Sorgen Sie mehr für sich selbst.‹ «

Die Kindererziehung wird im Moment vom dem Dogma geprägt, daß gute Eltern sich ausschließlich um ihr Kleines kümmern und soviel Zeit als irgend möglich mit ihrem Kind verbringen. Und wenn das nicht die ganze Wahrheit wäre? Wenn es tatsächlich auch für das Kind besser wäre, daß die Eltern ein eigenes Leben führen und sich selbst ab und an wichtig nehmen?

Viele Mütter lehnen so etwas leidenschaftlich ab. Aber nicht einmal die eifrigsten Verfechter von engen Eltern-Kind-Beziehungen können leugnen, daß man seinem Kind nur geben kann, wenn man etwas zu geben hat. »Das weiß ich ja«, sagst du, »aber ich kann es nicht mehr hören. Es ist unmöglich, als Mutter etwas für sich zu tun, ohne dabei Schuldgefühle zu haben.« Sogar doppelt unmöglich, wenn du arbeitest oder dein Kind allein erziehst, würde ich sagen. Was tun?

Achte darauf, weshalb du dich schuldig und zwiespältig fühlst. Selbstzuwendung hört sich nach Selbstsucht an. Genau das Gegenteil von dem, was man dir bisher als das Bild einer guten Mutter verkauft hat. Du wirst zu deinem Kind nein sagen müssen, und gerade jetzt, wo es das nicht versteht, kann nein sagen nur um deiner selbst willen äußerst schwierig sein.

Selbstzuwendung heißt, Entscheidungen treffen zu müssen und das Perfektionsmonster ein für allemal um die Ecke zu bringen. Für die meisten Mütter (einschließlich meiner Wenigkeit) gibt es nichts Schwierigeres. Aus irgendeinem Grund will ich einfach nicht einsehen, daß ich nicht 40 Stunden pro Woche schreiben, mein Haus klinisch rein halten, zu Nicoles Hochzeit nach Santa Fe fliegen, massenhaft Zeit mit Lillian verbringen, mit Chris leidenschaftlich Liebe und täglich eine Stunde Gymnastik machen kann. (Habe ich etwas vergessen? Oh ja, die fettarme Ernährung, schicke, frisch gebügelte Klamotten und den Lippenstift!) Es ist hoffnungslos und lächerlich, aber ich möchte wirklich alles schaffen und zwar ohne jede Hilfe, um mich am Ende wegen meiner Leistungen beglückwünschen zu lassen. Das ist gut fürs Ego. Es heißt, daß ich unentbehrlich, stark und etwas wert bin.

Es ist so schwierig, sich für die Angst vor dem Versagen zu entscheiden. Oder dafür, andere Menschen (oder seine eigenen lächerlichen Vorstellungen von Perfektion) zu enttäuschen. Wenn ich mir eingestehe, daß ich nicht alles schaffe, bin ich wertlos. Ich bin nichts Besonderes mehr. Kommt dir das bekannt vor? Ich hoffe nicht. Falls doch, dann denk daran, daß Selbstzuwendung heißt, daß du Prioritäten setzen und dann den Dingen ihren Lauf lassen mußt. Ohne Wenn und Aber. Aber genau das ist *hart*.

Melinda Marshal erzählt in ihrem Buch *Good Enough Mothers* die Geschichte von Verna. Verna ist Krankenschwester auf der Intensivstation, Mutter von drei Kindern und kämpft mit sich selbst um die Erlaubnis, sich zu entspannen:

> »Bevor sie nicht alles erledigt hatte, was zu erledigen war, hatte sie das Gefühl, daß sie sich ihre Pause erst verdienen müsse und daß sie sich selbst regelrecht Erlaubnis erteilen mußte, sie zu nehmen. ... ›Das ist vielleicht eine Frage des Selbstwertgefühls‹, meinte Verna. ›Frauen müssen lernen, an den grundlegenden Wert dessen, was sie tun, zu glauben. Ich z.B. frage mich: Gibt mir die Tatsache, daß ich für Ben einen selbstdekorierten Smiley-Keks gebacken und ihn zu seinem Pausenbrot gepackt habe, das Recht, das Haus und alle fälligen Hausarbeiten mal liegenzulassen? Und kann ich mir selbst erlauben, die Verantwortung abzugeben, auch wenn ohne mich alles zusammenbrechen sollte?‹ «

Wir müssen uns das Recht, für uns selbst dazusein, gegen uns selbst erkämpfen. Avalon, die drei Kinder hat, bringt das auf den Punkt: »Lege ich mich jetzt hin und schlafe endlich ein bißchen, oder putze ich deine Schuhe, bis sie glänzen?« Das Perfektionsmonster sitzt uns im Nacken – wir können nie genug tun oder verdienen, nie lieb genug sein, um das Recht auf ein wenig Zeit für uns selbst zu haben. Aber wir versuchen es immer weiter, nur um am Ende zu versagen – weil wir kein VW-Käfer sind, der läuft und läuft und läuft. Und wenn wir versagen (wenn wir krank werden, einen Fehler machen oder nein sagen müssen), dann nehmen wir das nicht als Warnung, künftig ein wenig langsamer zu machen, sondern als Mahnung, daß wir uns noch mehr anstrengen müssen, um noch besser, besser, besser zu sein.

Wie kann ich mir denn guttun, wenn ich kleine Kinder habe!

Uns jetzt gutzutun bedarf einer bewußten Anstrengung und vieler Kompromisse. »Ich habe gar nicht gemerkt, wie angespannt und unglücklich ich war, wie unsicher ich mich zu fühlen begann. Ich liebe Annie, aber ich konnte überhaupt nichts mehr tun, weil ich all meine Aufmerksamkeit nur auf sie konzentrierte. Schließlich dämmerte es mir, daß ich anfangen mußte, Kompromisse zu schließen, um wieder Zeit für mich selbst zu gewinnen«, erzählt Penny, die Mutter der 16 Monate alten Annie. Bevor du Mutter wurdest, war Zeit für dich selbst zu haben vielleicht nicht mit schwierigen Entscheidungen verbunden. Jetzt ist es das. Und es wird nicht einfach sein. Doch wenn du diese Anstrengung auf dich nimmst, kehrst du wieder dorthin zurück, wo du warst: zu deinem Glauben an dich selbst, der dir den Mut gibt, dem Perfektionsmonster ins Gesicht zu spucken und für dich selbst zu definieren, was eine gute Mutter ist.

Trotz allem bleibt die deprimierende Tatsache bestehen, daß es fast unmöglich sein wird, einen Moment für dich selbst zu finden, weil es ganz einfach leichter und bequemer ist, immer auf Trab zu sein und sich den eigenen Bedürfnissen und Emotionen gegenüber taub zu stellen. Es ist einfacher, sich von sich selbst abzukoppeln. Auf kürzere Sicht verursacht das keinen größeren Schaden. Gefährlich wird es erst, wenn es zur Gewohnheit wird. Sehr bald weißt du nämlich nicht mehr, wer du bist. Und das setzt eine mörderische Spirale in Gang: wenig Selbstwertgefühl, finanzielle Unsicherheit und Kinder, die dich als Fußabtreter benutzen.

Wenn du deine Verbote, dir Gutes zu tun und dich zu schätzen, nicht erkennst, fehlt dir der Mut, dich um dich selbst zu kümmern. Du wirst ein Buch lesen oder den Samstagmorgen für dich beanspruchen wollen, doch die Stimme der »Guten Mutter« wird dir vorhalten, wie unfähig du bist, und du wirst innerlich ein Stück zusammensacken. Du wirst damit aufhören, aufgeben und dich um jemand anderen kümmern. Wenn du weißt, weshalb du dich so fühlst, ist die Idee der Selbstzuwendung plötzlich gar nicht mehr so abwegig.

Wie kann ich mir denn guttun, wenn ich kleine Kinder habe!

Für praktische Hinweise, siehe: *Die spirituelle Seite der Schwangerschaft: Wie du deine Intuition stärken kannst*

Der Abschnitt *Was geschieht mit mir, wenn das Baby auf der Welt ist?: Der Mythos von der perfekten Mutter . . .* hilft dir, neue Sichtweisen davon zu entwickeln, was eine gute Mutter ist. Die entsprechende Dialogtechnik wird in *Tu dir gut während der Schwangerschaft: Erlaub dir, dir gutzutun* beschrieben.

Praktische Tips für den Umgang mit Schuldgefühlen

Uns Gutes zu tun heißt auch, den „inneren Chor der Expertenstimmen" auszublenden, die uns sagen wollen, was eine gute Mutter zu tun hat. Statt dessen stellen wir uns auf die Stimme unserer inneren Weisheit ein. Wir versuchen zu hören, was wir selbst glauben.

Mach diese Übung zuerst mit der »Stimme der perfekten Mutter«. Wenn dein Kind schläft oder dein Partner mit ihm spazierenfährt, nimm dein Tagebuch und such dir einen gemütlichen Platz. Frag dich: »Woher kommt die Stimme der Perfekten Mutter? Wann kritisiert sie mich? Was sagt sie?« Und: »Wie reagiere ich auf ihre Meinung?« Versuch, mit ihr zu sprechen. Schreib auf, welche Schelte dir diese innere Neinsagerin erteilt und was sie denkt. Vielleicht möchtest du ja ein Bild von ihr malen.

Mach dir auch klar, daß es manchmal ziemlich gefühllos wirken kann, wenn du dich zwischen deinen Bedürfnissen und denen deines Kindes entscheiden mußt. Säuglinge und Kleinkinder können nicht verstehen, daß ihre Mutter eine Pause braucht. Vielleicht werden sie weinen oder dich anbetteln, doch dazubleiben. Das kann die entschlossenste Frau klein beigeben lassen. Wenn es dir so geht, versuch es mit dieser Übung: Angenommen du möchtest eine Stunde lang malen und Musik hören, aber deine Schuldgefühle halten dich davon ab. Laß es sein. Bleib statt dessen einfach bei deinem Kind, aber achte darauf, wie es dir dabei geht. Gefällt es dir, mit ihm zusammenzusein? Wie entspannt bist du? Wie anwesend? Verurteil dich nicht, beobachte nur. (Vielleicht möchtest du deinem Tagebuch darüber ein paar Zeilen anvertrauen.) Am nächsten Tag nimmst du dir, sobald es geht, deine Stunde frei und malst. Wenn du danach zu deinem Kind zurückkommst, beobachte, wie du dich dabei fühlst, wie geduldig du bist, wie sehr du für das Kind dasein kannst. Beweis dir, daß es ein gewaltiger Unterschied ist, ob du dich auch um dich selbst gekümmert hast. Und bau auf diese Überzeugung auf.

Die Zeit, in der die Kinder noch klein sind, ist für eine Mutter die anstrengendste. Da können schon ein paar Stunden »Ferien« Wunder wirken. *Aber nur, wenn du sie dir regelmäßig nimmst.* Du kannst nicht monatelang ohne Pause vor dich hin schuften und dann von einem zweistündigen Nickerchen mit vorausgehendem Bad erwarten, daß es dich wieder aufrichtet. Denk dir ein paar winzige, aber tägliche Pausen aus. Unter den gegebenen Umständen hat es schon etwas Verlockendes, die Zeitung zu lesen oder ohne Unterbrechung essen zu können. Oder allein zu sein und ein paar Stretching-Übungen zu machen. »Wenn du ein Kind hast, ist eine Stunde ohne schon wie ein halber Tag«, schreibt Laura, die gleich zwei Kinder hat. Wenn du aber deine Bedürfnisse hast schleifen lassen, dann versteif dich bloß nicht darauf, daß du jetzt mindestens eine Woche Ferien auf einer einsamen Insel brauchst. Das ist zwar eine Superidee, aber wohl kaum durchführbar, und während du auf die Ferien wartest, brichst du zusammen. Fang lieber klein an und tu, was möglich ist.

Wie kann ich mir denn guttun, wenn ich kleine Kinder habe!

Vollzeitmütter und arbeitende Mütter haben die gleichen Schuldgefühle

Vollzeitmütter glauben, daß sie es nicht verdienen, Geld für einen Babysitter auszugeben, weil sie nicht arbeiten, und der einzige Grund, weshalb sie nicht arbeiten, sind ja schließlich die Kinder. Arbeitende Mütter hingegen glauben, daß sie jede freie Minute mit dem Baby verbringen müssen, gerade weil sie arbeiten gehen. Keine dieser Einstellungen ist gut für euer Wohlbefinden!

Vollzeitmütter: Achtet das, was ihr leistet. Eure Aufgabe ist extrem mühsam, anstrengend und kostet viel Kraft. Ihr seid nicht weniger wert, weil euer »Job« kein Geld abwirft. Entscheidet euch dafür, daß ihr es wert seid, euch gutzutun.

Arbeitende Mütter: Es gibt nichts, wofür ihr euch entschuldigen müßtet, weswegen ihr euch schuldig fühlen und was ihr wiedergutmachen müßt. Ihr seid nicht schlecht, weil ihr arbeiten geht. Und wenn ihr frei habt, braucht ihr auch Zeit, um euch zu erholen. Sorgt für euch, indem ihr euer Perfektionsmonster aufgebt, Prioritäten setzt und euer Leben vereinfacht.

Zeit schaffen

Vielleicht hast du ja gar keine Probleme mit Schuldgefühlen und dem Druck, perfekt sein zu müssen. Doch Zeit für dich selbst zu finden, und zwar nicht erst, wenn du völlig fertig bist, ist ungefähr so schwierig wie aus dem Haus zu gehen, ohne Milch auf dem T-Shirt und Haferflocken im Haar zu haben.

Wie kann ich mir denn guttun, wenn ich kleine Kinder habe!

Gewöhn dich daran, in winzigen Schritten etwas für dich zu tun. Und genieß dabei von ganzem Herzen die wenigen Minuten, die du hast. Gerade in den ersten Monaten hat es wenig Sinn, sich für Stunden wegzusehnen. Lern, das zu nutzen, was du kriegen kannst. Und schalt dabei die Stimme in deinem Kopf ab, die dauernd fragt, wann er denn wieder aufwachen wird oder was Großmutter wohl mit ihr macht.

Setz *deine* Bedürfnisse an die erste Stelle. Wenn du 20 Minuten ohne Kinder hast, dann bleib dem Chor der Du-solltest-Stimmen in deinem Kopf gegenüber hart: »Ich nutze diese Zeit jetzt, um wieder zu Kräften zu kommen.« Wenn der Chor dich trotzdem verrückt macht, dann teil die Zeit auf, aber die ersten zehn Minuten gehören dir allein.

Viele Frauen wissen nichts mit sich anzufangen, wenn ihr Partner die Kinder für ein paar Stunden nimmt. Ich wartete z. B. immer ungeduldig darauf, daß Lillian endlich einschlief. Wenn es dann soweit war, war ich so scharf darauf, mit dieser Zeit etwas Sinnvolles anzufangen, daß ich wie gelähmt war. Sollte ich jetzt schreiben, Gymnastik machen, lesen, in der Sonne sitzen, Telefonate erledigen oder duschen ...? Sobald sie wieder wach war, empfand ich ein seltsames Durcheinander von Gefühlen, angefangen mit Erleichterung (Nun weiß ich wieder, was ich zu tun habe) bis hin zu Ärger über mich selbst (Das bißchen Freizeit komplett verschwendet!) oder Lillian (Wenn ich doch bloß kein Baby hätte!). Wenn ich weg bin, fehlt sie mir, und ich weiß nicht, was ich mit mir anfangen soll. Aber wenn ich bei ihr bin, kann ich es nicht erwarten, daß sie einschläft.

Nur gute Planung kann uns aus dieser Zwickmühle erlösen. Überleg dir genau, was du machen willst, wenn die Babyschlummerzeit naht. Mach dir eine kleine Liste einfacher Vergnügungen, die du immer bei der Hand hast (siehe unten), damit du dich beizeiten daran erinnerst, was du gerne machst. Häng überall im Haus Zettel auf: »In meiner Freizeit kümmere ich mich um mich selbst.« Oder: »Gute Mütter müssen nicht produktiv sein.« und »Faulsein ist gut für die Seele.«

Reservier dir einen Spielbereich, so daß du nicht jedesmal kostbare Zeit damit verschwenden mußt, dir deinen Raum zu schaffen. Wenn du beispielsweise gerne mit Ton arbeitest, kannst du deine Werkzeuge und die Figur, an der du gerade arbeitest, auf ein Tischchen in die Ecke stellen. Wenn du gerne zu Hause Gymnastik machst, dann sorg dafür, daß deine Geräte und Videos immer zur Hand sind.

Wie kann ich mir denn guttun, wenn ich kleine Kinder habe!

Engagier jemanden, der einige deiner Pflichten für dich erledigt. Kann ich mir nicht leisten, sagst du? Achte im nächsten Monat einmal darauf, wofür du dein Geld ausgibst. Beobachte einfach nur. Wieviel gibst du für Grußkarten aus? Für Geschenke? Zeitschriften? Noch ein wunderbares Kleidchen für sie, ein Spielzeug für ihn? Soviel Geld hast du überhaupt nicht? Und was ist mit Snacks, Süßigkeiten, Eis usw.? Oder glaubst du bloß, daß niemand deine Sache so gut machen kann wie du selbst? Höre ich da etwa das Perfektionsmonster? Wenn du dir Hilfe wirklich nicht leisten kannst, dann versuch, eine Babygruppe mit wenigstens zwei anderen Elternpaaren ins Leben zu rufen. Nehmt euch abwechselnd verschiedene Besorgungen ab, z. B. den täglichen Einkauf der frischen Sachen. Streicht das an, was ihr diese Woche braucht, und wenn eure Freundin euch die Sachen vorbeibringt, schreibt für sie einen Scheck aus. Putzt zusammen! Dabei kriegt ihr mehr auf die Reihe als allein und habt außerdem noch Spaß miteinander.

Erlaub deinem Partner, seine Elternrolle wahrzunehmen. *Erlaub* ihm? Ja, denn die meisten Frauen fühlen sich immer noch nicht ganz wohl mit diesem Gedanken und unterstützen ihre Partner auch nicht in vollem Maße. Warum? Wir fühlen uns als schlechte Mütter, wenn unsere Partner als Elternteil gleichberechtigt sind.

Siehe: *Wie du nach der Geburt von deinem Partner die Zuwendung erhältst, die du brauchst!*: Revierverhalten

Mach deine Selbstfürsorge nicht von anderen abhängig, vor allem nicht von deinem Partner. Wenn er oder sie nicht so häufig auf das Baby (die Kinder) aufpassen will, wie du das gerne hättest, dann gründe eine Babysitter-Selbsthilfegruppe. Oder mach eine andere Mutter ausfindig, mit der du dich einmal die Woche beim Kinderhüten abwechseln kannst. Oder bring die Energie auf, deinem Partner klarzumachen, daß er/sie den entsprechenden Anteil erledigen soll. Oder finde vertrauenswürdige Babysitter. Du kannst auch, um Geld zu sparen, einen Teenager anheuern, der auf das Baby aufpaßt, solange du zu Hause bist. Und währenddessen nimmst du nicht die Wäsche von der Leine, sondern machst Yoga, siehst dir einen alten Film an oder – das Höchste der Gefühle – machst ein Nickerchen.

Vereinfachen, Prioritäten setzen, nein sagen. Das soll dein Mantra für die nächsten drei bis vier Jahre sein.

Negative Gefühle akzeptieren

»Unsere Gesellschaft will einfach nicht wahrhaben, was es für eine Mutter heißt, tagaus, tagein an ein Kleinkind gefesselt zu sein. Wer laut sagt, daß die Mutterschaft kein Honigschlecken ist, gibt sich als schlechter Mensch zu erkennen; ein solches Eingeständnis verletzt nicht nur ein geheiligtes Tabu, viel schlimmer, es stellt einen Verrat am eigenen Kind dar. In einem Zeitalter, das alle negativen Gefühle der Mutter – sogar die unbewußten – als möglicherweise schädlich für das Kind ansieht, ist es zur Pflicht geworden, die Mutterschaft zu genießen.«

So schreibt Shari Thurer in *Mythos Mutterschaft*. Wenn wir schon dem Muttersein zwiespältig gegenüberstehen, wenn wir unsere Kinder zwar lieben, aber zu gerne den Schalter finden würden, mit dem man sie eine Woche lang abstellen kann, ist es kein Wunder, daß wir diese Zwiespältigkeit auch in bezug auf unsere Selbstzuwendung empfinden. Wir halten uns für pflichtvergessen. Oder wir gestehen uns negative Gefühle gar nicht erst ein, damit wir uns nicht fragen müssen, ob wir schlechte Mütter sind. Wir nehmen an, daß nur Mütter, die ihre Kleinen allzeit lieben, ein duftendes Schaumbad verdient haben. Oder die Zeit, um sich die Beine zu rasieren. Und ein Glas eiskalten Champagner oder Apfelcidre. Aber das einzige, was sich mit Sicherheit über diese negativen Gefühle sagen läßt, ist: Sie sind a) normal und b) ein klares Anzeichen dafür, daß wir Zeit für uns selbst brauchen.

In Kulturen, die Frauen und Mütter verehren, haben Frauen weniger Probleme mit zwiespältigen Gefühlen ihren Kindern gegenüber. Hast du deine »bösen« Gefühle je in diesem gesellschaftlichen Zusammenhang gesehen? Hast du je in Betracht gezogen, daß weniger Unterstützung für uns selbst alles härter macht? Wenn du dich das nächste Mal dafür haßt, daß du es nicht jede Minute deines Lebens genießt, Mutter zu sein, dann denk daran, wie das Leben in dieser Gesellschaft und zu dieser Zeit deine Gefühle beeinflußt.

Tust du etwas für dich, bevor du dich zum total ausgebrannten Wrack entwickelst, hältst du die Dämonen in Schach und siehst deine negativen Gefühle unter dem richtigen Blickwinkel. Nimm dir 15 Minuten Zeit, um Nacken und Füße zu massieren, bevor dein Partner heimkommt, und hör leise Radiomusik, während du dein Baby in der Wiege schaukelst.

Wie kann ich mir
denn guttun, wenn
ich kleine Kinder
habe!

Bevor deine Gesichtsfarbe grau wird vor Erschöpfung und dein Leben einem Schattenspiel gleicht, schlaf einen halben Tag lang in der Wohnung deiner Freundin (wenn du stillst, kannst du ein oder zwei Flaschen abpumpen, bevor du verschwindest). Wenn du zuläßt, daß du deine letzten Reserven aufbrauchst, wirst du dich kaum noch erholen können.

Schöne Dinge, die du mit deinem Kind oder in seiner Nähe tun kannst

Nimm ein Bad zusammen mit dem Kind. Zünde ein paar Kerzen an, leg entspannende Musik auf, gib Mandelöl ins Badewasser. Leg das Baby auf deine Brust, lehn dich zurück, und stell dich auf seine Atmung ein.

Laß dir eine/n Masseur/in ins Haus kommen, solange das Baby schläft. (Das funktioniert am besten, wenn dein Kind seine festen Schlafzeiten hat, so daß du nicht daliegst und darauf wartest, daß es aufwacht.)

Such dir eine Gymnastikgruppe mit Kinderbetreuung. Oder eine Mutter-Kind-Gymnastik. So etwas gibt es öfter mal in Yogazentren.

Investiere in ein gutes Kindertragesystem (oder leih es bzw. laß es dir schenken) − in einen Kinderwagen und eine Körpertrage. Ein Babytragetuch kann lebensnotwendig sein, wenn dein Baby nicht gerne schläft. Sehr häufig schlafen sie nämlich nur dann, wenn man sie trägt. Betrachte dies als Zeit, in der du dir selbst guttun kannst: Laß dich fallen und lies, schau einen Film an, tu, worauf immer du wirklich Lust hast (ja, sogar schlafen kann man so). Wenn das Baby nur schläft, solange du dich bewegst, dann geh mit ihr an Orte, die du noch nicht kennst. Ich sah mir gerne alte Häuser und Stadtteile an. Atme tief ein und aus. Gib dich deinen Tagträumen hin. Spaziergänge mit dem Baby lassen sich auch als kostbare Zeit für dich und deinen Partner nutzen. Das Baby döst oder sieht sich die Welt an, während ihr Zeit habt, aufeinander einzugehen und Telefon und Abwasch hinter euch zu lassen. (Das klappt allerdings nur mit einem Kind und bei gutem Wetter, außer ihr schlendert gerne durch Einkaufspassagen.)

Kauf dir ein schnurloses Telefon. Es erlaubt dir, den Kontakt zu anderen Erwachsenen aufrechtzuerhalten, während du stillend, Windel wechselnd und Wäsche waschend zu Hause sitzt.

Wie kann ich mir denn guttun, wenn ich kleine Kinder habe!

Mach aus der Zeit, die du z. B. unter der Dusche oder bei Besorgungen allein verbringst, ein Fest für dich selbst. Zünde im Badezimmer eine Duftkerze an und leg deine Lieblingsmusik auf. Hör dir eine Literaturkassette über den Walkman an, während du eure Sachen aus der Reinigung holst oder auf dem Weg zur Arbeit bist. Schau einen alten Film an, wenn du die Wäsche zusammenlegst. Auch Wartezeit ist »wiedergefundene« Zeit – lies einen Dreigroschenroman oder träum vor dich hin. Erobere dir diese Momente, und gestalte sie so, daß sie dich aufbauen.

Lies deinem Baby beim ersten Füttern am Morgen ein Gedicht vor. Oder ein Stück aus einem Roman. Dein Kleines will deine Stimme hören. Es ist ihm gleichgültig, ob der Text aus *Grimms Märchen* oder aus *Krieg und Frieden* stammt.

Spiel mit deinem Kind in der freien Natur. Wate mit ihm durch einen Bach. Legt zusammen einen Garten an (Kinder lieben es, in der Erde herumzubuddeln und draußen zu sein). Leg dich nackt auf die Erde mit dem Kind auf deiner Brust. Riecht an Blumen, pflückt sie zusammen. Fahrt ans Meer oder an einen See. Laß dir vom Erstaunen deines Kleinen guttun.

Mach »babyfreundliche« Plätze ausfindig, damit du außer Haus gehen kannst, ohne Angst haben zu müssen, daß das Baby sich gleich in Weinen auflöst und die Umstehenden dich mit mörderischen Blicken erdolchen. Schattige Gartenrestaurants und solche mit einem gewissen Lärmpegel sind dafür sehr geeignet, ebenso nette Einkaufspassagen, versteckte Parks mit Springbrunnen, Streichelzoos und die Wohnungen von Freunden, die Babys mögen.

Siehe: *Nach der Geburt: Überleben und Wachsen: Die Zeit neu erleben*

Sei mit deinem Baby ganz im jeweiligen Augenblick. Schinde dich nicht selbst mit all den Dingen ab, die du eigentlich erledigen solltest. Erlaub dir, loszulassen und zu spielen. Erlaub dir, ins Zeitalter der Unschuld zurückzukehren, als du noch frei von Verantwortung warst.

Mit älteren Kindern

Nimm deine Kinder als Heiler an. Kinder ab zwei lieben es, ihre Mami zu bemuttern. Eine der interviewten Mütter legt eine Plastikdecke auf den Boden, gibt jedem ihrer Kinder eine Flasche mit Bodylotion und läßt sich von ihnen Arme, Beine und vor allem die Füße einreiben. »Kinder

Wie kann ich mir
denn guttun, wenn
ich kleine Kinder
habe!

wollen so gerne Energie zurückgeben«, meint sie. Erlaub deinem älteren Kind, dein Haar zu bürsten, deine Hände zu massieren, deinen Rücken zu streicheln oder dich mit Trauben zu füttern.

Kauf dir einen Walkman. Wenn das Chaos gerade am Überkochen ist (»Mama! Mama!«), dann setz deine Kopfhörer auf und pfleg dich mitten im Getümmel. Eine der von mir befragten Mütter macht Gymnastik, eine andere strickt, die dritte hört sich Literaturkassetten an – alle drei nehmen in diesem Moment keinerlei Notiz von ihren Kindern. (Selbstverständlich sagen sie ihnen vorher liebevoll Bescheid und achten darauf, daß sie in einem besonders sicheren Teil des Hauses sind, wo sie sie im Auge behalten können.)

Schöne Dinge, die du für dich tun kannst

Viele der frischgebackenen Mütter haben nicht das geringste Problem, Tausende wundervoller Dinge aufzuzählen, die sie gerne tun würden. Doch mit der Zeit wird genau das immer schwieriger. Vielleicht hast du wirklich Schwierigkeiten, dich daran zu erinnern, was du gerne tust. Dagegen hilft folgendes:

Hör auf deine Ressentiments. Wenn das Baby das nächste Mal schläft (und deine Zweijährige eine Verabredung auf dem Spielplatz hat), setzt du dich hin und nimmst ein Blatt Papier. Schreib folgenden Satz auf: »Ich habe überhaupt keine Zeit mehr, . . . zu tun.« Füll die Lücke, so oft dir etwas einfällt. Zensier dich dabei nicht mit »Ich kann das jetzt sowieso nicht tun« und »Das kostet zuviel«. Öffne dein Herz für das, was du dir vorenthältst, und erweitere damit deine Möglichkeiten, etwas für dich zu tun. Und dann gib dir jeden Tag einen kleinen Vorgeschmack darauf.

Beantworte folgende Frage: »Wenn . . . geschieht, brauche ich . . . , um mir gutzutun.« Als Lillian ihre Kolikzeit hatte, kam ich wieder auf die Kekse zurück (ein paar Hand voll, Taschen, Schachteln, Wagenladungen voller Kekse), um meine flatternden Nerven zu beruhigen und Spannung abzubauen. Mich derartig mit Zucker vollzupumpen machte mich nervös. Ich fühlte mich außer Kontrolle und dann noch super-schuldig, als eine andere Mutter mir erzählte, daß zuviel Zucker während des Stillens Lillian Schweißausbrüche und Herzrasen verursachen könne. Doch als ich mir die stressigen Momente des Mutterseins eingestand und ver-

Wie kann ich mir denn guttun, wenn ich kleine Kinder habe!

suchte, ihnen mit etwas mehr Selbstliebe gegenzusteuern, verging mir diese übermäßige Lust auf Kekse wieder (größtenteils jedenfalls).

Mach dir eine Liste mit kleinen Vergnügungen, solchen, die nur zwischen fünf und zwanzig Minuten Zeit in Anspruch nehmen. *Schreib alles auf!* Versuch nicht, alles in deinem durch Schlafmangel angegriffenen Kopf zu behalten! Hier ein paar Möglichkeiten: einen erstklassigen Kaffee kaufen, irgend etwas anziehen, was kein ausgeleierter Pullover ist, während Babys Nickerchen frühstücken gehen (während es friedlich in seinem Autositz schläft, ißt du goldgelbe Waffeln mit Himbeeren und liest die *Zeit*), zehn Minuten stillsitzen, Country-Musik hören, während du mit dem Baby spielst.

Mehr Ideen dazu findest du in: *Was geschieht mir mir, wenn das Baby auf der Welt ist?: Stärke dein Selbstwertgefühl* und *Tu dir gut während der Schwangerschaft: Nach der Geburt*

Frag dich: »Womit fühle ich mich zentrierter, authentischer, mehr ich selbst?« Setz eine dieser Ideen nächste Woche in die Tat um.

Vergiß nicht: Es tut deinen Kindern gut

Etwas für dich zu tun ist gut für deine Kinder. Kopier diesen Abschnitt und verteil ihn an deine Mutter, deine Schwiegermutter und deine Müttergruppe – an alle, die meinen, dir das Leben schwermachen zu müssen, weil du auch an dich selbst denkst.

Für Mütter, die nicht nur für ihre Kinder auf der Welt sind, die ein eigenes Leben führen, ist es meist einfacher, ihre Kinder als eigenständige Persönlichkeiten und nicht als Beweis ihrer Fähigkeiten zu sehen. Das ist gut für die Kinder, weil es ihnen mehr Raum für ihre persönliche Entwicklung gibt und sie von überhöhten Erwartungen befreit. Gleichzeitig lernen sie, daß die Welt sich nicht nur um sie dreht und daß Erwachsene nicht dazu da sind, ihnen jede Laune zu erfüllen.

Muttersein verlangt von dir, zu wachsen und dich zu verändern, wenn du deine Aufgabe gut machen willst. Deine Fähigkeit, diese Aufgabe immer besser zu erfüllen, wird sich wahrscheinlich wesentlich stärker entwickeln, wenn du dir immer wieder Zeit nehmen kannst, um über deine Erfahrungen nachzudenken und deine Gefühle zu verstehen. Eine Mutter, die ununterbrochen »im Dienst« ist, ist zu beschäftigt und zu sehr in Eile, um sich zu fragen, weshalb sie nun eigentlich wütend auf ihre Kinder ist und was das mit ihrer eigenen Kindheit zu tun hat. Für eine

Wie kann ich mir
denn guttun, wenn
ich kleine Kinder
habe!

Mutter, die keine Minute Pause hat, ist die mangelnde Bewußtheit ihrer Gefühle fast schon eine Notwendigkeit. Das bewahrt sie davor, von deren Stärke verschlungen zu werden.

Und je mehr du selbst als Mutter dich lieben und schätzen kannst, um so stärker wird die Überzeugung deines Kindes sein, daß Frauen wertvolle, aufregende Menschen sind. »Indem ich nicht auf meine Bedürfnisse achtete, vermittelte ich meiner Tochter die Botschaft, daß Frauen dienende Geschöpfe seien, die bis an ihr Lebensende für andere da sind. Wenn sie jetzt hört, daß ›Mami Zeit für sich selbst braucht‹ ist das eine sehr wertvolle Lektion für sie«, erzählt Avalon, die Töpferin ist und Linnea, Ian und Somersby zur Welt gebracht hat.

Wenn du dich selbst schätzen, ja feiern kannst, nur dann kannst du auch deine Kinder achten und würdigen. Du versuchst gar nicht erst, durch dein Muttersein etwas zu beweisen, weil du nicht glaubst, daß du etwas tun mußt (z.B. eine perfekte Mutter sein oder die Liebe deiner Kinder gewinnen), um deinen Wert zu unterstreichen. Du kannst dich entspannen und ganz bei deinem Kind sein, was dir wiederum erlaubt, seine oder ihre Einzigartigkeit schätzen zu lernen. Kinder von Eltern mit einem hohen Grad an Selbstwertgefühl wissen gewöhnlich, daß sie ihrer Persönlichkeit wegen geliebt werden und nicht für das, was ihre Eltern in ihnen gerne sehen würden.

Wenn du dein Kind zum Mittelpunkt deiner Welt machst, wird es dir schwerfallen, es loszulassen, wenn es eigene Wege gehen will. Je stärker dein Sinn für deine persönliche Identität ist, um so leichter fällt dir das Loslassen, egal ob die Kinder noch Windeln tragen, ins College gehen oder heiraten und selbst Kinder bekommen.

Außerdem hat das von Zuwendung zu sich selbst geprägte Elternsein einen weiteren Vorteil: Wir können Grenzen setzen und an ihnen festhalten, auch wenn die Kinder brüllen »Ich hasse dich!« Wenn wir die Liebe unserer Kinder brauchen, um uns selbst lieben zu können, wird es schwierig, ihnen auch nur irgend etwas zu verbieten.

Ich schreibe dies nicht, damit du hinterher sagst: »Lieber Gott, ich soll und muß unbedingt lernen, mich selbst an erste Stelle zu setzen.« Ich schreibe dies nieder, um die perfekte Mutter in dir zu beruhigen. Ich biete dir dies an, damit du verstehst, welch ungeheuren Nutzen du und deine Kinder aus einer gesunden und ausgeglichenen Form der Selbstzuwendung ziehen können.

LITERATUR UND TIPS:

Arbeiterwohlfahrt (AWO), Bundesverband e.V.,
Oppelner Str. 130, 53119 Bonn, Tel. 0228/6 68 50
Die Ortsgruppen veranstalten Kinderfreizeiten, vor allem in den Ferien.

Tagesmütter,
Bundesverband für Kindesbetreuung in der Tagespflege e.V.,
Breite Straße 2, 40670 Meerbusch, Tel. 02159/1377, Fax: 02159/20 20

Liedloff, Jean: *Auf der Suche nach dem verlorenen Glück. Gegen die Zerstörung unserer Glücksfähigkeit in der fühen Kindheit.* Beck'sche Verlagsbuchhandlung, 1996. Ein wunderschönes Buch über die »ursprünglichen Bedürfnisse« von Kleinkindern, die die Autorin aufgrund ihres Zusammenlebens mit den Yequana-Indianern Venezuelas entdeckte. – Sehr beeindruckend.

West Gayle, Melissa: *Wenn ich nur eine bessere Mutter wäre. Wenn Mütter sich schuldig fühlen,* 1993. Analyse der dunklen Seite der Mutterschaft unter spirituellen Gesichtspunkten. Die Fragen an die Perfekte Mutter habe ich Melissa Wests verständnisvollem Buch entnommen.

Fishel, Elizabeth: *Family Mirrors.* Houghton-Mifflin, 1991. Hier geht es um die während der Kindererziehung wiederauflebenden Kindheitstraumata und wie du sie heilen kannst.

Marshall, Melinda M.: *Good Enough Mothers.* Kitty Colton Peterson's, 1993. Eine sehr wirklichkeitsnahe Untersuchung des Mutterseins, vor allem im Hinblick auf Arbeit und Tagespflege.

Olson, B. Kaye: *Energy Secrets for Tired Mothers on the Run.* Health Communications, 1993. Praktische Ratschläge vor allem für Frauen, die außer Haus arbeiten und Mütter mit zwei Kindern.

ZU GUTER LETZT

Wieviel Glaube und Optimismus sind doch nötig, um Kinder zur Welt zu bringen! Wenn du schwanger bist, stehst du diesseits dieser unglaublichen Schwelle. Doch wenn dein Kind das Licht der Welt erblickt, in diesen wenigen Augenblicken, überquerst du sie. Und plötzlich ist es soweit – du bist Mutter! Nichts und niemand kann dich auf diesen atemberaubenden Übergang vorbereiten.

Als ich meine Tochter zur Welt gebracht hatte, war meine erste Reaktion: »Dieses Wesen war also die ganze Zeit da drin.« Es ist ein regelrechter Schock, wenn da ein richtiger Mensch aus deiner Vagina kommt. Persönlichkeit, Seele, Geist, wie immer du es auch nennen magst – Lillian war jedenfalls schon vollkommen da, als wir einander das erste Mal in die Augen sahen. Ich weiß, daß es meine Aufgabe ist, ihren Geist zu behüten, der sich seinen Anlagen gemäß entfaltet. Sie braucht nur die richtigen Bedingungen, um vollständig zu erblühen. Aber auch das Mutterwerden ist ein Entfaltungsprozeß. Alles, was du dazu brauchst, steckt bereits in dir. Ich hoffe, daß du dir selbst dieselbe Geduld und Ehrfurcht angedeihen läßt wie deinem Kind, während du in deine neue Rolle hineinwächst.

Möge deine »Reise in die Mutterschaft« in liebevoll unterstützenden Händen liegen. Möge sie begleitet werden von genügend Zeit für Nachdenklichkeit und Vergnügen. Mögest du vollständig in die Wogen grenzenloser Freude eintauchen, in die das Muttersein dich hüllt, und Abgründe der Verzweiflung weise und schnell hinter dir lassen. Vergiß nie, daß du deinen Kindern um so mehr geben kannst, je mehr du lernst, dir selbst zu geben und von anderen anzunehmen.

Laß mich dir gratulieren!

Bitte schreib mir, was dir an diesem Buch gefallen oder was dich gestört hat. Wenn du an Workshops über Muttersein und Selbstzuwendung teilnehmen möchtest, kannst du unter folgender Adresse ein Programm bestellen:

Jennifer Louden
P.O. Box 3584 · Santa Barbara, CA 93130 · USA

ANHANG

KRÄUTER, ÖLE UND ANDERE NATÜRLICHE WOHLTATEN

In der Schwangerschaft sind fast alle chemischen Arzneimittel nicht erlaubt. Andererseits bringt sie aber eine Menge unbequemer körperlicher Probleme wie Hämorrhoiden oder Sodbrennen mit sich. Kräuter und ätherische Öle helfen in diesen Fällen sicher und sind häufig das beste, wenn nicht einzige Mittel, sich Erleichterung zu verschaffen.

Die hier vorgestellten Rezepte sind für schwangere und stillende Frauen völlig unbedenklich. Aber letztlich bist du selbst für deine Gesundheit verantwortlich. Dein Körper ist einmalig, und nur du kannst wissen, was dir hilft. Wenn du Zweifel hast, solltest du darüber mit einem Kräuterheilkundigen oder deinem Gesundheitsberater sprechen. Und experimentiere *auf keinen Fall* mit irgendwelchen Kräutern oder Ölen herum, die in diesem Buch nicht aufgeführt sind, ohne vorherige Beratung bei einer verläßlichen Quelle, d. h. einem Kräuterheiler oder Aromatherapeuten. Einige Kräuter und Duftöle sind für Schwangere gefährlich.

DIE ANWENDUNG VON KRÄUTERN UND ÄTHERISCHEN ÖLEN

Kräuter kannst du wie folgt anwenden:

- Als Kapseln: Das wirkt gut, schnell und ist geruchs- und geschmacksneutral, allerdings auch teurer.

- Als Aufguß: Gib die Kräuter in einen sauberen Steinguttopf, und übergieß sie mit heißem Wasser. Danach verschließt du das Gefäß und läßt das ganze 8 Stunden lang ziehen. Stell es in den Kühlschrank, damit es nicht schlecht wird. Gib etwa 30 g Kräuter auf ½ Liter Wasser.

- Als Tee: Die meisten Kräuter müssen 10 bis 20 Minuten ziehen. Genauere Angaben findest du bei den einzelnen Rezepten.

- Als Tinktur (alkoholischer Auszug): Du kannst sie selbst herstellen, aber das ist ziemlich aufwendig. Du kaufst sie also am besten in der Apotheke oder suchst in Kräuterbüchern nach Angaben zur Herstellung. Sie wirken schneller und besser als Wasserauszüge und sind einfacher in der Anwendung. So können sie z.B. auch für ein Sitzbad benutzt werden. Allerdings sind sie teurer.

- Als Sitzbad: Ein Sitzbad nimmt man in einer flachen Wanne. Das Wasser sollte dabei nicht höher als 30, höchstens 60 cm steigen, um deinen immer noch offenen Muttermund nicht zu reizen. Du kannst die Badewanne deines Babys dafür verwenden oder eine große Schüssel. Jeder flache Behälter, der dein Gewicht aushält, ist gut. Viele der von mir interviewten Frauen betonten, wie gut ihnen Bäder getan hätten, gerade nach der Geburt. Lies dabei, schreib einen Brief, meditiere, hör entspannende Musik, oder trag eine Gesichtsmaske auf, während du deine wunden Stellen 15 Minuten lang in einem flachen Behälter badest.

Ätherische Öle wendet man an, indem man

- sie in einem Basisöl − wie Mandelöl − löst.

- sie tropfenweise in ein warmes Bad gibt.

- sie in eine Duftlampe oder eine Schale mit heißem Wasser träufelt.

- sie auf einen Wattebausch tropft, um sie einzuatmen.

- sie mit Wasser aufschüttelt und mit einem entsprechenden Flakon versprüht.

REZEPTE

Ein Aufguß aus folgenden Kräutern hilft zur Stärkung der Konstitution, bei Calcium- und Eisenmangel, zur Vorbeugung von Kreislaufschwierigkeiten und zur Vorbereitung der Gebärmutter:

1 Teelöffel Himbeerblätter, 1 Teelöffel Brennessel, 1 Teelöffel Krauser Ampfer, ½ Teelöffel Pfefferminze. Trink davon 1–2 Tassen pro Tag. Du kannst ihn jederzeit wieder heiß machen und auch mit Honig süßen. Die Pfefferminze gibt einen besseren Geschmack und ist gut für die Verdauung. Du kannst aber auch andere Kräuter hinzufügen, um den Aufguß geschmacklich zu verbessern. Die Menge der Kräuter brauchst du nicht exakt abzumessen.

Bei Müdigkeit:

Nimm in dich auf, was dieses Buch dir sagen will: Ruh dich aus, sei gut zu dir selbst, setze Prioritäten, vereinfache die Dinge, sag nein, sorg für dein Vergnügen. O.k., du mußt dich um dein älteres Kind kümmern, weiter zur Arbeit gehen, weil du dir sonst das neue Wesen gar nicht leisten kannst, und in eine größere Stadt umziehen. Wie bleibst du im Takt, wenn sonst alles schief läuft?

Beginn den Morgen mit einer Tasse Pfefferminz- oder Krause-Minze-Tee. Du hast völlig recht, er bringt dich nicht so auf Touren wie eine Tasse dampfend heißer Kaffee mit der vollen Ladung Koffein, aber zumindest bringt er eines deiner Augenlider auf Halbmast.

Himbeerblätter: Entweder trinkst du sie in deiner Schwangerschaftsmischung oder pur. Sie bringen Energie.

Eisen: Laß deine Blutwerte überprüfen (ein Pieks in den Finger).

Akupunktur: Nur vom ausgebildeten Spezialisten!

Bei Übelkeit:

1–2 Tropfen Zitronenöl, die du mittels der oben beschriebenen Methoden verdampfst. (Gerüche können schwierig sein; wenn es dir zuwider ist, laß es.)

---

3 Tropfen Lavendel- und 1 Tropfen Pfefferminzöl, die du in deinem Zimmer verdampfst.

2 Tropfen Pfefferminzöl und 2 Tropfen Sandelholzöl auf einem Taschentuch. Atme tief ein. Du kannst auch drei Tropfen von jedem in 1 Eßlöffel Mandelöl verrühren und dann damit deinen Magen und Brustkorb massieren.

Vitamin-B-Komplex, vor allem B 6 (das nicht ohne andere Vitamine des B-Komplexes eingenommen werden sollte, weil es Mangelzustände im Hinblick auf andere Vitamine und Mineralien verursachen kann). Du brauchst etwa 10 bis 20 mg B6. Bitte in schweren Fällen deinen Gesundheitsberater um Vitamin-B-Spritzen.

Himbeerblätter: Als Tee oder Aufguß, das hängt von deinem Magen ab. Wenn du keins von beiden verträgst, dann verarbeite den Aufguß zu Eiswürfeln und lutsch langsam daran.

Pfefferminze: Als Tee.

Pfirsichblätter: Als Tee.

Bierhefe: Trink beim ersten Mal 2–3 Eßlöffel in Saft aufgelöst. Dann täglich 1 Eßlöffel in Frucht- oder Gemüsesaft.

Ingwer: Übergieß einen Teelöffel frisch geriebene Ingwerwurzel mit heißem Wasser und laß das Ganze 5 Minuten ziehen. Trink in kleinen Schlucken.

Getrocknete Orangenschalen: Mach einen Tee aus getrockneten, unbehandelten Orangenschalen (20 Minuten ziehen lassen).

Homöopathische Mittel: Wenn dir vom Essen schlecht wird, solltest du Sepia D6 versuchen. Wenn Erbrechen bessert, dann Nux vomica D6. Wenn du Probleme mit Blutarmut hast, dann versuch Acidum Lacticum D6.

Yamswurzel: Mach einen Aufguß, und trink ihn über den Tag verteilt. Oder besorg dir Yamswurzeltinktur, von der du 1 oder 2mal täglich wenige Tropfen in Wasser nimmst.

Anhang

Siehe: *Angst: Der Geist als Affe.* Dort findest du weitere Ideen zum Thema Entspannung.

Im Kapitel *Nicht alles spielt sich in deinem Kopf ab. Wie du die körperlichen Probleme einer Schwangerschaft überstehst!* findest du weitere Tips.

Lavendelkompressen: Tauch einen Waschlappen in kaltes Wasser und besprenkle ihn mit Lavendelöl. Tauch einen zweiten Waschlappen in warmes Wasser und gib ebenfalls Lavendelöl darauf. Leg den kühlen Waschlappen auf deine Stirn und den warmen auf das Brustbein.

Riech öfter an Pfefferminzöl.

Gib 7 Tropfen Zitronenöl auf einen Eßlöffel Mandelöl. Massier deinen Unterleib damit und atme den Duft tief ein.

Bei Stimmungsschwankungen vor und nach der Geburt:

Tinktur aus Leonurus cardiaca (Echtes Herzgespann): Löse 5 Tropfen in 4–5 Eßlöffeln Wasser auf. Höchstens dreimal täglich. Und gönn dir dazu einen Mini-Urlaub: einen Spaziergang in freier Natur, entspann deine Schultern, mach eine Entspannungsübung.

Himbeerblätter: Ein Aufguß ist gut gegen depressive Stimmungen. Außerdem schmeckt es ziemlich gut. Du kannst natürlich auch ein bißchen Pfefferminze dazugeben.

Schildehrenpreis (Veronica scutellata): Als Aufguß. Eine Tasse täglich wirkt Wunder bei einem zerfetzten Nervenkostüm.

Gib Neroli-, Lavendel-, Petitgrain- oder Rosenöl auf einen Wattebausch und riech daran. Oder laß es in deiner Umgebung verdampfen.

Homöopathische Mittel: Sepia D6 bis D30 ist gut bei Depressionen oder dem Gefühl, nicht klar denken zu können (sehr gut in den ersten 84 Stunden nach der Geburt). Pulsatilla D6 bis D30, wenn du extreme Stimmungsschwankungen hast oder dich »zu emotional« fühlst. Cimicifuga D6 bis D30 gegen Angst.

Massageöl: 15 Tropfen Lavendel und 5 Tropfen Neroli auf 3 Eßlöffel Mandelöl.

Für Hinweise zum Umgang mit Gefühlsschwankungen, siehe: *Der Aufruhr der Gefühle*

Zu essen: kleine Mahlzeiten mit viel Eiweiß. Mandelsnacks. Wenn du nichts essen kannst, trink Orangensaft, Milchmixgetränke oder Energiedrinks, um deinen Blutzuckerspiegel oben zu halten.

Bei Sodbrennen:

Flüssiges Chlorophyll: Einmal täglich 1 Teelöffel voll in einem Viertelliter Wasser. Wenn du es täglich nimmst, erhöht Chlorophyll die Blutgerinnung und verringert so die Gefahr starker Blutungen nach der Geburt.

Mineralwasser: Verhilft zu Bäuerchen.

Ulmus fulva: In Pastillenform. So hast du immer etwas davon in der Handtasche oder in der Schreibtischschublade. Du kannst es auch in getrockneter Form kaufen und mit Honig vermischt essen.

Papaya-Extrakt: In Tablettenform, getrocknet oder frisch. Kau die Tabletten vor den Mahlzeiten oder bei den ersten Anzeichen von Sodbrennen. Iß zum Nachtisch frische Papaya.

Süße Mandeln (enthäutet): Kau einfach ein paar.

Alfalfa: In Kapseln.

Apfelschalen: Kau sie, aber nur von unbehandelten Äpfeln.

Massageöl: 2 Tropfen Sandelholz auf ½ Eßlöffel Mandelöl. Massier damit sanft deinen Solarplexus.

Bei Krampfadern:

Stechender Mäusedorn (Ruscus aculeatus): In Kapselform. (Obwohl das auch nicht besser schmeckt als Tee!)

Colinsonia canadensis (Grießwurzel): Als Kapseln.

Gymnastikübungen: Ja, ich weiß, du bist müde und ein wenig eigensinnig, und das letzte, was du jetzt willst, ist ein flotter Spaziergang. Aber sogar 15 Minuten täglich sind wirklich hilfreich. Und Schwimmen ist einfach herrlich.

Massageöl: 7 Tropfen Zitrone und 7 Tropfen Zypresse auf drei Eßlöffel Mandelöl.

Knoblauch-Konzentrate: Möglichst in Kapselform, damit du nicht all deine Freunde und Bekannten verlierst, weil du etwas streng riechst.

Eine Zusatzdosis Vitamin E: 600 IE während der Schwangerschaft. Überprüf deinen Schwangerschafts-Vitamin-Cocktail, und nimm mehr Vitamin E, wenn es nötig sein sollte.

Petersilie: In Salaten oder als Tee. Aber nicht mehr als eine ½ Tasse täglich.

Brennessel: Als Aufguß. Entweder in deiner speziellen Schwangerschaftsmischung oder pur.

Bäder: 3 Tropfen Zypressen- und 2 Tropfen Zitronenöl in warmem, nicht heißem Wasser.

Bei Hämorrhoiden:

Rote-Bete-Saft: Am besten frisch. Reinigt den Körper, vor allem die Leber.

Hamamelisauszug: Direkt mit einem Wattebausch auftragen. Oder im Sitzbad: 1 Eßlöffel Hamamelis, 1 Eßlöffel Comfrey und 1 Eßlöffel Eichenrinde. Drei Tage nacheinander jeweils 15 Minuten bringt sehr viel.

Eichenrinde: In Kapselform.

Aloe-Vera-Gel: Sanft einklopfen.

Heilerde: Mit Lezithin vermischen und sanft einklopfen. Heilerde kannst du in Apotheken und Drogerien kaufen.

Salbe mit Hamamelis, Spitzwegerich und Schafgarbe: Frag in deiner Apotheke nach einer Salbe, die diese drei Kräuter enthält. Sie lindert den Schmerz und hat ausgezeichnete Heilwirkung.

Sitzbad: 2 Tropfen Rosengeranie und 2 Tropfen Zypresse. Etwa 10 Minuten. Nicht vor dem 6. Monat anwenden.

Bei Muskelkrämpfen:

Calcium und Magnesium eine ½ Stunde vor dem Schlafengehen: zwei Vitaminpillen mit 800 mg Calcium und 400 mg Magnesium.

Kamillentee: Hilft beim Einschlafen und enthält Calcium.

Stretching vor dem Schlafengehen: Nicht mit gestreckter Fußspitze. Die Ferse bleibt auf dem Boden, die Bewegungen sind langsam und sanft. Fünf Minuten Stretching jeden Tag hilft sehr.

Yoga: Such dir einen Kurs für Schwangere. Die Zusatzausbildung deines Lehrers macht es für dich sicherer und wirksamer.

Heizkissen oder heiße Wärmflasche.

Brennessel: Als Aufguß. Entweder in der Schwangerschaftsmischung oder pur.

Massageöl: 4 Tropfen Lavendel und 4 Tropfen Rosengeranie in 1 Eßlöffel Mandelöl. Nicht vor dem 6. Schwangerschaftsmonat. Gut schütteln oder verrühren. Du kannst dir damit die Beine massieren oder massieren lassen.

Atmen: Wenn Krämpfe auftreten, atme mitten in den Schmerz hinein. Nimm die Krämpfe als Vorbereitung auf die Wehen, und denk daran, daß der Schmerz vorübergehen wird.

Bei Kopfschmerzen:

Süße Mandeln (gehäutet): Beim ersten Anzeichen kauen.

Eispackung: Dort auflegen, wo der Schmerz herkommt, und mit heißen Packungen abwechseln.

Schildehrenpreis (Veronica scutellata): Als Tinktur; nimm 3–8 Tropfen in 200 ml Wasser. Möglicherweise wirst du davon schläfrig.

Lavendelöl: 1 Tropfen auf jede Schläfe.

Vitamin E: 600 IE während der Schwangerschaft. Überprüf deine Schwangerschafts-Vitamine und nimm mehr Vitamin E, wenn es nötig sein sollte.

Pfefferminz: Tauch einen Waschlappen in kaltes Wasser und träufle ein paar Tropfen Pfefferminzöl darauf. Leg den Waschlappen auf deine Stirn.

Essen: Mehr Eiweiß und weniger Zucker.

Schlaf, soviel du kannst.

Bei Schlaflosigkeit:

Schildehrenpreis (Veronica scutellata): Als Tinktur. Eine ½ Stunde vor dem Schlafengehen 30 Tropfen in 200 ml Wasser.

Bad: 3 Tropfen Lavendel und 3 Tropfen Mandarine in warmem Wasser. Du kannst auch folgende Duftöle in deinem Schlafzimmer verdampfen: Lavendel, Neroli, Sandelholz oder Ylang-Ylang. Ein paar Tropfen Weihrauchöl auf deinem Kopfkissen oder in der Duftlampe sollen gegen Alpträume helfen.

Calcium und Magnesium: Eine ½ Stunde vor dem Schlafengehen zwei Pillen.

Kamille: 2 Kapseln oder eine Tasse Aufguß. Auch eine ½ Stunde vor dem Schlafengehen.

Tee: Aus Lavendelblüten, Zitronenmelisse, Lindenblüte und Kamille. Nimm eine Prise von allem, und laß den Tee in einem zugedecktem Gefäß 20 Minuten ziehen. Wenn er dir zu blumig schmeckt, nimm weniger Lavendel.

Milch: Gib eine Tasse heißer Milch zusammen mit einer Banane und 1 Eßlöffel Honig in den Mixer. Schmeck mit etwas Zimt ab.

Zur Behandlung oder Vorbeugung bei Herpes an den Genitalien:

Pau d'arco: Ein Kraut aus Brasilien in Kapselform. Richte dich bei der Einnahme nach der Packungsbeilage.

Lysin: Eine Aminosäure, die es ebenfalls in Kapselform gibt.

Vitamin-E-Öl: Du kannst es direkt auf die wunden Stellen auftragen.

Magnesia-Milch: Laß die Flüssigkeit sich setzen und trag dann die weißen Teile auf. (Nur zur Schmerzlinderung!)

Fön: Stell ihn nicht zu heiß oder zu stark ein, um die Heilung zu unterstützen.

Ringelblume: Gibt es als Salbe in Apotheken und Drogerien. Ist auch gut, wenn das Baby von den Windeln wund ist.

Essen: Iß Fisch, Huhn, Fleisch, Käse, Bierhefe, Sojabohnen, Eier, Milch, Spinat, Spargel und grüne Bohnen. Die enthalten mehr Lysin.

Meide Nüsse (auch Erdnußbutter und Kokosnüsse), Vollreis, Vollkornbrot aus Weizen, Hafermehl und -flocken, Rosinen und Schokolade. (O nein, nicht Schokolade!)

Vitamin C: 200 mg während der Schwangerschaft. Überprüf deine Schwangerschafts-Vitamine. Wenn du weichen Stuhlgang hast, nimm weniger.

Bei Schnupfen:

Eukalyptus-, Zirbelkiefer- oder Teebaumöl: Gib von einem dieser Öle 2 Tropfen in eine Schüssel mit heißem Wasser. Zieh dir ein Handtuch über den Kopf und atme 5 Minuten lang den Dampf ein. Es ist auch nützlich, ein paar Tropfen davon in deiner Wohnung verdampfen zu lassen.

Für die Wiederherstellung deines Dammes nach der Geburt:

Vitamin-E-Öl: Wenn der Dammriß gut verheilt ist. Du kannst es so oft auftragen, wie du möchtest. Achte darauf, daß die Stelle sehr sauber ist, da das Öl Schmutz anzieht.

Sitzbad: 2 Tropfen Lavendel und 2 Tropfen Zypresse. Einmal täglich, wenn du genäht wurdest. Bis zu dreimal täglich, wenn nicht. Jede Sitzung höchstens 15 Minuten.

Noch ein Sitzbad: 1 Teelöffel Comfreywurzel, 1 Teelöffel Eichenrinde, 1 Teelöffel Hamamelisrinde, 1 Teelöffel Ingwerwurzel, 1 Teelöffel Kanadische Gelbwurz (Hydrastis canadensis). Wenn du nicht alle Kräuter bekommen kannst, dann nimm die, die du hast. Laß sie 20 Minuten lang in abgekochtem Wasser ziehen, und bade dann deinen Damm in diesem Auszug. Das Sitzbad sollte so warm sein, wie du es ertragen kannst.

Eispackungen: Alle ein bis zwei Stunden und höchstens 30 Minuten lang.

Hamamelisauszug: Trag die Flüssigkeit auf Verbandsmull auf und betupf die wunde Stelle. Absolut super ist das, wenn sie vorher gekühlt wurde.

Bei wunden Brustwarzen:

Vitamin-E-Öl: Trag es nach dem Stillen auf, und wisch es vor der nächsten Sitzung wieder ab.

Such jemanden auf, der dir genau sagen kann, wie es geht. Du setzt vielleicht nicht richtig an.

Keine Seife: Spül deine Brustwarzen nur mit warmem Wasser ab, und laß sie an der Luft trocknen.

Bei Milchstau:

Heiße Ingwerkompressen: Reib frische Ingwerwurzel auf einen Waschlappen, tauch ihn in heißes Wasser, und halt ihn an deine Brust, bis er kalt wird.

Heiße Duschen.

Füttere dein Baby kurz und öfter. Achte darauf, daß du es an beiden Seiten gleichermaßen anlegst.

Bei Brustinfektionen:

Heiße Kompressen: Vor dem Stillen. Eine kalte Kompresse danach.

Kanadische Gelbwurz (Hydrastis canadensis): Rühr etwa ½ Teelöffel von dem Pulver in 1 Teelöffel Rizinusöl, und trag diese Mischung über die ganze Brust auf. Leg ein feuchtes, warmes Gästehandtuch darüber und dann eine Plastiktüte. Auf diese ganze Packung legst du nun ein Heizkissen. Laß die Packung etwa 10–20 Minuten wirken.

Kartoffelschalen: Gib sie auf die Schwellungen in deiner Brust. Leg dann eine Plastiktüte darüber, und laß die Packung 20–30 Minuten wirken.

Stillen: So oft es geht! Ändere deine Position bei jedem Stillen. Wenn möglich, wechsle öfter die Körperhaltung (Standardposition, Liegen und mit dem Baby unter dem Arm).

Massage: Zur Brustwarze hin, vor allem während des Stillens.

Um nach der Geburt wieder »auf die Reihe« zu kommen:

Bäder! Warm, nicht heiß! Mit 5 Tropfen Muskatellersalbei und 3 Tropfen Ylang-Ylang. Oder 2 Tropfen Neroli, 2 Tropfen Petitgrain und 2 Tropfen Orange. Du kannst dieselben Mengen auch in 2 ½ Eßlöffel Mandelöl auflösen und dich von jemandem massieren lassen. (Dieses Rezept stammt aus Alison Englands Buch *Aromatherapie für Mutter und Kind* [Heyne, 1996]. Es ist ihr ganz spezielles Wohlfühlrezept!)

Duschen! Wenn du keine Zeit hast, ein Bad zu nehmen, oder noch nicht darfst, weil dein Muttermund sich noch nicht geschlossen hat. Träufle 2 oder 3 Tropfen von deinem Lieblingsduftöl auf einen Schwamm, und laß ihn nach der Dusche über deinen Körper gleiten.

Zitronenmelisse: Der Aufguß schmeckt vor allem mit Honig gut. 1–2 Tassen täglich.

Benediktenkraut (Cnicus benedictus): Am besten wirkt die Tinktur. Bis zu 80 Tropfen am Tag.

Robin Lim führt in ihrem Buch *After the Baby's Birth* ein Tonikum für die Zeit nach der Geburt an: 1 kräftige Prise Comfrey, Chamaelirium luteum, Lakritze, Himbeerblätter und Hirtentäschel auf 4,5 Liter heißes Wasser. Etwa 15 Minuten ziehen lassen und dann in mehreren Tassen auf den Tag verteilt trinken.

Siehe: *Nach der Geburt: Wie du mit deinen Emotionen zurechtkommst*

Von Jennifer Louden ist im Verlag Hermann Bauer erschienen

Tu dir gut!
Das Wohlfühlbuch für Frauen

249 Seiten, kartoniert, ISBN 3-7626-0497-5

Dieses Buch richtet sich an all jene Frauen, die dazu erzogen worden sind, an sich selbst zuletzt zu denken; die stets Rücksicht auf die Bedürfnisse anderer nehmen, sich kümmern und sorgen und dabei ihre eigenen Wünsche verdrängen.

Ein solches Aufopfern nützt weder den Frauen, noch den Menschen ihrer Umgebung. Aus vollem Herzen geben und wahrhaft fürsorglich sein kann nur, wer auch selbst Zuwendung bekommt, wer sich auch seiner eigenen Wünsche und Bedürfnisse annimmt.

Die Autorin zeigt, wieviel Kraft Sie aus der Befriedigung der eigenen Bedürfnisse — seien sie geistiger, emotionaler oder körperlicher Art — schöpfen können. In 51 Kapiteln finden sich eine Fülle praktischer Tips, neuer Verhaltensstrategien, Rituale, Meditationen zum Atemschöpfen und Sichselbst-Besinnen. Schon beim Lesen werden Sie fröhlich, wohlgelaunt und bekommen neue Lust aufs Leben!

Nahrung für die Seele

Das »kleine« Wohlfühlbuch für Frauen

112 Seiten, gebunden; ISBN 3-7626-0553-X

Dieses Geschenkbuch faßt einige der einfachen, aber sehr wirkungsvollen Tips und praktischen Übungen zusammen, wie man sich Gutes tun kann.

Verlag Hermann Bauer · Freiburg im Breisgau

Von Jennifer Louden ist im Verlag Hermann Bauer erschienen

Tut euch gut!
Das Wohlfühlbuch für Paare

340 Seiten, kartoniert; ISBN 3-7626-0525-4

Wieder stellt Jennifer Louden eine Fülle von kreativen Ideen vor, wie im alltäglichen Zusammenleben grundlegende Bedürfnisse nach Zuwendung, Geborgenheit und Wohlgefühl erfüllt werden können.
Viele Einzel- und Partnerübungen helfen, sich selbst und den Partner besser kennenzulernen und Wünsche überhaupt klar zu formulieren. Sie gibt einfallsreiche Tips, wie aus einem Zusammenleben ein wirkliches Familienleben wird, egal ob Kinder dazugehören oder nicht. Aber gerade auch für Paare mit Kindern bieten die 53 Kapitel jede Menge gute Anregungen, so daß trotz Alltagshektik die zärtliche Liebe nicht zu kurz kommt.

Tu dir gut!
Wohlfühlmusik für Frauen

Spieldauer ca. 65 Minuten
CD ISBN 3-7626-8742-0

Verlag Hermann Bauer · Freiburg im Breisgau

Verlag Hermann Bauer · Freiburg im Breisgau

Joan Borysenko

Feuer in der Seele
Spiritueller Optimismus als Weg zu innerer Heilung

304 Seiten, kartoniert; ISBN 3-7626-0489-4

In ihrem neuesten Buch setzt sich die Heilerin Joan Borysenko mit einem der schwierigsten Menschenthemen auseinander, der Frage nach dem *Warum* angesichts von Leid, Schicksalsschlägen und Tod. Sie macht deutlich, wie gerade die schmerzhaftesten und aufwühlendsten Erfahrungen eine Chance zu spirituellem Fortschritt und zur Transformation der Persönlichkeit enthalten − wenn wir imstande sind, sie mit Zuversicht als zu unserem Wohle dienend anzunehmen. Dazu gilt es, die Entscheidung *für die Liebe* und *gegen die Angst* zu treffen.

In *Feuer in der Seele* gibt die erfahrene Psychologin spirituelle Antworten auf elementare Lebensfragen und mit praktischen Hinweisen eine ehrliche und ermutigende Hilfestellung in Krisenzeiten. Verschiedene erprobte Therapiemöglichkeiten, positive Lebensstrategien und gezielte Meditationsübungen runden ihr wichtiges Buch ab.

Verlag Hermann Bauer · Freiburg im Breisgau